물은 건강을
알고 있다

물은 건강을
알고 있다

초 판 1쇄 2021년 02월 24일

지은이 김진호
펴낸이 류종렬

펴낸곳 미다스북스
총괄실장 명상완
책임편집 이다경
책임진행 박새연, 김가영, 신은서, 임종익

등록 2001년 3월 21일 제2001-000040호
주소 서울시 마포구 양화로 133 서교타워 711호
전화 02) 322-7802~3
팩스 02) 6007-1845
블로그 http://blog.naver.com/midasbooks
전자주소 midasbooks@hanmail.net
페이스북 https://www.facebook.com/midasbooks425

© 김진호, 미다스북스 2021, *Printed in Korea*.

ISBN 978-89-6637-891-3 03510

값 **15,000원**

물은 건강을 알고 있다

김진호 지음

미다스북스

몸이 아픈 게 아니라
목이 마른 것이다!

코로나 바이러스 시대를 살아가는 우리에게 주는 교훈이 있다. 창조 섭리와 새로운 발견에 따라 삶을 살아가는 것이다. 코로나 바이러스는 '마스크 쓰기'와 '손 씻기'로 대부분 감염이 방지된다. 그리고 기저질환이 없도록 평소에 건강관리를 잘해야 한다.

사람의 몸은 물 70%로 구성된 '신비한 물통'이다. 이 세상의 과학적인 지식을 총동원해도 모두 이해할 수 없는 것이 물이다. 심지어 몸에서 요구하는 물과 액체를 제대로 구분하지 못하는 사람도 많이 있다.

이 책은 저자의 삼성전자 29년의 삶과 창업 8년 동안의 물 연구 내용에 대한 모든 것을 담았다. 건강에 좋은 물을 만들기 위한 연구와 저자 자신이 직접 임상 실험 대상이 되었다. 매일 물을 충분히 마시면서 삼성전자 재직 시 몸에 달고 살았던 위장 통증, 두통, 비염, 요통 등의 질환이 대부분 사라졌다. 몸이 아픈 것은 몸속에 물이 부족한 것이라는 것을 알게 되었다.

또한 주변 지인들에게 물을 꾸준히 마시도록 권장하여 건강이 좋아지거나 회복되어 가고 있는 것을 많이 보았다. 위장병, 비만, 당뇨, 변비, 아토피성 피부염 등등. 피부관리와 다이어트에 관심을 가지고 있는 사람에게도 우선 물을 잘 마시라고 권장하고 있다. 특히 몸이 아파서 병원에 입원해 있는 환우들에게 물을 충분히 마시라고 말해 주고 있다.

물은 치료약은 아니지만 몸이 건강해지도록 도와주는 작용을 하는 천연치료제 역할을 한다. 감기 질병은 치료제가 없다는 것은 이미 알려진 사실이다. 의사 선생님은 감기 환자에게 대증요법 처방을 해주고 덧붙인다.

"물을 충분히 마시세요!"

물은 목이 마를 때 마시는 것이 아니다. 매일 시간을 정해놓고 규칙적으로, 습관적으로 마셔야 한다. 그러면 내 몸은 영양소의 이동과 노폐물의 배출 그리고 면역기능이 좋아져 건강한 삶을 살 수 있게 된다. 이것이 창조 섭리이고 과학이다. 이 세상 사는 동안 건강하게 살아가기를 소망하는 모든 사람은 미네랄이 함유된 물을 매일 충분히 마셔야 한다.

세계 장수마을에 사는 사람들이 마시는 물은 미네랄 함량이 많은 알칼리성 물이다. 바꾸어 말하면 알칼리성 미네랄워터를 마시면서 장수하고 있는 것이다.

일회용 플라스틱 물병에 담아서 팔고 있는 물을 미네랄워터라고 부르고 있지만 미네랄이 없는 물이 많이 있다. 미네랄 함량이 많은 물을 마시려면 '미네랄메이커'를 사용하면 된다. 미네랄메이커는 물의 미네랄 함량을 증가시키고 알칼리성 물로 바꾸어준다. 마치 세계 장수마을에서 마시고 있는 물과 같이 미네랄 함량이 많은 알칼리성 미네랄워터를 만들어준다.

이 책을 쓸 수 있도록 영감을 주신 하나님께 감사를 드린다. 그리고 큰 도움을 주신 〈한국책쓰기1인창업코칭협회〉 김태광 대표님께 감사드리고, 『물은 건강을 알고 있다』를 정성스럽게 출판해주신 〈미다스북스〉의 류종렬 대표님, 명상완 실장님, 이다경 팀장님을 비롯한 모든 분들께 감사드린다. 또한 책 쓰기가 잘되기를 기도하고 응원해준 사랑하는 아내 이경순 권사와 아들 김범연에게도 감사의 마음을 전한다.

이제부터 신비한 물통인 몸에 수분이 충분히 채워지도록 매일 미네랄워터를 습관적으로 마시자. 그러면 아름답고 활력이 넘치는 건강한 삶을 누리게 될 것이다.

목 차

1장

29년의 직장생활 끝에 나는 물의 비밀을 발견했다

1장

29년의 직장생활 끝에 나는 물의 비밀을 발견했다

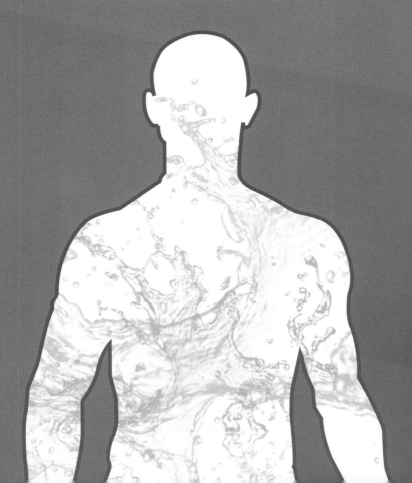

나는 매일
전쟁터로 달려가는
직장인이었다

미국 심리학자인 에이브러햄 매슬로우(Abraham H. Maslow)는 인간
의 욕구를 5단계 피라미드로 나누었다. 그중 제5단계 욕구는 자아
실현 욕구이다. 자기 발전을 이루고 자신의 잠재력을 끌어내어 극대
화하는 욕구이다.

직장 생활을 하는 목적은 무엇인가? 직장인들에게 직장 생활을
하는 목적이 무엇인지 질문해보면 대부분 제5단계인 자아실현 욕구

를 달성하기 위함이라고 말한다. 바꾸어 말하면 자신의 꿈과 비전을 이루기 위해 직장 생활을 하고 있다고 대답하는 것이다. 저자도 삼성 전자 근무 목적을 자아실현 욕구 달성을 위한 것에 목표를 두고 최선을 다했다.

1984년 8월 20일 삼성그룹 전문대졸 공채로 입사하여 그룹 입문 교육을 수료한 후 삼성전자로 배치를 받았다. 그리고 삼성전자 입문 교육을 수료한 후에 자동판매기사업부로 배치를 받았다. 자동판매 기사업부에서는 품질관리과로 보내주었다. 이렇게 두 차례의 회사 입문교육을 수료한 후에 꿈의 직장 삼성전자에서 근무를 시작했다.

당시 삼성전자 직원들의 일과는 대부분 아래와 같았다.

05:30	기상
06:00	출근 버스 탑승
06:30	아침 식사 (회사 식당)
07:10	사무실 도착

물은 건강을 알고 있다

07:30	단체 맨손 체조
07:50	스피커를 통한 회사 전체 공지
08:00	오전 업무 시작
12:00	점심 식사 (회사 식당)
13:00	오후 업무 시작
17:30	저녁 식사 (회사 식당)
22:30	퇴근

삼성전자 입사 초기에는 월요일부터 일요일까지 매주 7일간 근무를 했다. 토요일과 일요일을 제외하고는 대부분 늦은 밤까지 연장근무를 했다. 상사가 퇴근함과 동시에 뒤따라서 퇴근을 한다. 절대로 상사보다 먼저 퇴근해서는 안 된다. 삼성인 모두에게는 별명이 두 가지가 있다. 집에서는 '영식이'라고 부르고, 회사에서는 '삼식이'라고 부른다. 밥 먹는 끼니 수에 따라서 부르는 별명이다.

그나마 토요일과 일요일 그리고 월급날(매월 21일)은 8시간 근무 후에 연장근무를 하지 않고 퇴근을 했다. 1년 중에 쉴 수 있는 날은 며칠 되지 않았다. 설날과 추석 명절, 근로자기념일, 회사창립기념일, 하계휴가 등이 유일하게 쉴 수 있는 날이었다. 일하는 시간 대비 쉬는 날이 적으므로 인해 몸의 피로는 계속 누적되어 갈 수밖에 없었다.

삼성인들이 새벽에 일찍 출근하여 밤늦게까지 책상을 지키고 앉아 있는 비효율을 개선하려고 7.4근무제를 도입했다. 7.4근무제는 오전 7시에 출근하고 오후 4시에 퇴근하는 제도이다. 하루 평균 10~15시간 정도 일하던 것을 8시간만 근무하고 퇴근하라는 것이다. 이 제도는 출퇴근에 소요되는 시간을 줄이고 근무시간에 집중적으로 일해서 남는 시간은 자기계발에 쓰자는 취지였다.

7.4근무제 도입 당시 저자는 삼성전자 본사 인력개발실에 근무하고 있었다. 출근 시간이 갑자기 오전 7시로 앞당겨짐으로 인해 오전 시간에는 조기출근으로 인한 피로감이 많아 적응하는데 애를 먹었다.

오후 4시가 다가오면 각 방송국에서는 삼성인들이 퇴근하는 모습을 취재했다. 매일 밤늦게까지 일하던 회사가 오후 4시에 퇴근하고 자기계발 하러 가는 모습은 그 당시에 큰 뉴스거리였다. 각 방송국에서 방송용 카메라를 메고 와서 취재를 했다. 그래서 오후 4시에 모든 임직원들은 책상 위에 있는 컴퓨터 전원을 끄고 모두 사무실을 나갔다. 엘리베이터를 타고 1층으로 내려가서 바깥 바람을 잠시 쐬러 다니다 비상계단을 이용하여 걸어서 사무실까지 올라갔다. 방송국 카메라가 철수한 것이 확인되면 사무실로 들어가서 업무 마무리를 했다.

업무 규정과 시스템 등을 미리 바꾸지 않고 물리적으로 업무 시간만을 8시간으로 줄이다보니 업무 처리시간이 많이 부족했다. 그래서 7.4근무제 퇴근식(?)을 마친 후에 다시 사무실로 돌아와서 일을 했던 것이다.

7.4근무제를 시행하고 수개월이 지난 후에는 칠사제(七死制)로 바꾸어 부르고 있었다. 7시에 출근하여 죽을 때까지 일을 한다는 의미다. 7.4근무제의 도입 취지는 좋았으나 한국 경제 사회시스템과의 부적

합과 회사 내부 업무시스템 미비 등으로 2년여 시행되다 결국 폐지되었다.

매월 지급받는 급여는 항상 근무시간과 비례했다. 그러므로 많은 급여를 받을 것을 기대하면서 많은 시간동안 일을 했던 것이다. 그렇게 매월 받는 급여는 증가했지만 삶의 만족도는 그다지 높지 않았다. 가족을 돌볼 수 있는 시간도 거의 없었다.

삼성그룹 이건희 회장은 『삼성 신경영 나부터 변해야 한다』에서 삼성인의 일상생활에 대해 아래와 같이 말했다.

"그동안 회사 일하느라고 정신없다 보니 자식이든 부인이든 완전히 내버려 놓았다. 그래 놓았으니 집에 가면 하숙생 신세다. 몸만 가서 자고, 아침 저녁에 불평하면 시끄럽다, 회사 일 바쁘다며 나와 버린다. 참 무책임한 사람들이다. 자식 교육에 신경도 안 쓰고 부인한테 맡겨 놓는다. 어느덧 가족은 남이 돼 버린다."

회사에서 일하는 근무시간이 많아서 밤에 퇴근할 때쯤이면 몸이 매우 지쳐 있게 된다. 몸이 피곤하므로 집에 있는 시간은 거의 잠자는 시간으로 사용하게 된다. 그래서 가족들과 대화를 나눌 시간이 없고 점점 가족들과도 멀어지게 된 것이다. 몸 건강도 서서히 나빠지면서…. 회사 근무한 지 몇 년이 지나면 업무전쟁으로 인한 스트레스와 과로 등으로 몸이 아프기 시작한다.

매일 쌓이는
스트레스로
몸은 만신창이와 같았다

1992년 12월. 삼성전자는 그간에 4개 사업부문으로 나누어서 경영해오던 것을 하나로 통합했다. 가전부문, 반도체부문, 통신부문, 컴퓨터부문 등 4개로 나누어서 경영하던 것을 통합한 것인데, 각 부문별로 업무 규정과 제도, 기업문화가 조금씩 다르게 운영하던 것을 싱글 삼성전자로 통합한 것이다.

이때 삼성전자 인력개발실에서는 싱글 삼성전자를 만들기 위한 의식개혁 활동으로 '신바람운동'을 추진했다. 신바람운동은 5가지 가치를 가지고 있다. 첫 번째, 新바람은 새롭게 혁신하는 것이다. 두 번째, 信바람은 서로 신뢰하는 것이다. 세 번째, 身바람은 몸을 신나게 바꾸는 것이다. 네 번째, 神바람은 정신을 새롭게 하는 것이다. 다섯 번째, 신바람은 신나게 일하는 것이다.

저자는 삼성전자 본사 인력개발실의 '전사 신바람운동 사무국'에서 일을 했다. 삼성전자 전 사원들이 어깨춤이 나올 정도로 신바람 나게 일할 수 있도록 업무를 기획하고 실행했다. 그야말로 꿈의 직장, 평생 직장에서 일한다는 자긍심이 매우 컸었다.

일류가 되기 위해서는 가장 좋은 제품을 가장 빠르게, 가장 싸게 만들어야 한다. 삼성인의 긍지는 가장 좋게, 가장 빠르게, 가장 싸게 제품을 만드는 것이었다.

저자는 10년간 삼성전자 사업부의 인사과장, 인사차장, 인사부장을 담당했었다. 인사관리 업무는 크게 전략적 인적자원관리와 노무관리가 있다. 전략적 인적자원관리는 인재 채용, 교육, 평가, 보상 등

의 인적자원관리 제도를 전략적으로 운영하는 업무이다. 노무관리
는 조직문화개선, 노사협의체, 비노조경영, 기업문화 재정립 등의 노
무관리 제도를 운영하는 업무이다.

그런데 인사과장을 담당하고 몇 년이 되지 않은 1998년 초 한국에
IMF 사태가 왔다. 한국의 경제환경은 큰 혼란 속에 빠지게 되었다.
삼성전자도 IMF를 피해갈 수 없었다. 이때 나온 전략이 대대적인 사
업구조 조정이었다. 적자가 나는 사업 분야들은 퇴출시키거나 해외
로 이전시키는 것이었다. 이렇게 사업구조를 재편하면서 많은 사원
들이 회사를 억지로 떠나야만 했다. 이것이 인력 구조조정이었고 희
망퇴직으로 공표되었다. 그렇게 희망퇴직이라는 이름으로 많은 사
람들이 회사를 떠났다.

직장인들이 부러워하는 삼성전자 인사관리 업무를 긴 시간 동안
담당했었지만 회사 지침에 따라서 대부분의 시간을 함께 일하던 동
료들을 회사 밖으로 몰아내는 일을 했었다. 삼성전자에서 많은 시
간동안 함께 근무했었던 상사와 부하, 선배와 후배 사이에 친근했던
관계가 갈기갈기 찢어지는 시간들이었다.

물은 건강을 알고 있다

각 부서장들은 그저 회사에서 살아남기 위해 인사부서에서 배달된 희망퇴직 대상자 명단을 보면서 퇴직을 해달라고 부하 또는 후배들에게 권면하곤 했다. 함께 일하던 동료를 퇴직시키는 일은 마음이 매우 아픈 일이다. 희망퇴직 면담을 하는 부서장과 퇴직 대상자는 동일하게 엄청난 스트레스가 쌓여만 갔다. 그리고 서로 간에 서운한 마음과 불신만 높아지게 되었다.

동료들을 회사 밖으로 몰아내면서도 나는 회사에 붙어 있으면서 돈을 벌었다. 삼성전자 직장 생활은 그저 돈만 버는 기계와 같은 삶이었다. 이 지면을 빌려 그때 당시에 몸과 마음이 아픈 상태로 회사를 떠난 모든 분들께 엎드려 용서를 구한다.

"언젠가 할 일이면 지금 하고, 누군가 할 일이면 내가 하고, 이왕할 일이라면 즐겁게 하자."

세계적인 동기부여 베스트 셀러 작가인 앤드류 매튜스의 글이 사무실 큰 현수막에 걸려 있었다. 회사 생활은 '지금 내가 즐겁게 일하자.'라는 의미를 전해주는 좋은 글이었다. 그런데 회사 일이 즐겁지 않고 스트레스만 엄청나게 쌓이는 시간들이 흘러가고 있었다.

각 부서장들이 희망퇴직 대상자들과 몇 차례 퇴직 면담을 하고 나면 대부분 인사담당자와 면담을 요청하게 된다. 인사담당자와 면담을 하는 내용들은 대부분 비슷하다.

"내가 왜 퇴직 대상자인가?"

"진짜 퇴직을 해야 하나?"

"회사에 죽도록 충성했는데 억지로 떠나라고 말하니 억울하다!"

"죽고 싶다!"

"배 째라!"

인사담당자들은 이렇게 강하게 나오는 희망퇴직 대상자들의 마음을 달래기 위해 저녁 퇴근 후 회사 밖에 있는 식당에서 단 둘이 은밀하게 만난다. 그리고 소주잔을 기울이면서 인생 이야기, 세상 이야기, 회사 이야기 등 다양한 주제에 대해 이야기하다가 결론은 희망퇴직 이야기로 마무리한다. 그야말로 대화 내용은 기·승·전·희망퇴직인 것이다. 무슨 이야기로 시작하든지 결론 부분은 희망퇴직이었

물은 건강을 알고 있다

던 것이다.

매일 회사에 출근하면 오전과 오후 근무시간에는 작은 면담실에서 희망퇴직 대상자들과 둘이 마주 앉아서 퇴직에 대한 면담을 실시한다. 한 사람씩 평균 1~2시간 정도 몇 명과 면담을 하다보면 벌써 퇴근 시간이다. 그러면 저녁에 면담해야 할 퇴직 대상자들과 저녁 식사 약속을 하고 소주잔을 기울이면서 또 기·승·전·희망퇴직 대화를 나눈다.

회사를 위해 열심히 일을 했던 선배들은 억장이 무너지는 스트레스를 받으며 회사를 떠났다. 그 모습을 자주 접하는 저자도 엄청난 스트레스가 누적되어 갔다. 그야말로 하루 24시간 동안 스트레스가 쌓이고 입속이 바싹바싹 타들어 가는 갈증이 지속되는 시간들이었다.

매일 낮과 밤에 지속되는 희망퇴직자 면담과 사후관리 등으로 스트레스와 과로가 쌓여만 갔다. 나날이 체력은 탈진되었고 신경이 예민해져 있었다. 그간에 위장약을 밥 먹듯이 입에 달고 살았는데 어느 날부터인가 왼쪽 귀에서 이상한 소리가 들리기 시작했다. 귀 이명이 들리기 시작한 것이다. 그런데 병원에 갈 시간이 없어서 거의 방치상태로 지낼 수밖에 없었다. 매일 반복되는 스트레스와 과로 그리고 과음으로 인하여 몸의 건강상태는 점점 나빠지고 있었다.

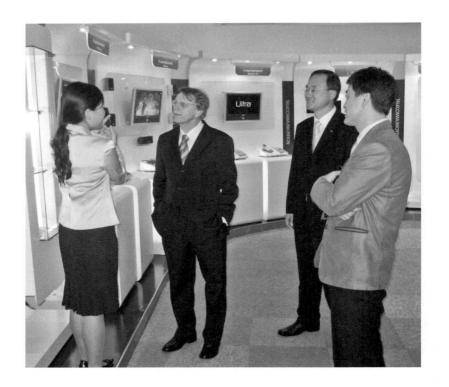

물은 건강을 알고 있다

건강이
돈보다 귀하다는 것을
뒤늦게서야 깨달았다

위암으로 오랜 기간 투병 생활을 해오던 회사 선배를 만난 적이 있
다. 회사에 근무할 때는 건강이 왕성하여 업무에 지칠 줄 모르는 체
력을 가지고 있었다. 술을 많이 마시고 담배도 많이 피웠지만 외모
는 매우 건강하게만 보였다. 그러나 그 선배는 회사를 퇴직하고 나서
얼마 지나지 않아 위암 판정을 받고 오랜 기간 투병 생활을 했다.

다행스럽게도 치료가 잘 되어 만나서 대화를 나눌 수 있었다. 그렇

지만 대화할 때마다 불편해하는 모습들이 보여서 안타까웠다. 그때 선배가 했던 말이 마음속 깊이 와 닿았다.

"건강관리를 위해서 좋은 것을 먹으려고 애쓰지 말고 몸에 나쁜 것들을 먹지 마라!"

회사 선배는 업적을 높이기 위해서 시간을 쥐어짜고 몸과 머리를 쥐어짜서 업무 낭비를 줄여 많은 성과를 내었다. 그런데 정작 스스로 건강관리를 제대로 하지 않아 몸이 망가져 있었다. 업무를 철저히 하듯이 건강관리도 제대로 했으면 회사 퇴직 후에도 건강한 삶을 살았을 것이다.

대기업에 근무하는 대부분의 사람들은 입사할 당시에 배치 받은 부서업무를 벗어나지 못한다. 반면 저자는 삼성전자에서 다양한 직무를 경험했다. 삼성전자 입사 초기에는 품질관리 업무를 담당했다. 그때 품질관리 국가기술 자격증을 취득할 수 있는 자격응시대상자를 선발하여 회사에서 단체로 공부를 시켜주었다.

매일 오후 5시가 되면 회사 식당에서 저녁을 간단히 먹고 품질관리 국가기술 자격증 공부를 위해 서울로 갔다. 수원 삼성전자 정문에 있는 회사 버스에 탑승하면 오후 5시 30분에 출발하여 오후 6시 30분경이면 서울 노량진 교육장에 도착한다. 4교시 수업 종료 후 밤 10시 30분경 회사 버스에 탑승하여 다시 수원으로 향한다. 밤 11시 30분경 수원에 도착하여 집에 가면 밤 12시경이 된다. 그날 배운 품질관리 교육 내용을 복습하다 보면 새벽 3~4시경에서야 잠을 잔다. 새벽 5시 30분이 되면 새로운 하루를 시작하기 위해 기상하라는 시계 알람 소리가 요란하게 들려온다. 매우 졸린 눈을 비비면서 새로운 하루를 빈틈없이 시작한다.

저녁 시간에 품질관리 국가기술 자격증 공부를 위해 일찍 퇴근하므로 인해 저녁 시간에 처리하지 못한 일이 밀려 있어서 출근 시간부터 정신없이 바쁘다. 점심 식사 시간에는 식사를 하고 나서 휴식 시간을 가질 겨를도 없이 남아 있는 업무를 처리해야 할 정도로 바빴다.

이런 생활을 수개월 반복하는 동안 체력이 많이 저하되었다. 그래도 큰 위안이 되었던 것은 품질관리 국가기술 자격증 시험에 합격을 했다는 것이다. 국가에서 인정하는 품질관리 기사가 된 것이다.

삼성전자 대리 때 회사 경영혁신 업무를 담당했다. 경영혁신 분야 중 사무 간접업무를 혁신하는 업무를 담당했다. 그때 당시 사무업무 수준이 높았던 일본 컨설턴트를 모셔와 지도를 받았다.

일본에서 사무업무를 효율적으로 개선했던 방법과 낭비 업무를 없애는 방법 등에 대한 사례와 삼성전자에서 바꾸어야 할 업무 내용 등에 대해 지도를 받았다. 사무업무에 대한 회사 규정과 기준 등이 있지만 제대로 지켜지지 않고 낭비가 많이 있음을 알게 되었다. 때로는 일본 컨설턴트들과 함께 밤을 지새우면서 사무 간접 업무혁신 과제를 발굴하고 해결방안을 수립했다.

그때 일본의 기술력이 높은 것 중의 한 가지는 무슨 일을 하든지 기록을 잘하는 것에 있다는 것을 알게 되었다. 사무혁신 업무를 담당하면서 낭비 업무 약 30%를 혁신하는 성과를 내어 인적자원을 재배치하는데 기여를 했다. 사무혁신을 통해 회사의 많은 사무업무를

물은 건강을 알고 있다

효율화시켰지만 스스로의 건강관리 혁신은 제대로 하지 못해 많이 아팠다.

인사관리 업무담당 10년 중 약 7년 동안 희망퇴직을 진행했다. 이 기간 중에 미국에 유학중인 한국인 석사, 박사들과 일본인 우수기술자 등을 채용하는 업무를 병행하기도 했다. 회사의 변곡점 틈바구니에서 희망퇴직과 우수 인재 채용이라는 업무를 병행하면서 마음이 많이 아프기도 했다.

어느 부자가 말했다.

"돈은 많이 버는 것도 중요하지만 더 중요한 것은 애써 벌은 돈을 적게 쓰는 것이다."

인사관리 업무담당 10년 동안 업무를 하면서 발생한 스트레스, 과로, 과음 등으로 인해 건강이 많이 나빠졌다. 위장장애, 비염, 요통, 이명 등의 질환 발생으로 인해 병원에 자주 들락거렸다. 그때 어느 병원 입구에 걸려 있던 글귀가 있었다.

"천하를 얻어도 건강을 잃으면 아무 의미가 없다."

매우 공감이 가는 글귀였지만 망가져 가는 건강을 되돌리기에는 역부족이었다. 건강을 제대로 관리하지 못함으로 인해 병원에 자주 다니고 있는 것은 새고 있는 수도꼭지와 같았다. 새고 있는 수도꼭지를 철저히 잠가야 하는데 그러하지 못했다. 회사생활에 최선을 다해 돈을 많이 벌었지만 질환 치료를 위한 지출도 많았다. 삼성전자 인사관리 업무가 외적으로는 좋아 보일 수 있지만 저자의 경우에는 몸이 점점 종합병원으로 바뀌어 가고 있었다.

인사관리업무 담당에서 총무업무 담당으로 바뀌었다. 회사의 동산, 부동산 자산관리 등의 업무였다. 수원에 있는 회사의 넓은 부동산 관리 업무는 전문지식이 필요한 업무 분야였다. 그래서 야간 대학원에서 부동산 석사 공부를 하면서 부동산 전문지식을 습득했다.

삼성전자 수원사업장에 근무하는 연구원들을 위한 '생동감 프로젝트'를 추진하면서 많은 부분을 혁신하고 바꾸어놓았다. 그런데 생동감 프로젝트를 추진하는 저자는 회사생활의 비전이 보이지 않아

물은 건강을 알고 있다

생동감이 없었다.

부동산 대학원 공부를 마무리할 때쯤 삼성전자 수원사업장 홍보 담당으로 직무가 바뀌었다. 회사 사원들에 대한 홍보와 사외 고객들에 대한 홍보 업무였다. 저자가 경험하지 못한 생소한 업무 분야이므로 초기에는 어리둥절했다. 그래도 변화된 환경에 잘 적응하여 대외 홍보업무를 잘 수행했다. 그로 인해 수원지역 언론인들과 좋은 교제를 나누고 있다.

이후 민간인 공무원 생활을 했다. 삼성전자 소속 신분으로 경기도청 투자통상자문관으로 파견 근무를 했다. 투자통상자문관은 서기관급 예우였지만 개인 집무실을 받아 근무에 집중할 수 있었다. 주요 업무는 해외에 선진기술을 보유한 투자기업들을 경기도에 유치하는 일이었다. 경기도 내 각 시, 군에 외국투자기업들의 자본을 유치하는 일을 했다. 이때 경기도청 공무원들의 많은 수고를 이해하게 됐다.

경기도청 파견근무 2년을 마치고 삼성전자로 복귀하여 사회공헌

업무담당을 했다. 한국과 해외 각 국가에서 소외받고 어렵게 생활하는 사람들을 지원해주는 일이었는데 보람이 있었다. 나보다 어려운 사람들을 도와주고자 시간과 돈을 들여서 자원봉사 활동을 하지만 인생의 참 의미를 알게 해주는 시간들이었다. 그렇지만 가난한 사람들의 의식을 보면 가난한 생각뿐이어서 안타까운 마음도 들었다.

삼성전자의 29년간 생활은 계속되는 신규직무 이동으로 인해 쉴 없는 학습과 변화에 대한 적응이 지속적으로 요구되는 시간이었다. 이로 인해 새로운 변화에 적응하기 위한 스트레스가 많았고 건강관리에도 문제가 생겼다. 게다가 회사 생활의 보람이라고 할 수 있는 임원 승진의 비전이 보이지 않아 상심 또한 매우 컸다.

어느 날부터인가 가슴이 답답하고 호흡이 곤란해지기 시작했다. 종합병원에서 호흡기, 심장 등 정밀검사를 해보았지만 원인을 알 수 없었다. 우연히 정신건강학과 상담을 받으니 공황장애 증상이라고 했다. 과도한 스트레스에 노출되어 나타나는 증상이라고 한다. 건강관리를 제대로 하지 못해서 위장장애, 이명 등에 이어 공황장애까지 발생했다. 건강이 돈보다 귀하다는 것을 뒤늦게서야 깨달았다.

물은 건강을 알고 있다

나는
지금의 나를 만든
직장을 그만두었다

저자가 경기도청 투자통상자문관으로 근무할 때 정부에서 실시하는 대졸자 인턴십 제도가 있었다. 대학교를 졸업했지만 취업을 못하고 있는 대졸자들을 경기도청에서 취업 경험을 쌓은 후 민간기업에 취업하도록 지원하는 제도였다. 그때 경기도청에서 인턴십 중이던 대졸자들에게 비전메이킹 특강을 했다. 비전메이킹 특강 내용은 나중에 기회를 만들어 소개할 계획이다.

그들이 취업하고 싶은 곳이 어디인지 조사한 자료를 보니 삼성, LG 등과 같은 대기업 30%, 공무원 30%, 공기업 30% 등이었다. 그렇지만 그들이 원하는 곳에 취업했다는 소식을 전해 듣지는 못했다.

삼성전자가 취업 선호도 1위를 차지하면서 삼성전자에 입사하기 위해 재수, 삼수를 하는 대졸 취업준비생들이 많았다. 또한 삼성전자 취업시험 준비 노하우를 알려주는 컨설팅 업체도 많이 있다. 대학교에 들어갈 때 하던 재수, 삼수가 삼성전자 취업을 위해 또다시 재수, 삼수를 하고 있는 것이다.

삼성전자는 초일류기업이다. 별도의 설명이 필요 없을 정도이다. 삼성전자는 세계에서 1등 하는 제품들이 많다. 반도체, 휴대폰, TV 등 20여 개 제품이 글로벌 시장에서 1등을 하고 있다. 세계 글로벌 시장에서 1등 하는 제품을 만들기 위하여 엄청난 자본 투자와 연구원들의 피나는 노력 그리고 마케팅 전문가들의 열정으로 많은 돈을 벌어들이고 있다. 그리고 임직원들에게 많은 연봉을 준다.

일을 잘하고 성과를 많이 올리는 임직원들은 연봉도 꽤 많이 받

물은 건강을 알고 있다

는다. 삼성전자에 근무하는 부장급 이상은 대부분 억대 연봉자들이다. 게다가 임원으로 승진하면 연봉도 많이 받지만 회사에서 출퇴근용 개인 고급차량을 제공받는 등 다양한 혜택이 많다.

삼성전자에 근무하는 동안 대학생 자녀의 학자금 걱정은 하지 않아도 된다. 회사에서 대학 학자금을 무상 지원해주기 때문이다. 임직원들에게 제공하는 복리후생제도가 잘 되어있다. 그래서 삼성전자를 꿈의 직장이라고 부르고 있는 것이다.

저자는 아주 오래전에 충청도 시골에서 취업 준비를 위해 하얀 고무신을 신고 도서관에 공부하러 다니던 총각이었다. 이때 도시락을 2개씩 싸서 가지고 다녔다. 점심 식사와 저녁 식사를 도시락으로 해결했다. 그리고 공부를 참 열심히 했다.

삼성전자에 입사하여 29년 동안 다양한 직무를 경험하면서 어려움이 많이 있었다. 그렇지만 한편으로는 많은 것을 배웠다. 꿈의 직장 삼성전자에 입사하여 배운 것이 너무 많아서 다 열거할 수 없지만 기억나는 것 몇 가지를 정리해본다.

신입사원 시절 타자기로 보고서를 작성하던 즈음에 컴퓨터가 도입되었다. 사장께 올리는 보고서는 컴퓨터로 작성하라는 지시가 있어서 컴퓨터로 작성한 보고서 1장을 만들기 위해 밤을 지새운 적이 있다. 그 이후 컴퓨터 사용에 자신감이 생겼고 전문가 수준이 되었다.

일본의 선진기술을 배우기 위해 일본어 공부를 열심히 했다. 품질관리 업무를 제대로 하라고 회사에서 품질관리 국가기술 자격증 공부를 시켜주어 품질관리기사 자격증을 취득했다.

사원들에게 직무지식을 전파하라고 사내강사로 양성해주어 강사 활동도 열심히 했다. 이후에 대학교, 대외기관 등에서 다양한 주제의 특강을 하기도 했다. 예쁘고 착한 아내를 만나 결혼을 했고 사랑스런 자녀 둘을 낳아 건강하게 키웠다.

삼성전자 스태프의 기획전문가 상사에게서 대표이사에게 보고하는 보고서 작성 노하우를 수년간 배웠다. 어떤 종류의 보고서이든지 말하는 대로 글을 쓰고 초등학교 3~4학년이 쉽게 이해할 수 있도록 작성한 보고서가 좋은 보고서라고 배웠다. 그런데 엄청 어려운 작업

물은 건강을 알고 있다

이었다.

인사관리 업무담당 시절에는 대학교에서 경영학을 배우면서 전략적 인사관리를 알게 되었다. 부동산을 관리하는 업무를 담당할 때는 대학원에서 부동산학 석사 공부를 하여 부동산 전문가 지식을 키웠다. 미국 부동산자산관리사(CPM)와 한국 부동산권리분석사(경매사) 자격증도 취득했다.

홍보업무를 담당하면서 해외 대통령 또는 VIP 방문 시 근접 의전하는 노하우를 배웠고, 언론 보도자료 작성하는 방법을 알게 되었다. 의전업무 경험 중에 해외 대통령보다 이건희 회장 의전이 더 어려웠던 기억이 있다. 의전을 잘하는 것도 경쟁력이다. 사회생활을 하는 사람들은 의전을 배울 필요가 있다.

경기도청 투자통상자문관으로 파견근무를 할 때는 민간인 공무원 생활을 하면서 기업과 관청의 메신저 역할을 했다. 삼성전자 사회공헌 업무를 담당하면서 소외받고 어려운 사람들에게 이타심을 가지고 살아야 하는 겸손함도 배웠다.

2012년 12월 초 삼성전자 임원승진 인사발표가 있는 날 오전, 삼성전자의 후원금으로 수원의 모처에 개설한 장애인카페 개소식이 있었다. 축하객으로 수원시장께서 참석을 하였고 복지기관 관련된 분들과 함께 장애인카페 개소를 축하했다. 장애인들이 카페에서 열심히 일하고 자립하길 응원하고 축복하면서 자리를 떠났다.

삼성전자 사무실로 돌아와서 29년간의 삼성전자 생활을 마무리했다. 저자의 상급자로 있는 후배에게 퇴직하겠다는 면담을 했다.

"퇴직 후 계획이 있습니까?"
"퇴직해서 생각해보겠습니다. 더 이상 내게 비전이 없는 삼성전자를 떠나겠습니다."

사회공헌팀에서 함께 일하던 중견간부 2명에게 마지막으로 업무 인계를 하고 조용히 회사를 나왔다.

꿈의 직장 삼성전자는 충청도 시골 청년을 29년간 다양하고 많은 훈련을 시켜주었다. 그리고 억대 연봉을 받는 월급쟁이로 성장시켜

주었다. 그러나 삼성전자와의 인연은 여기까지였다. 선배들이 조용히 회사 문을 열고 나왔듯이 저자 또한 회사를 떠날 때 말없이 조용히 회사 문을 열고 나왔다. 선배들이 밟으며 떠났던 그 길을 나도 조용히 밟고 나왔다. 나는 꿈의 직장이라는 삼성전자를 그만두었다.

물을 부활시키는 미네랄메이커를 만들다

삼성전자 인사관리 업무담당을 하면서 중국, 태국, 말레이시아 등에 있는 해외공장에 몇 차례씩 방문하곤 했다. 일본에는 선진 핵심 기술 인재를 리쿠르트하기 위해 수없이 방문했다. 미국에는 한국 유학생 석사, 박사들을 채용하기 위해 방문했다.

총무업무를 담당할 때는 수원시와 해외국가 도시 간 자매결연을 맺을 때 기업사절단으로 참석을 했다. 중국, 인도, 멕시코, 브라질,

러시아, 스페인 등의 다양한 국가들을 방문할 수 있는 기회가 있었다. 전 세계의 넓은 세상을 살펴볼 수 있는 많은 기회가 있었다.

"무엇 하나를 알더라도 기초부터 시작해서 끝까지, 완벽하게 알아낼 때까지 물고 늘어지는 것이 진정한 프로 근성입니다."

- 『삼성인의 용어 한 방향으로 가자』

모든 삼성인들은 진정한 프로가 되기 위해 회사업무에 필요한 자기계발을 열심히 한다. 그런데 스스로 홀로서기 위한 자기 계발은 전혀 못하고 있고 할 줄도 모른다.

저자가 대외업무를 담당하는 총무부서장으로 발령 받았을 때 오랜 기간 대외업무를 해오시던 고문께서 부르셨다. 한때 수원사업장 대표 경영자이셨으나 현직 은퇴 후 삼성전자 대외업무를 담당하는 고문으로 재직 중인 분이셨다.

"대외업무는 인간적인 정으로 하는 거다. 업무적으로 접근하면 실패한다."

그분은 대외업무 초보에게 매우 소중한 말씀을 전해주셨다. 이후 대외기관에서 만나는 모든 사람들과 마음에서 우러나오는 친분을 다지기 위해 많은 노력을 했다.

인사관리 담당 시절에 일본의 선진 전자회사에서 근무하고 있던 일본인 연구원들을 한국 삼성전자로 채용해온 연구원들이 10여 명 있었다. 일본인 연구원들이 한국 수원에서 생활하는 데 어려움이 없도록 다양한 지원제도를 만들었다. 이를 통해 일본인 연구원들이 회사와 집에서 생활하는데 발생하는 불편을 최소화했다.

저자가 총무부서장으로 발령받아 자리를 이동한다는 소식을 전해들은 일본인 연구원들이 송별회를 해주었다. 수원시내 모처에 있는 식당에서 소주를 마시면서 많은 담소를 나누었다. 그간에 저자와 정이 많이 들었는데 자리를 이동하게 되어 아쉽다는 마음을 전해왔다.

저자는 채용한 일본인 연구원들이 삼성전자를 퇴직하고 일본으로 돌아갈 때마다 삼성전자에 대한 좋은 기억을 가지고 떠나도록 송별회를 해주었다.

세월이 흘러 저자가 삼성전자를 퇴직하고 며칠이 지나자 일본에서 전화가 왔다.

"삼성전자를 퇴직했다는 소식을 전해 들었다. 앞으로 모든 일들이 잘 되길 기원한다."

참으로 고마운 마음이었다. 회사생활과 사회생활을 하면서 만들어지는 인맥은 몸의 혈관과도 같다. 다양한 분야에서 일하고 있는 많은 사람들과 인간적인 정을 나누면서 교제를 하는 것이 중요하다.

인사관리 담당 시절이었다. 연구원A는 신제품을 개발하여 제조부서에 가서 신제품의 시생산 일정을 잡자는 협의를 하지만 일정을 제대로 받아내는 일이 거의 없었다. 반면에 연구원B는 제조부서에 가서 신제품의 시생산 일정을 협의하면 원하는 대로 일정을 잡곤 했다. 당연히 업무실적은 연구원B가 좋다. 연구원A와 연구원B의 차이는 무엇일까? 바로 인맥관리의 차이이다.

연구원B는 평상시에 제조부서를 가끔씩 방문했다. 제조부서원들과 커피를 함께 마시면서 양산하는 제품에 문제는 없는지 개발실에서 무엇을 개선해주어야 하는지 등에 대한 정보 교류를 하고 있었다.

반면에 연구원A는 평상시에 제조부서 방문이 거의 없다. 본인에게 필요한 일이 있을 때만 방문하여 업무협조를 요청하므로 인해 제대로 협조를 얻어내지 못했다. 인맥관리는 정을 나누는 것이고 인맥관리를 잘하는 사람이 더 많은 일을 하고 성과를 낸다.

저자는 인맥관리를 위해서 많은 노력을 해왔다. 업무적으로 한번 인사를 나눈 사람들도 1년에 몇 차례씩 문자로 인사를 나누었다. 몸이 멀어지면 마음도 멀어지기에 몸을 가까이 하고자 함이었다.

다양한 인맥은 저자가 삼성전자를 퇴직하고 창업하는 데 많은 도움이 되었다. 1인 창업은 혼자서 모든 법적 절차와 행정업무를 처리해야 하므로 모르는 것이 너무나 많았다. 그럴 때마다 필요한 곳에 있는 지인을 찾아가 자문을 구하고 정보를 요청하여 대부분의 어려운 과제들을 해결했다. 사회에서 성공하는 인맥관리 방법은 다음에 소개할 수 있는 기회를 만들 생각이다.

삼성전자를 퇴직하고 자신만만하게 1인 창업을 했다. 회사를 설립하는데 여러 가지 어려움이 있었지만 지인들의 도움과 지원으로 창업을 했다. 그때 MBC방송국에서 다큐멘터리로 방송한 〈생명수의 진실〉이라는 DVD를 구입했다. 본 프로그램을 몇 차례 시청한 후 창업 아이템을 '물 개발'로 선정했다. 삼성전자를 졸업하고 물을 만난 것이다.

일반 맹물을 미네랄이 많은 알칼리성 물로 바꾸어 주는 설비 개발에 착수했다. 학창 시절에 배웠던 전기회로 설계 책을 구입하여 다시 공부하면서 제품설계를 했다. 삼성전자 입사 초기에만 제품개발 관련 업무를 했었기에 전기공학 전공자임에도 전기에 대한 지식을 잊고 있었다. 많은 실패를 거듭했지만 대량으로 미네랄이 많은 알칼리수를 만드는 설비를 개발했다.

이제는 마케팅을 해야만 했다. 전국에 있는 양돈장과 육계장 경영

주들의 전화번호를 확보하여 일일이 연락을 했다. 대량 미네랄 알칼리수 설비에 대한 장점과 사용했을 때 사육하고 있는 가축의 생산성이 좋아짐을 알렸다. 양돈장 몇 곳과 육계장 몇 곳에 대량 알칼리수 설비를 시험 설치했다.

공장에서 시험할 때는 성능이 잘 나오던 설비가 양돈장과 육계장에서 잦은 에러가 발생했다. 현장에 설치한 설비의 계속되는 트러블로 인하여 스트레스가 쌓여만 갔다. 게다가 설비 개발에 투자비가 많이 소요되어 보유하고 있던 자금이 바닥나기 시작했다.

양돈장에서 나오면 온몸에서 발생하는 돼지 똥 냄새는 향수를 뿌려도 없어지지 않아 집에 오자마자 온몸을 세척하고 입었던 옷은 모두 벗어서 세탁을 했다. 양돈장에서 일하는 사람들의 고충을 이해하는 계기가 되었다.

미네랄이 많은 알칼리수를 먹여서 사육하고 있는 돼지, 닭의 생산성이 올라가는 것보다 사료 영양 보급기술이 좋아서 생산성을 더 높이고 있는 것을 알게 되었다. 설비 에러가 계속되는 실패를 거듭하게

물은 건강을 알고 있다

되어 양돈장의 설비 시험은 포기하고 철수했다. 그렇지만 육계장은 기대를 가지고 계속 임상시험을 했다. 그러던 어느 날 젊은 육계장 경영주와 대화를 나누었다.

"미네랄이 많은 알칼리수를 먹고 자란 닭은 고기가 쫄깃쫄깃하고 맛이 좋게 됩니다."
"사육하고 있는 육계는 치킨용으로 출하되기 때문에 닭고기 맛보다 양념 맛이 더 중요해요!"

띠잉~ 머리를 크게 한방 얻어 맞은 기분이었다. 닭이 살찌게 하고 닭고기 맛을 좋게 하기 위하여 대량 미네랄 알칼리수 설비를 개발하고 임상시험을 하고 있었는데 닭고기 맛보다 양념 맛이 더 중요하다 니…. 육계용 닭고기에 대한 시장조사를 제대로 하지 못해 헛다리를 짚은 꼴이 되었다.

결국 2년 만에 대량 미네랄 알칼리수 제조설비 사업을 폐업했다. 수억 원을 투자해서 개발했는데 한 대도 팔지 못하고 모든 설비를 내다 버렸다. 시장 상황을 제대로 알지 못하고 개발한 설비에 대한 맹신으로 망한 것이다. 기술이 좋아도 시장환경에 적합하지 않은 제품개발은 실패한다는 소중한 교훈을 얻었다. 또한 제품을 개발하기 전에 시장조사와 상품기획 등의 마케팅 전략이 매우 중요함을 체험했다.

실패에는 항상 많은 교훈이 담겨져 있다. 대량 미네랄 알칼리수 생산설비를 개발하면서 알게 된 많은 노하우가 있다. 물의 미네랄 함량이 증가 된 알칼리수의 장점들을 많이 알 수 있었다. 이를 응용하여 사람들이 마실 수 있도록 기능성 텀블러를 개발하기 시작했다. 좋은 자재들을 찾으러 한국과 중국 시장을 찾아 다녔다. 그리고 다시 창업을 준비했다.

이번에는 미국에 있는 온라인 쇼핑몰 회사에서 인턴십을 하고 있던 저자 아들이 한국으로 돌아와서 온라인 쇼핑몰 회사를 세웠고 함께 일을 시작했다. 온라인 쇼핑몰 사업을 하기 위하여 저자는 서울 강남에서 SNS 교육 강사를 찾아다녔다. 교육 강사들에게 네이버 모두, 블로그, 밴드, 인스타그램, 페북 등의 SNS 교육을 5~6개월 동안 배우러 다녔다. 온라인 쇼핑몰 회사를 재창업하여 3~4년 동안

물은 건강을 알고 있다

많은 시행착오를 겪었다. 그리하여 현재 '미네랄메이커'라는 제품을 출시하였다.

미네랄메이커는 전 세계에서 처음으로 붙여진 이름이다. 미네랄메이커의 마케팅 활동을 다양하게 추진하고 있고 고객들의 인지도가 조금씩 상승 중에 있다. 현재 한국 확대 판매와 해외 진출을 시작하고 있으며 다양한 마케팅 활동을 추진하고 있다.

미네랄메이커의 마케팅을 확장하기 위해 〈한국책쓰기1인창업코칭협회〉 김태광 대표를 만나서 책쓰기 코칭을 받았다. 책쓰기 코칭은 체계적으로 준비가 잘되어 있는 교육프로그램이다. 창업을 준비하는 사람은 사업 아이템에 대한 책쓰기를 먼저 하고 창업 진행을 하는 것이 중요하다는 것을 느꼈다. 나중에 기회를 만들어 성공하는 창업 노하우를 진지하게 나누어주고 싶다.

미네랄메이커는 '맹물을 알칼리성 마그네슘 미네랄워터로 만들고, 물속에 있는 미세한 이물질과 나쁜 냄새를 흡착·여과하는 기능성 물병이다'. 미네랄메이커에 생수 또는 정수기 물을 넣으면 마그네슘 미네랄 함량을 4~5배 증가시킨다. 미네랄메이커가 '마그네슘 미네랄을 부활'시키는 것이다. 그래서 '마그네슘워터'라고 부르기도 한다. 마그네슘이 몸에 좋다고 하는 것은 모든 사람들이 이미 알고 있는 상식이다.

또한 미네랄메이커는 정수기 물과 같은 중성의 물을 알칼리성 물로 바꾸어준다. 그리고 미네랄메이커는 물 입자를 작게 쪼개주어 목넘김을 부드럽게 한다. 미네랄메이커는 신비한 물통이다. 세상은 넓고 할 일은 참 많음에 항상 감사하고 있다.

물은 건강을 알고 있다

미네랄메이커

미네랄메이커는 알칼리성 마그네슘 미네랄워터를 만들어주는 친환경 기능성 워터보틀이다. 미네랄 함량이 많은 알칼리성 미네랄워터를 만들어준다. 또한 물 입자를 작게 만들어주기 때문에 물맛이 좋고 부드러워 목 넘김이 매우 편하다. 알칼리성 마그네슘 미네랄워터는 항균 작용도 하기 때문에 유해 세균으로부터 안전하다.

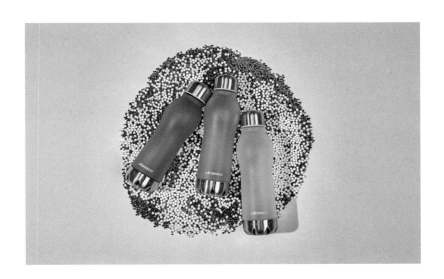

2 장

비밀 하나,
물은
건강의 기본이다

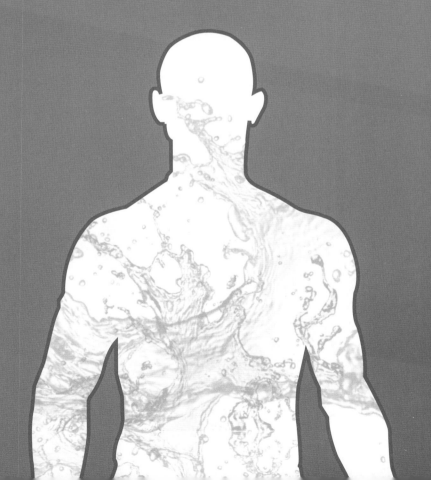

물은
에너지의
전달매체이다

2019년 12월 중국 우한에서 발생한 코로나19 바이러스는 전 세계로 확산되었다. 이로 인해 전 세계의 경제가 어려움에 처해 있다. 국가 간의 자유로운 왕래도 단절되어 가고 있다. 코로나 바이러스 감염 확산으로 인해 많은 사람들의 모임을 자제시키고 있다. 코로나 바이러스는 사람들의 왕래와 모임을 차단하고 '침묵'을 요구하고 있는 것 같다.

인류를 공포로 몰아넣고 있는 바이러스는 당장 사용할 수 있는 치료제가 없다. 백신이 개발되면 바이러스는 새롭게 변종으로 나타나기 때문이다.

전 세계를 공포에 몰아넣었던 인플루엔자 바이러스는 3차례 발생했다. 첫 번째는 1918년 스페인 독감이고 인플루엔자 바이러스(A/H1N1)이다. 스페인 독감은 제1차 세계대전 중 전 세계로 확산되어 약 2,000~5,000만 명이 사망한 것으로 추정된다. 두 번째는 1957년 아시아 독감이고 인플루엔자 바이러스(A/H2N2)이다. 아시아 독감은 중국 남부지방에서 출현했고 홍콩을 거쳐서 전 세계에 확산되어 약 200만 명이 사망한 것으로 추정된다. 세 번째는 1968년 홍콩 독감이고 인플루엔자 바이러스(A/H3N2)이다. 중국 남부지역에서 출현했고 전 세계로 확산되어 약 100만 명이 사망한 것으로 추정된다.

2021년 현재까지 온 인류를 공포에 빠뜨린 코로나 바이러스도 3차례 발생했다. 첫 번째는 2003년 중국 사스(SARS) 바이러스이다. 2002년 11월 중국 광동에서 출현하여 전 세계 26개 국가에서 774명이 사망했다. 두 번째는 2012년 중동 메르스(MERS) 바이러스이다.

물은 건강을 알고 있다

사우디아라비아에서 중증폐렴환자가 처음 보고되었다. 전 세계 27개 국가에서 858명이 사망했고 한국은 2015년 38명이 사망했다. 세 번째는 2019년 12월 코로나19 바이러스이다. 중국 우한에서 처음 고열과 기침을 동반한 폐렴환자가 발생했다.

2020년 11월 28일 기준으로 코로나19 바이러스는 전 세계 219개 국가에서 확진자는 62,129,876명이고, 사망자는 1,452,199명이다. 한국은 확진자 33,375명이고 사망자는 522명이다. 치사율은 중국 사스(SARS) 9.6%, 중동 메르스(MERS)는 34.4%, 중국 코로나19(COVID-19)는 2.34%이다.

중국 우한에서 발생된 코로나19 바이러스로 인한 사망자들은 대부분은 기저질환자로 알려져 있다. 기저질환(지병)을 가지고 있으면 면역력이 취약해 바이러스 감염이 쉽게 진행된다. 면역력이 떨어지면 바이러스에 쉽게 감염되므로 면역력을 떨어뜨리는 과로, 음주, 흡연, 스트레스 등을 피해야 한다. 그리고 바이러스 감염 예방을 위해 마스크를 착용하고 손 씻기를 생활화해야 한다.

코로나 바이러스 시대가 도래하면서 건강기능식품들이 많이 팔리고 있다. 많은 사람들이 건강기능식품을 구입하는 이유는 3가지이다. 면역기능 증진, 건강 증진, 피로 회복이다. 면역력이 떨어지면 코로나 바이러스에 쉽게 감염될 수 있어 건강기능식품에 대해 더욱 관심이 높아지고 있는 것 같다.

2020년 11월 28일 기준으로 한국 식품의약품안전처에 등록된 건강기능식품 종류는 총 29,865개이다. 시장 규모도 2018년 기준으로 2조 5,221억 원이다. 매년 13%씩 성장하고 있다.

그런데 건강기능식품만 잘 먹으면 면역기능이 좋아지는 것일까?

몸에 에너지를 불러오는 것은 물이다. 우리의 사고와 몸의 모든 반응과 행동을 관장하는 뇌의 기능을 위해 에너지를 내는 것은 첫째가 산소, 둘째가 물이다. 뇌에서 물은 없어서는 안될 존재이다. 뇌의 85%가 물로 이루어져 있으며 뇌실에서 생산되어 척수를 따라 허리까지 내려가는 뇌척수액은 99%가 물이다.

물은 몸 안의 에너지 전달에 매우 중요한 역할을 한다. 인체의

70%는 물이고 혈액의 혈장은 94%가 수분으로 구성되어 있다. 혈장에 미네랄이 있는 수분을 충분하게 공급해주어야 한다. 그러면 혈액은 폐와 장관을 통해서 흡수한 산소와 물과 영양소를 각 세포로 이동시키고 이산화탄소와 노폐물을 몸 밖으로 배출시킨다. 그리고 바이러스, 박테리아 등에 대한 면역작용을 좋게 한다.

물은 체중 1kg당 33㎖ 정도 마셔야 한다. 체중이 60kg이라면 약 2ℓ(체중 60kg x 물 33㎖)의 물을 마시면 된다. 매일 충분한 수분을 채워주지 않으면 탈수가 생긴다. 탈수는 혈액을 산성화시키고 면역기능을 떨어뜨린다. 면역기능을 높이기 위해서는 건강기능식품을 찾기 전에 먼저 물을 충분히 마시는 것이 필요하다. 과잉 섭취하더라도 소변으로 배출되어 체내에 남는 것이 없다.

의학박사 주기환 교수는 물에 대한 강좌를 진행하면서 고혈압이나 당뇨병 같은 생활습관병을 가진 사람들, 암수술 경력이 있는 사람들, 암치료를 받고 있는 사람들의 공통적인 특징을 확인했다고 말한다. 오랜 기간 동안 탈수와 영양실조를 겪었다는 것이다.

암환자의 60~80%는 영양실조로 사망하는데, 영양 보급과 노폐물 배출 기능을 수행하는 것은 혈액이다. 혈액의 상태에 가장 큰 영향을 미치는 것은 바로 물인데, 암환자들의 혈액은 탈수로 인해 심하게 엉켜 있었으며, 적혈구 세포도 심각하게 손상되어 있었다.

저자는 많은 사람들을 만날 때마다 건강과 물에 대한 상담을 하고 있다. 오랜 기간 동안 물에 대해 연구한 내용들에 대해 토론을 한다.

"매일 물을 얼마나 마시고 있나요?"

"물을 많이 마시고 있습니다."

"어떤 종류의 물을 마시고 있을까요?"

"몸에 좋은 차를 매일 몇 잔씩 마시고 있습니다."

"그러시군요. 차에도 카페인과 이뇨성분이 들어 있다는 것을 알고 계시나요?"

"카페인은 커피에만 들어 있는 것 아닌가요?"

대부분의 상담자들은 커피, 차, 가공된 음료수 등을 마시고 물을 마셨다고 생각하고 있다. 그런데 우리가 마셔야 할 물은 미네랄이 함유된 물이다. 미네랄이 함유된 물 이외의 액체들을 마시게 되면 오히려 내 몸속의 수분을 배출시키는 작용을 한다. 바꾸어 말하면 몸을 탈수 상태로 만들어 아프게 할 수 있다.

물은 물이다. 물 이외의 액체는 물이 아니다, 물은 물로만 마셔야 한다. 물을 충분히 마셔야 한다. 그러면 영양소의 이동과 노폐물의 배출 그리고 면역기능이 좋아진다. 탈수 질환을 벗어날 수 있다. 내가 매일 충분하게 마시는 물은 에너지의 전달 매체이다. 매일매일 시간을 정해놓고 습관적으로 물을 마셔야 한다.

인체는
신비한 물통이다

"나는 부자가 되고 싶다!"

이 세상의 모든 사람들은 부자가 되기를 원한다. 그런데 누구는 부자로 살고 있고 다른 누구는 가난하게 살고 있다. 부자와 가난한 사람의 차이는 무엇일까. 바로 의식의 차이가 이 둘을 갈라놓는다. 부자의 사고방식을 갖고 있으면 부자가 된다. 가난한 사람은 가난한 사고 방식을 가지고 있다. 어떤 의식을 가지고 있느냐에 따라 부자도 될 수 있고 가난하게 될 수도 있다.

　『부자의 사고 빈자의 사고』의 이구치 아키라 작가는 당장 할 수 있는데도 99%의 사람들이 실천하지 않는 부자 비법에 대해 말한다. 빈털털이였다가 억만장자가 된 이유는 사고방식을 바꾸는 일을 먼저 시작한 것이라고 전한다. 부자는 부자의 사고방식, 가난한 사람은 가난한 사람의 사고방식을 갖추고 있는데, 가난한 사람이라도 부자의 사고방식을 익히면 부자가 될 수 있다는 것이다.

　"사고에는 행동과 현실을 바꾸는 강력한 힘이 있습니다. 사고란 인간의 뇌 속에서 끝나는 것이 아니라 행동의 근원이 됩니다."

– 이구치 아키라, 『부자의 사고 빈자의 사고』

　미국 하버드대학교 교수였던 철학자 윌리엄 제임스는 "생각을 바꾸면 행동이 바뀌고, 행동을 바꾸면 습관이 바뀌고, 습관을 바꾸면 인격이 바뀌고, 인격을 바꾸면 운명이 바뀐다."라고 말했다. 이렇게 생각을 바꾸면 운명이 바뀌는 것이다.

예쁜 크리스탈 잔이 하나 있다. 이 크리스탈 잔에 무엇을 채우는가에 따라 이름이 바뀐다. 와인을 채우면 와인 잔이 되고 미네랄워터를 채우면 미네랄워터 잔이 된다. 사람의 몸은 무엇으로 채워져 있을까? 사람 몸의 70%는 물로 채워져 있다. 인체의 각 부위별 수분량은 아래와 같다.

혈액 83% (혈장은 94%)	심장 79%
뇌 75%	피부 64%
폐 80%	근육 75%
뼈 22%	관절 83%
림프 94%	신장 83%

이와 같이 인체의 모든 장기들은 물로 채워져 있다. 마치 수력발전소의 댐에 채워 놓은 물과 같다. 수력발전소에서 전기 생산을 많이 하려면 댐에 채워 놓은 물이 충분할 정도로 많아야 한다. 사람의 몸에도 물이 충분하게 채워져 있을 때 영양소의 이동과 노폐물의 배출

그리고 면역기능이 좋아지게 된다. 몸에 물이 충분히 채워지면 필요한 영양소들이 흡수되면서 각 장기들과 세포가 기능적으로 활동하게 되고 생명이 유지된다.

그러면 인체에 채워야 할 물의 양은 얼마나 될까? 세계보건기구(WHO)에서는 하루에 2ℓ의 물을 마시라고 권장하고 있다. 일반적으로 물컵 1잔은 200㎖이므로 하루에 8~9잔 정도의 물을 마셔야 한다.

그러나 사람의 체형에 따라서 마시는 물의 양을 조절할 필요가 있다. 체중이 많이 나가는 사람과 적게 나가는 사람은 마시는 물의 양을 달리해야 한다. 적정 음수량은 체중 1kg당 물 33㎖를 마시면 된다. 저자는 체중이 78kg이다. 그래서 매일 마셔야 할 물의 양을 계산하면 아래와 같다.

체중 78kg × kg당 적정 음수량 33㎖ = 2,574㎖

체중 78kg에 물 33㎖를 곱하면 2,574㎖가 된다. 저자가 매일 마셔야 할 물의 양은 약 2.5ℓ이다. 목에서 갈증 나기를 기다리면서 마신다면 절대 마실 수 없는 물의 양이다.

저자는 하루에 9번 물 마시는 시간이 되면 습관적으로 마시고 있다. 새벽에 일어나자마자 1~2잔의 물을 마셔서 밤사이에 있었던 탈수증상을 해소해준다. 이렇게 시작하여 하루에 9번씩 물 마시는 시간에 물을 마신다.

물 마시는 시간을 잊어버리지 않는 비결은 IT기기를 사용하는 것에 있다. 나는 휴대폰에 '굿워터라이프 앱'을 설치하여 사용하고 있다. 굿워터라이프 앱은 무료로 누구나 사용할 수 있다. 하루에 9번씩 물 마시는 시간이 되면 자동 알림을 받고 있어서 잊지 않고 물을 마실 수 있어 편리하다.

사람들은 건강하고 젊게 사는 것을 소망하고 있다. 그렇게 되기를 소망한다면 인체라는 물통에 미네랄이 담겨 있는 좋은 물을 충분하게 채워주면 된다. 노화는 몸에서 수분이 빠져나가는 것이다. 반대로 젊음은 몸에 수분을 충분히 채우는 것이다. 수분에 가장 예민하게 작용하는 것은 피부이다. 세포에 수분이 충분하면 피부는 탱글탱글하게 된다. 반면에 수분이 부족하면 피부에 주름이 생기게 된다.

예뻐지고 건강한 삶을 누리고 싶다면 미네랄이 들어 있는 좋은 물을 충분히 마셔야 한다. 인체는 매일 마시고 있는 물의 양에 따라서 건강하거나 아프게 된다. 물이 부족하면 탈수증상으로 인한 통증과 각종 질환이 나타나게 된다.

마시는 물은 혈액에 영향을 준다. 혈액은 수소이온농도 pH7.3~7.4의 약알칼리성이다. 그런데 매일 산성식품을 즐겨 먹고 산성 음료들을 마시게 되면 몸이 서서히 산성화되어 간다. 여기에 스트레스와 음주, 흡연까지 더해진다면 산성화가 가속화된다. 혈액이 산성화되면 면역기능이 저하되어 몸에 통증과 질환이 나타나기 시작한다.

저자는 삼성전자에 근무하던 시절에 스트레스, 과로, 과음 등으로 인해 몸이 많이 아팠다. 위장 통증, 허리 통증, 관절 통증, 비염, 아침에 일어나기 힘들 정도의 피곤함 등으로 인해 많은 고통을 받았다. 육체적 고통을 치료하기 위해 각 증상별로 병원 치료를 받았다. 가끔씩은 야간에 운영하는 병원에 가서 아미노산과 비타민B 등의 영양제 수액을 혈관에 주사하기도 했다. 그렇지만 건강문제는 해소되지 않았다.

저자가 삼성전자를 그만둔 후 물에 대한 연구를 시작하면서 인체에는 물이 천연치료제라는 것을 알고 열심히 물을 마시기 시작했다. 마시는 물은 마그네슘 함량이 많은 알칼리성 미네랄워터를 만들어 마셨다. 언제부터인가 통증이 사라지기 시작했고 병원에 가는 횟수가 줄어들기 시작했다. 내과, 이비인후과, 정형외과 등 아플 때마다 찾아가야만 했던 병원에 가는 일이 거의 없어졌다. 좋은 물을 몸에 채워주면서 건강은 덤으로 생긴 것이다.

사람들을 만나면서 다양한 대화를 나누다보면 건강정보는 항상 빼놓을 수 없는 단골 메뉴이다.

"누가 암에 걸려 치료 중에 있다."

"누가 무엇을 먹고 건강해졌다."

"어떤 식품을 먹으면 면역에 좋다."

그때마다 저자는 미네랄이 담겨 있는 물이 보약 중의 보약이라고 항상 강조해주고 있다. 대화 내용은 대부분 기·승·전·미네랄워터로 마무리한다. 내 몸을 구성하고 있는 70%가 물이기에 먼저 물을 충분하게 마시라고 알려준다.

병원 의사는 전공한 분야에 대해 전문지식은 많지만 물의 효능에 대해 알고 있는 의사는 그다지 많지 않다. 그리고 물의 신비로운 작용에 대해서 과학적으로 밝혀진 것이 많지 않아 지속적인 연구대상이다. 그래도 다행스러운 것은 한국, 미국, 일본 등에 있는 여러 명의 의학박사들이 물에 대해 연구하고 환자 치료에 적용하고 있다.

환자들이 물을 마신 후 치료된 다양한 사례들은 의학박사들의 저서를 통해 소개되고 있다. 인체는 과학으로 모두 설명하기 어려운 신비한 물통이다. 앞으로 물에 대해 더 많은 연구와 임상 사례들이 모아져야 한다.

굿워터라이프 앱

굿워터라이프 앱은 물 마시는 시간이 되면 자동 알림을 해주어 물 마시는 습관을 만들어주는 모바일 앱이다. 건강한 사람이라면 몸속에서 영양소 이동, 노폐물 배출, 면역 기능이 제대로 작동해야 한다. 이때 가장 큰 역할을 하는 것이 바로 물이다. 모든 사람

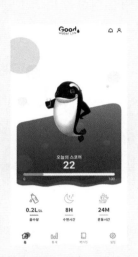

들이 물을 충분히 마시는 것이 건강 관리에 매우 중요하다는 사실을 알고 있지만 여러 가지 이유로 인해 실천하지 못하고 있다. 때문에 탈수 증상으로 인한 질병을 안고 살아간다. 게다가 현대인들은 스트레스와 산성 식품 과다 섭취로 체질이 산성화되고 면역력까지 저하되어 문제는 더욱 심각하다. 이러한 문제 해결을 도와주는 굿워터라이프 앱이 있다. 굿워터라이프 앱은 물 마시는 시간이 되면 자동 알림을 해주어 물 마시는 습관을 만들어주는 모바일 앱이다. 알림이 올 때마다 알칼리성 마그네슘 미네랄워터를 한 잔씩 마시면 된다.

물은 건강을 알고 있다

물은
얼굴을 빛나게 한다

화장품 광고 모델들은 얼굴 피부가 참 예쁘다. 고운 피부가 소개된 TV나 잡지 광고를 보는 사람들은 그 화장품을 사고 싶은 충동을 느끼게 된다. 남녀노소 할 것 없이 고운 피부를 가지는 것은 큰 기쁨이다.

고운 피부는 유전적으로 부모로부터 물려받는 경우가 많다. 후천적으로는 관리에 의하여 고운 피부를 소유할 수 있다. 고운 피부는 건강미를 보여주는 것으로 여성들이 추구하는 아름다움에서 매우 중요하다. 그렇다면 예쁘고 고운 피부를 만드는 방법은 무엇일까?

화장품 회사에서 광고하고 있는 보습효과들은 정말로 있는 것일까? 화장품을 열심히 바르면 피부가 정말로 고와지는 것일까? 화장품을 얼굴에 바르면 보습효과가 어느 정도 있는 것은 사실인 것 같다. 피부의 거칠어짐도 어느 정도 보완되는 효과가 있다. 그렇지만 보습효과의 지속성은 화장품별로 조금씩 차이가 있다.

한국에서 판매되고 있는 화장품에 붙어 있는 라벨을 살펴보면 재미있는 것을 발견할 수 있다. 화장품 판매사는 제각각인데 화장품 제조사는 K사가 많다. 화장품을 판매하는 지인에게 전해들은 바에 의하면 K제조사는 한국에서 판매되고 있는 화장품의 약 50%를 생산하여 공급하고 있다고 한다. 화장품 브랜드를 개발하기 원하는 판매사는 K제조사에 준비되어 있는 화장품 원료들을 선택하여 만든다고 한다. 원하는 음식을 골라서 돈을 지불하고 먹을 수 있는 카페테리아와 같이 화장품을 제조하는 것이다.

물은 건강을 알고 있다

반면에, 피부를 거칠게 만드는 원인은 무엇일까? 수분이 부족하면 피부는 마른다. 칙칙해보이고 광채가 부족하며 각질이 많이 생긴다. 특히 겨울에 주의해야 하는데, 겨울에는 우리가 갈증을 더 적게 느끼기 때문이다. 그러나 겨울에도 우리 몸은 매일 2ℓ 정도의 수분을 배출한다. 수분이 부족하면 체내 노폐물이 쌓이고 이 역시 피부에 좋지 않은 영향을 미친다. 이 경우 좋은 화장품을 쓰더라도 그 효과를 제대로 보지 못할 수도 있다.

값비싼 좋은 화장품을 사용하여 피부의 외모를 관리하는 것도 좋지만, 피부의 속내 관리를 위해 물을 충분히 마시는 것이 필요하다. 피부를 거칠게 만드는 원인으로 거론되는 변비와 탈수는 다르게 보일 수 있다. 그런데 변비의 원인을 살펴보면 이 또한 탈수로 인해 발생되는 질병이다. 많은 여성들이 변비로 고생하고 있지만 물을 충분히 마시면 변비는 개선된다.

변비로 고생하는 대부분의 여성들은 물을 많이 마시면 화장실에 가는 것이 귀찮아서 마시지 않는다고 한다. 물을 마시지 않아서 탈수 상태에 있다가 물을 많이 마시게 되면 처음에는 화장실에 자주

가게 된다. 그러나 며칠간 계속해서 물을 충분히 마시다 보면 화장실에 가는 횟수가 줄어들게 된다. 변비를 없애려면 우선 물을 충분히 마시는 것이 필요하다. 그러면 피부는 덤으로 좋아지게 된다.

사람의 피부는 바깥쪽의 표피와 안쪽에 진피가 있다. 표피는 외부로부터 자극과 충격으로부터 내부를 보호하면서 신진대사가 이루어진다. 진피는 콜라겐과 엘라스틴으로 만들어진 탄성섬유가 그물을 이루고 있다. 탄성섬유와 콜라겐 사이에 히알루론산이 있다. 이 히알루론산은 수분을 머금고 있으면서 피부를 팽팽하게 유지 시켜준다. 1g의 히알루론산은 약 6ℓ의 물을 보유할 수 있다.

값비싼 화장품을 사용하고 있음에도 불구하고 효과가 반감되는 것은 히알루론산에 수분이 없을 때이다. 값비싼 화장품의 효과를 높이려면 물을 충분히 마셔서 진피의 히알루론산이 수분을 충분히 보유하고 있도록 해야한다. 예쁘고 고운 피부관리를 위해 화장품을 바르는 아우터뷰티(outer beauty)와 물을 충분히 마시는 이너뷰티(inner beauty)를 동시에 하는 것이 필요하다. 물은 마시는 천연 화장품이나 다름없다.

물은 건강을 알고 있다

F. 뱃맨겔리지의 『물, 치료의 핵심이다』에서도 피부에 대해서 이야기한다. 피부는 체온을 조절하기 위해 땀을 낸다. 그런데 탈수 상태이면 땀을 낼 때 사용한 수분이 다시 채워지지 않는다. 이렇게 수분이 부족해지면 피부는 건조해지고 윤기가 사라진다. 또한 피부의 모세혈관 순환이 더뎌지면서 혈색이 칙칙해진다. 피부는 우리 몸에서 가장 바깥에 있기 때문에 늘 물이 필요하다.

피부 세포에 있는 히알루론산이 물을 충분히 보유하고 있어야 건강한 피부가 된다. 물을 충분히 마시는 것은 탈수된 세포들이 피부를 덮게 되는 것을 방지하는 길이다.

저자는 40대 여성과 피부 트러블에 대해 상담을 나눈 적이 있다. 수년 전에는 얼굴 피부가 곱고 예뻤었는데 언제부터인가 거칠어지고 푸석해졌다고 한다. 생활 패턴의 변화와 마시고 있는 물의 양 등에 대해 대화를 나누었다. 매일 물을 충분히 마시고 있었는데 약 3년 전부터 커피를 즐겨 마시기 시작한 이후에는 물 마시는 양이 줄어들었다고 했다. 그런데 물과 커피의 양을 합하면 물을 충분히 마시고 있던 시기와 비슷한 음수량이라고 했다.

상담을 나눈 40대 여성은 물과 커피를 같은 물로 알고 있었다. 커피에 들어 있는 카페인은 이뇨작용을 하므로 몸에 있는 수분을 더 많이 배출시킨다는 것을 모르고 있었다. 그래서 커피는 물이 아니라 이뇨제 성분을 가지고 있는 액체라고 설명해주었다.

저자는 과거와 같이 예쁘고 고운 피부를 가지고 싶다면 커피를 끊는 것이 좋겠다고 했다. 그러나 40대 여성은 커피를 끊는 것이 어렵다는 답변을 했다. 그래서 다른 대안을 제시해주었다. 커피를 마시고 난 후에는 미네랄이 함유되어 있는 물을 마신 커피 양보다 더 많이 마시도록 했다. 그리고 매일 정기적으로 시간을 정해서 물을 마시도록 알려 주었다. 휴대폰에 굿워터라이프 앱을 설치하여 사용하도록 안내했다.

굿워터라이프 앱이 매일 9번씩 물 마시는 시간을 자동으로 알려올 때마다 물 한 잔씩 마시게 했다. 그리고 커피를 마신 후에는 추가로 미네랄워터를 마시도록 했다. 물을 매일 충분하게 마신 후 1개월 정도 지나면 피부의 변화를 느낄 수가 있다. 세포에 수분이 충분히 공급되기 시작하면 피부가 바뀌기 시작한다. 그러나 나이가 많을수록 히알루론산이 서서히 줄어들어 주름이 생기게 된다. 그렇지만 물을 충분히 마심으로 인해 노화로 인한 피부 주름을 줄일 수 있다.

　예쁘고 고운 얼굴 피부를 만들기 위해서는 보습효과가 있는 화장품을 얼굴에 골고루 발라주어야 할 것이다. 그러나 이보다 먼저 마시는 천연 화장품이라고 할 수 있는 물을 충분히 마셔야 한다. 그러면 피부의 바깥쪽과 안쪽에 필요한 수분 공급을 해줄 수 있게 된다. 이것은 곱고 예쁜 얼굴 피부를 만드는 기본적인 관리 방법이다. 이렇게 물을 매일 충분하게 마시고 일정 기간이 지날 때 물이 얼굴을 빛나게 하는 것을 체험할 수 있다.

물 마시는
타이밍이 중요하다

골든 타임으로 알려진 골든 아워(Golden Hour)라는 단어는 현재 모든 생활영역에서 사용하는 단어가 되었다. 성장기의 어린이들에게는 키 성장의 골든 타임이 있다. 키 성장에 중요한 성장판이 열려 있을 때 키가 큰다. 성장판은 영양상태, 수면, 수면습관 등에 영향을 받는다. 성장판은 일반적으로 2차 성징이 나타나고 2~3년 후에 서서히 닫히게 된다.

소방청에 따르면 화재의 골든 타임은 5~10분에 불과하다고 한다. 화재가 발생하면 초기에 소화기로 신속히 화재를 진압해야 대형화재로 번지지 않는다. 골든 타임을 놓치게 되면 큰 화재 피해를 당하게 되는 것이다.

골든 타임을 바꾸어 말하면 모든 것은 때가 있다는 것이다. 이 타이밍을 놓치게 되면 많은피해가 발생하게 된다. 피해는 몸에 대한 손상 또는 재산의 손실 등으로 이어진다.

이 세상을 살아가면서 가장 중요한 골든 타임은 언제일까? 소상공인들은 매월 말일경 제품 외상 대금을 회수하는 시간일 것이다. 제품을 열심히 만들어서 판매하고 월말에 판매 대금을 제 때에 회수하지 못하면 회사가 어려워진다. '흑자도산'이라는 말이 있다. 제품판매는 많이 했는데 제품 대금을 제 때에 회수하지 못해서 회사가 문을 닫게 되는 경우를 말한다.

많은 사람들이 건강에 관심을 가지면서 비만 탈출을 위해 다이어트를 시도한다. 다이어트의 비만 탈출 골든 타임은 '지금'이다. 다이어트는 지금 바로 시작해야 비만에서 탈출할 수 있다.

모든 삶의 영역에서 골든 타임이 있지만 사람들이 살아가면서 가장 중요한 골든 타임은 '물 마시는 시간'이다. 물 마시는 시간을 놓치고 탈수 상태가 지속 되면 몸이 아프고 건강을 잃게 되기 때문이다.

물을 언제 마시느냐에 따라서 몸의 혈액 순환 상태가 달라진다. 잠을 자고 있는 긴 시간 동안 탈수증상으로 인하여 혈액이 끈적거리게 되는 것을 방지하려면 잠자기 전에 물 한 잔을 꼭 마시는 것이 중요하다. 잠자는 밤에 화장실을 다녀올지라도 물 한 잔 꼭 마시고 자야 한다. 물 한 잔이 밤사이 나의 건강을 지켜준다.

초등학교 축구선수들은 시합할 때 전, 후반전 각 25분씩 총 50분 동안 공을 찬다. 여름에는 전, 후반전 중간에 물 마시는 시간을 주고 있다. 어린 선수들의 탈수 질환 방지를 위해서 축구시합 중간에 잠시 물을 마시게 하고 있다.

우리도 건강관리를 위하여 운동할 때 물을 충분히 마셔야 한다.

물은 건강을 알고 있다

물을 마시지 않고 땀 흘리는 운동만을 지속한다면 오히려 탈수 질환 발생으로 건강을 나쁘게 한다. 운동할 때 물 마시는 것도 타이밍이 있다. 운동을 시작하기 전, 운동 중, 운동 후에 물을 마셔야 한다. 일반적으로 운동 중에는 1시간에 물 1ℓ 정도를 마신다. 20분마다 물 한 잔씩 보충하는 것이 좋다.

물 마시는 타이밍은 언제 얼마나 마시는 것이 좋을까? 저자는 의학박사들의 연구 내용을 바탕으로 아래와 같이 마시고 있다.

- 새벽에 일어나자마자 물 1~2잔을 마신다. 밤에 잠자는 동안 내 몸은 탈수 상태이므로 물을 마셔서 해소한다.
- 오전 7시에 아침 식사를 하면서 목이 마를 때마다 물을 한 모금씩 마셔서 소화가 잘 되게 한다.
- 오전 9시에 아침 일과를 시작하면서 물 한 잔을 마신다. 아침 식사 후 2시간이 지나면서 수분이 부족해지기 쉬우므로 물 한 잔 마셔서 수분을 보충하다. 차를 한 잔 마신 후에는 물을 한 잔 더 마신다.
- 오전 11시에 오전 일과 중 물 한 잔 마신다. 점심 시간에 음식을 맛

있고 건강하게 먹기 위해서 미리 마시는 물이다.

- 오후 12시에 점심 식사를 하면서 목이 마를 때마다 물을 한 모금 씩 마셔서 소화가 잘 되게 한다.

- 오후 3시에 오후 일과 중에 물 한 잔 마신다. 점심 식사 후 2시간 이 지나면서 수분이 부족해지기 시작하므로 물 한 잔 마셔서 수분 을 보충한다.

- 오후 5시에 오후 일과를 마무리 하면서 물 한 잔을 마신다. 바쁜 하루를 보내면서 피곤해진 내 몸의 활력을 위해 물 한 잔 마신다. 몸의 혈액은 알칼리성이지만 바쁜 업무 일정 등으로 피곤해지면 산성으로 기울게 된다. 알칼리성 미네랄워터를 마시는 것이 좋다.

- 오후 7시에 저녁 식사를 하면서 목이 마를 때마다 물 한 모금씩 마 셔서 소화가 잘 되게 한다.

- 오후 9시경 잠자기 전에 물 한 잔 마신다. 잠자는 동안 탈수로 인해 혈액 끈적거림의 방지와 혈액 막힘을 방지하기 위함이다.

일반적으로 하루에 총 9회 물을 마신다. 그날그날 몸의 상태에 따 라서 물 마실 때마다 한 잔 또는 두 잔을 마신다.

물은 건강을 알고 있다

하루에 9번씩 물 마시는 시간을 기억하고 물을 마시는 것은 쉽지 않다. 그러나 사용하고 있는 휴대폰에 '굿워터라이프' 앱을 설치하면 쉽게 해결된다. 물 마시는 타이밍이 되면 자동으로 문자 알림을 해 온다. 물 마시는 시간을 자동 알림 받을 때마다 물 한 잔씩 마시면 된다. 누구나 무료로 사용할 수 있고 앱 설치도 간단하여 편리하다. 굿워터라이프 앱을 약 10일 정도 사용하면 뇌는 물 마시는 시간을 자동으로 기억할 수 있게 된다. 물은 인체 바이오 리듬 타이밍에 맞추어 마시는 것이 중요하다.

'골든 아워'의 개념은 제1차 세계대전 영국군의 자료에서 나왔다. R 아담스 코울리(R Adames Cowley) 박사가 군의관과 메릴랜드 충격외상센터(Maryland Shock Trauma Center)에서 일하면서 골든 아워의 개념을 알리는 데 기여했다.

아담스 코울리 박사는 매릴랜드 충격외상센터에서 골든 아워에 대해 아래와 같이 말했다.

"삶과 죽음 사이에는 골든 아워가 있다. 당신이 심각하게 부상을 당했다면 당신에게 살아 남는데 60분보다 더 적은 시간이 주어진다. 당신은 그때 바로 죽진 않지만 3일, 2주 … (중략) … 나중이 되면 당신의 몸은 회복할 수 없는 지경에 이르게 된다."

몸이 아플 때
평소보다 2배로
물을 마셔라

'생로병사(生老病死)', 사람은 태어나서 성장하고 늙어 질병이 생기면 죽게 된다. 사람이 태어나 아름답고 활력이 넘치는 건강한 삶을 살아가기 위해서 무엇을 해야 하는 걸까. 많은 사람이 건강에 좋다고 하는 것을 챙기고 골라 먹는다. 그럼에도 불구하고 아픈 사람은 계속 증가하고 있다.

2020년이 시작되면서 전 세계를 휩쓸고 있는 코로나 바이러스로 인하여 많은 사람이 사망하고 있다. 사망자의 대부분은 기저질환자이다. 기저질환자는 면역력이 약해 바이러스에 노출 될 경우 쉽게 감염된다. 일상생활을 하면서 면역력을 떨어뜨리는 스트레스, 과로, 음주, 흡연, 탈수 등이 없도록 관리해야 한다.

건강보험심사평가원 홈페이지에 있는 전국 병원 통계를 보면 매년 병원 숫자가 증가하고 있다. 병원수는 2018년 93,184개이던 것이 2019년 94,865개로 1년 사이에 1,681개나 증가했다. 병원을 이용하는 환자가 증가하기 때문에 병원 숫자가 증가했을 것이다. 몸이 아플 때 병원에서 처방해주는 약만 잘 먹으면 통증이 없어지는 것일까.

몸속의 물이 1.2% 탈수되면 통증이 생기고, 5% 탈수되면 혼수상태에 빠진다. 체중의 10% 이상의 수분 손실이 일어나면 생명이 위험할 정도다. 탈수는 혈액과 세포에 손상을 끼친다.

갈증을 느낀 뇌는 프로스타글란딘, 히스타민 등의 자극성 물질을 분비하는데, 이것들이 통증을 유발한다. 또한 수분은 근육 조직과 관절을 보호하는 관절액의 주요 성분이기도 하므로, 탈수가 지속되면 관절통도 오기 쉽다.

이렇게 탈수는 단지 목마름에서 끝나지 않고 몸에 통증을 주게 된다. 우리들이 살아가면서 흔하게 겪게 되는 두통도 대부분 탈수 질환이다. 그런데 많은 사람들은 두통이 발생하면 진통제부터 찾는다.

이제부터 모든 통증은 탈수에서 시작된 것이라는 것을 알아야 한다. 그리고 물을 충분히 마셔야 한다. 물은 특정 질환을 치료하는 치료제는 아니지만 몸을 건강하게 해서 스스로 질병을 극복하도록 돕는다.

"물이 질병 치료에 도움이 되느냐?'라는 질문에 대하여 약과 같이 직접적인 치료 수단의 개념으로 받아들일 수는 없지만, 물이 질병의 치료에 도움을 줄 수 있다고는 답할 수 있다. 비타민C가 괴혈병 치료제는 아니지만, 비타민C가 부족하면 분명히 괴혈병에 걸려서 죽을 수 있다."

– 주기환, 『알고 마시는 물』

탈수로 인하여 발생하는 통증은 물을 마시면 완화된다. 두통이 발생하면 대부분의 사람은 진통제를 복용하고 있다. TV나 신문 등의 약품 광고 영향이 크다.

저자도 과거 삼성전자에 근무할 당시에 스트레스, 과로, 과음 등으로 인하여 두통 증상이 자주 있었다. 그때마다 진통제를 구입해서 먹었다. 해외 선진국에 살고 있는 지인을 통해 중독성이 거의 없다는 진통제를 구입하여 장기간 먹기도 했었다.

삼성전자를 퇴직하고 난 후 물에 대해 공부하고 연구하면서 물이 통증을 완화 시켜준다는 내용을 알게 되었다. 두통이 있을 때 F. 뱃맨겔리지 박사가 물 치료를 했던 것처럼 물 2잔을 마셨다. 무릎 관절에 통증이 발생할 때도 물 2잔을 마셨다. 30분 정도 지나면 통증이 사라지는 것을 체험했다.

평소에 물을 마시지 않던 사람은 2잔 마시는 것이 불편할 수 있다. 저자는 미네랄메이커 텀블러가 만들어주는 알칼리성 마그네슘 미네랄워터를 마신다. 물맛이 좋고 부드러워 2잔을 마시기에 불편함을 느끼지 않는다.

알칼리성 마그네슘 미네랄워터를 계속 마시면서 위장 통증이 없어졌다. 삼성전자에서 인사관리 담당할 때 매일 과음을 하면서 혹사시켰던 위장 통증을 물로 치료했다. 또 저자는 환절기 때마다 이비인후과 병원을 방문하여 비염약을 처방받아 먹었다. 그런데 알칼리성 마그네슘 미네랄워터를 매일 충분히 마시면서 언제부터인가 이비인후과 병원에서 비염약 처방받는 것을 거의 끊게 되었다.

물만 마셨을 뿐인데 통증과 염증이 완화되어 약을 먹지 않아도 되는 것을 체험했다. 그 이후로는 주변 지인들에게 물이 명약이라고 말해주고 있다. 물은 약은 아니지만 통증을 치료하고 염증을 완화시켜준다. 물 치료는 체험한 사람만이 알 수 있는 내용이다. 독자들도 두통이나 관절 통증 등이 있다면 매일 물을 충분히 마시고 난 후 치료되는 것을 직접 체험해보길 권장한다.

의학박사 F. 뱃맨겔리지 교수의 『물 치료의 핵심이다』에서 물과 그 이외의 액체 음료에 대해 이야기했다.

달고 시고 맛있는 음료들 역시 물이 들어가 있다. 그러나 몸에서 일어나는 대사에는 물이 필요하다. 화학물질이 함유된 음료와는 다르다.

주스, 알코올, 커피는 물론이고 몸에 좋은 우유마저 갈증을 해소시킬 수는 없다. 거의 물과 다름 없어보이는 차도 마찬가지다.

물만이 물이라는 단순한 진리를 많은 사람이 이해하지 못하고 있다. 물 이외에 마시는 음료들은 그저 액체라고 하는 것을 이제 확실하게 알아야 한다. TV나 각종 SNS에서 수많은 음료 광고들이 어린 자녀들을 유혹한다. 어린 자녀가 당분이나 화학성분이 들어 있는 가공 음료를 마시지 않도록 하는 것이 필요하다. 그렇지만 가공 음료를 마셔야 하는 상황이 있을 수 있다. 그때는 가공 음료를 마신 후에 꼭 물을 마시도록 해야 한다. 어릴 때부터 물 마시는 습관을 만들어주면 탈수로 인한 통증이 없고 건강하게 성장할 수 있다.

저자의 지인 중에 당뇨병 치료를 위해 약을 먹고 있는 사업가가 있다. 거래선과 저녁 식사를 할 때면 술 대신에 콜라를 즐겨 마셨다. 당뇨병의 악화를 방지하기 위해 술 대신 콜라를 마신 것이다. 그런데

물은 건강을 알고 있다

세월이 흐를수록 혈당은 올라가고 살이 찌면서 비만 체중이 되었다. 그로 인해 몸이 아프기 시작했다.

저자와 상담을 하면서 콜라에 들어있는 당분이 건강에 미치는 나쁜 영향 등에 대해 알려 주었다. 그리고 거래선과 저녁 식사 자리에서는 콜라 대신 물을 마시도록 권장했다.

그 이후에 사업가는 콜라 대신 물을 마셨다. 집이나 사무실에서는 알칼리성 마그네슘 미네랄워터를 마셨다. 그러면서 걷기와 같은 유산소 운동을 일주일에 4~5회 정도 했다. 매일 물을 충분히 마시면서 유산소 운동을 적당히 한 몇 개월 후부터 몸 상태가 많이 좋아지기 시작했다는 소식을 전해 들었다.

가공 음료에 들어 있는 당분은 건강에 나쁜 영향을 끼치고 몸을 아프게 한다. 가급적 가공 음료를 마시지 않는 것이 좋겠지만 간혹 마셨다면 꼭 물을 마시는 습관을 가지는 것이 필요하다.

이제부터는 몸에 통증이 발생하면 맨 먼저 해야 할 것이 있다. 오늘 물을 얼마나 마셨는지 기억을 더듬어 보자. 물을 제대로 마시지 않았다면 몸은 탈수 상태이다. 그렇다면 평소보다 2배로 물을 마셔야 한다. 1~2시간 간격으로 물 1~2잔씩 마셔보자. 몸의 탈수 상태가 해소되면서 통증도 완화될 것이다.

물은 건강을 알고 있다

저명한 물 연구자, F. 뱃맨겔리지

의학박사 F. 뱃맨겔리지 교수는 물의 자연 치유력에 대해 저명한 주창자이자 연구자이다. 1979년 이란혁명의 정치범이 되어 에빈교도소에서 복역할 때 물의 치유력을 발견했다. 위궤양 통증이 있는 수감자에게 물 2잔을 마시도록 하여 통증을 치료하였다. 이를 계기로 각종 통증으로 고통당하는 3,000명의 수감자들을 단지 물만으로 완쾌시켰다. 물이 고통스러운 퇴행성 질병을 방지하고 완화해주는 의약적 효능에 대한 연구를 하고 물의 치유력을 전 세계에 알리는 데 기여했다. 물은 약이 아니지만 통증을 방지하고 완화시켜준다는 연구 내용은 매우 소중한 업적이다.

물은
건강을 위해
매일 습관적으로 마셔라

미국 버크셔 해서웨이의 CEO 겸 회장인 워런 버핏은 세계적인 투자 귀재와 갑부로 알려져 있다. 워런 버핏이 투자 귀재와 갑부가 되기까지 가지고 있는 습관이 있다. 바로 '독서 습관'이다.

워런 버핏은 독서광으로 소문나 있다. 하루의 아침을 독서로 시작하여 저녁은 독서로 마무리한다. 물론 낮에는 회사 일을 한다. 워런 버핏은 어릴 때부터 책을 많이 읽었다. 그는 돈 버는 방법을 책에서 발견했다고 한다. 투자와 사업에 대한 책을 많이 읽었고, 돈을 많이 번 사업가들의 전기를 읽고 활용했다. 그는 컬럼비아 경영대학원에서 벤저민 그레이엄으로부터 가치투자를 배워 최고의 투자가로 성장했다.

워런 버핏은 세계적인 갑부이지만 검소한 생활을 하기로 유명하다. 재산의 대부분을 기부하기로 약정도 했다. 워런 버핏의 돈버는 실력은 돈 버는 방법과 관련된 독서 습관에 있다. 전 세계의 많은 사람들이 워런 버핏과 같이 사업에 성공하고 돈을 벌기 위해 워런 버핏에게 귀를 기울이고 있다. 워런 버핏이 매년 연차보고서에 쓰는 주주 서한은 세계 투자자들의 필독서가 되었다. 버크셔 헤서웨이의 주주총회는 자본가들의 축제로 불리고 있다.

건강한 생활을 하려면 건강한 습관을 가져야 한다. 건강한 생활에 필요한 음식을 골고루 잘 먹어야 한다. 적당한 일과 운동 그리고 휴식 시간을 가져야 한다. 밤잠을 깊이 잘 자야 한다. 건강한 생활습관은 간단하다. 그런데 건강하지 않고 아픈 사람들이 있다. 이들은 건강한 생활습관을 가지지 않았기 때문이다.

건강한 생활습관 중에서 가장 기본적인 것은 마시는 물에 있다. 어떤 종류의 물을 마시는가에 따라서 건강할 수도 있고 그렇지 않을 수도 있다.

과거에 수돗물을 걸러서 먹는 역삼투압정수기가 인기있었다. 역삼투압정수기는 수돗물의 불순물과 미네랄까지 모두 걸러내어 산성수를 만든다. 산성수는 미네랄이 없어서 지속적으로 마시게 되면 혈액 건강에 문제가 생긴다. 특히 임신부가 미네랄이 없는 산성수를 지속적으로 마시게 되면 태아의 건강에도 문제가 생긴다는 것은 이미 널리 알려진 사실이다.

탄산음료를 포함한 모든 음료수에 들어가는 첨가물은 오히려 탈수를 일으킨다. 탄산음료를 비롯한 달고 신 음료수들은 비만을 야기하며 10대 청소년뿐만 아니라 10대 이전의 소년 소녀들을 성인병과 수많은 합병증에 노출시키고 있다. 심지어 건강에 좋다고 알려진 우유나 과일주스도 물의 역할을 대체할 수는 없다.

더운 여름날 갈증을 해소하기 위해 시원한 맥주 한 잔 마시는 것도 결국은 갈증을 부채질하는 것이다. 맥주를 마시는 순간은 시원하게 느껴지지만 시간이 경과하면서 갈증이 더 심해지는 것이다. 곧 이어서 탈수가 진행되기 때문이다.

탈수를 예방하기 위해서는 오로지 물이 필요하다. 인체의 70%는 물로 구성되어 있다. 인체는 항상 물을 충분하게 보유하고 있어야 영양소의 이동과 노폐물의 배출 그리고 면역기능이 좋아진다. 인체에 물을 충분히 보유하려면 규칙적으로 물을 마셔야 한다.

저자는 어느 암환우와 상담을 한 적이 있다. 그는 암이 걸리기 전에는 물을 잘 마시지 않았다고 했다. 암을 치료하면서 물을 충분히 마시는 것이 건강에 좋다는 정보를 전해 듣고 물을 마시기 시작했다.

그런데 정수기 물을 마시는 것이 힘들었다고 했다. 물맛도 없고 물이 목에 걸리는 것 같아 목 넘김이 쉽지 않다고 했다. 그래서 미네랄 메이커 텀블러가 만드는 알칼리성 마그네슘 미네랄워터를 마시도록 했다.

그는 물맛도 좋고 목 넘김이 부드러워 마시기에 편하고 좋다고 했다. 항상 어디에 가든지 미네랄메이커 텀블러를 가지고 다니면서 물을 마신다고 했다.

한국은 어디에 가든지 정수기 설치가 잘 되어 있어서 미네랄메이커 텀블러에 물을 넣는 것은 어렵지 않다. 미네랄메이커 텀블러에 물을 넣은 후 30분 정도 지나면 마그네슘 미네랄을 증가시킨 물로 바꾸어준다. 그리고 알칼리성 물로 바꾸면서 물 입자가 작아진다. 그래서 물맛이 좋고 목 넘김이 부드러운 물을 마실 수 있게 되는 것이다.

물이라고 해서 다 같은 물이 아니다. 미네랄이 풍부하고 물 입자가 작은 물이 목 넘김이 부드러워 편안하고 충분히 마실 수 있게 해준다.

몸에 좋은 물도 충분히 마시지 않으면 아무런 의미가 없다. 물은 매일 시간을 정해놓고 규칙적으로 마시는 것이 중요하다. 인체는 항상 수분을 충분하게 보충해주는 것이 필요하기 때문이다. 많은 사람들이 물은 목이 마를 때 마시는 것이라고 잘못 알고 있다.

미국의 연구자료에 따르면 노인들은 24시간 동안 물을 마시지 않았는데도 갈증을 느끼지 않았다고 한다. 노인들은 물에 대한 생리적인 요구가 있음에도 갈증을 느끼지 못한 것이다. 이 상태가 지속되면 탈수 질환이 발생하게 되는 것이다.

물을 규칙적으로 마시는 방법은 개인별로 습관에 따라서 다를 수 있다. 그러나 아침에 일어나자마자 물 1~2잔은 꼭 마시고 하루를 시작해야 한다. 일어나자마자 마시는 물 한 잔은 생명수와 같다. 그리고 하루 일과 중에 1~2시간에 한 잔씩 물을 마시도록 해야 한다. 그런데 바쁜 일상 생활 속에서 1~2시간마다 물 한 잔씩 챙겨서 마시는 것이 쉽지 않다.

저자가 물에 대해 연구하는 가운데 다양한 실험을 하면서 물 마시는 습관을 갖기 위해 여러 가지 시도를 해보았지만 쉽지 않았다. 업무에 집중하다 보면 2~3시간은 잠깐씩 지나가기 때문이다. 그렇게 물 마시는 시간을 종종 잊어버리게 되었다. 그래서 물 마시는 시간이 되면 자동으로 알려주는 '굿워터라이프' 앱을 개발했다. 휴대폰에 앱을 설치한 이후에는 물 마시는 시간이 되면 자동 알림을 받고 물을 마실 수 있어서 잊지 않고 물을 마시고 있다.

이제는 굿워터라이프 앱을 사용하기 시작하여 많은 시간이 흘러 물 마시는 시간이 몸에 익숙해졌다. 물을 마셔야 할 시간이 되면 뇌에서 물을 마시라고 사인을 보내온다. 물을 규칙적으로 충분히 마신 이후부터 건강이 많이 좋아졌다. 과거에 먹고 있었던 위장약, 비염약, 진통제 등 여러 가지 질환의 약들을 대부분 끊었다.

저자는 물 마시는 것으로 하루를 시작하고 물 마시는 것으로 하루를 마무리한다. 매일 아침 6시경에 일어나자마자 알칼리성 마그네슘 미네랄워터를 1~2잔씩 마신다. 물에게 감사하다고 인사하고 물을 마신다. 이어서 물에게 사랑한다는 말도 해준다. 일본에서 연구한 바에 의하면 물에게 감사와 사랑의 말을 전할 때 아름다운 물의 결정체를 가지게 된다고 한다.

하루 일과 중에는 굿워터라이프 앱이 물 마시는 시간을 자동 알림

해줄 때마다 물을 1~2잔씩 마신다. 밤 9시에 물 한 잔을 마신 이후 잠자리에 든다. 늦은 밤까지 무엇인가를 할 때는 물을 한 잔 더 마신다. 일을 하면서 수분이 배출되기 때문에 물을 추가로 보충해 준다.

목마르기를 기다려서 물을 마시면 이미 탈수가 시작된 것이다. 탈수는 여러 가지 질환을 가져온다. 목이 마르기 전에 시간을 정해놓고 규칙적으로 물 마시는 습관을 만들어야 한다.

물 마시는 습관을 스스로 만들 수 없다면 굿워터라이프 앱을 사용하여 도움을 받으면 된다. 그러면 매일 잊지 않고 수분을 충분히 보충할 수 있다. 물 마시는 습관을 가진 후 1개월 정도 지날 때쯤이면 몸이 변화되고 있다는 것을 느낄 수 있다. 물은 건강을 위해 매일 습관적으로 마셔야 한다.

3장

비밀 둘,
탈수가
질병을 부른다

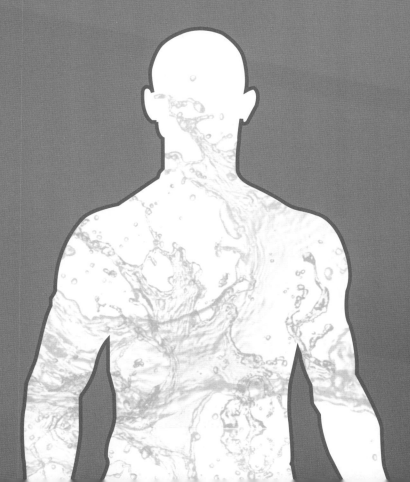

사람들은 왜 질병을 부르는 탈수를 방치할까?

"목마르기를 기다리면, 때가 이르기 전에 매우 고통스럽게 죽게 된다."

– 의학박사 F. 뱃맨겔리지

질병과 탈수는 무슨 관계가 있나? 대부분의 사람들은 이런 생각을 하고 있다.

'물은 그냥 물일 뿐인데…'

우리들은 학교에 다니면서 다양한 교육을 받았다. 요즈음에는 각종 SNS를 통하여 많은 정보와 지식을 얻고 있다. 그런데 이러한 채널들을 통하여 전달되는 정보와 지식들은 오류가 매우 많다. 이런 정보 전달자들 중에는 과학적인 지식이나 경험적인 체험이 없는 사람들이 많다. 그저 사람들의 호기심과 관심을 가질만한 내용을 퍼와서 본인이 운영하고 있는 SNS에 재가공하여 올리고 있을 뿐이다.

우리들이 접하고 있는 정보와 지식의 오류를 최소화해야 한다. SNS에서 새로운 정보를 알게 될 때마다 꼭 확인해야 하는 것이 있다. 글의 작성자가 누구이고 그 분야에 대한 과학적인 지식이나 경험적인 체험이 있는지 꼭 확인하는 습관을 가져야 한다. 그러면 나의 삶에 도움이 되고 진실한 새로운 정보와 지식을 얻을 수 있다.

사람들은 물의 생리적 역할에 대해 얼마나 알고 있을까? 저자는 만나는 사람들에게 항상 질문한다.

"물을 많이 드시나요?"

대부분의 사람들은 물을 많이 마시고 있다고 답변한다. 그러면 어떤 종류의 물을 마시고 있는지 질문한다. 많은 사람들이 커피, 차, 페트병에 담아놓은 가공된 음료수 등을 마시고 있다. 그리고는 물을 많이 마시고 있다고 생각하고 있었다. 이것은 물과 액체를 구분하지 못해 발생하고 있는 지식의 오류이다. '물은 물'이고, 다른 모든 마실 것들은 액체이다. 이제부터는 다른 액체를 마시고 물을 마셨다고 하는 오류에서 벗어나야 한다.

F. 뱃맨겔리지 박사는 목마르기를 기다렸다가 물을 마셔야 한다는 미국 의과대학 교수들의 주장이 잘못되었다는 것을 지적한다. 게다가 생물행동학 박사 힐러리 베탕쿠르는 노화가 진행될수록 수분 섭취를 촉진하고 갈증을 유도하는 호르몬 분비가 적어진다고 말했다.

실제로 갈증이나 건조 등 수분 부족의 신호가 따로 나타나지 않더라도 우리 몸에서 탈수가 진행되고 있을 수도 있다. 몸에 물이 부족하면 우선 부족한 수분의 65% 정도는 세포, 25% 정도는 세포 주위,

나머지 5~10%는 혈액에서 보충한다. 이와 같이 목마름을 기다리게 되면 이미 탈수가 시작된 것이다. 탈수가 시작되면 통증으로 나타나기 시작한다.

탈수를 진단하는 쉬운 방법이 있다. 화장실에서 오줌 색깔을 보면 알 수 있다. 오줌 색깔이 노란색이라면 탈수 상태이다. 비타민을 먹은 후에도 노란 색깔이 되므로 구분하여 판단해야 한다. 비타민을 먹지 않았음에도 오줌이 노란 색깔이라면 몸에 수분이 부족한 것이다. 즉시 물을 2잔 마셔야 한다. 그러면 오줌 색깔이 투명한 색깔로 바뀌게 된다.

물은 시간을 정해놓고 습관적으로 마셔야 한다. 그런데 대부분의 사람들은 물을 마시는 것이 필요하다는 것을 알면서도 잘 마시지 않고 있다. 일을 하느라고 정신없이 바빠서 물 마시는 것을 잊어버린다. 또는 물이 인체에 중요하다는 것을 몰라서 물마시기를 소홀히 한다. 그래서 몸은 탈수 상태가 되고 질병을 부르게 된다.

암환우에게는 공통점이 한 가지 있다. 평소에 물을 잘 마시지 않앉다고 하는 것이다. 노벨상 수상자인 독일 오돈 바르버거 박사의 연구에 의하면 "암세포 증식은 저하된 수소이온농도(pH)와 산소결핍 환경에서 발생한다."라고 한다. 암세포, 암종양의 수소이온농도는 pH4.0~6.0 수준의 산성이다. 물을 잘 마시지 않으면 몸이 점점 산성화된다.

암환우들은 암치료를 받으면서 물이 인체에 중요함을 알고 물을 마시기 위해 많은 노력을 한다. 저자에게 상담을 해오는 암환우들이 종종 있다. 물을 마셔야 하는데 물이 잘 마셔지지 않는다. 어떤 물을 마시는 것이 좋으냐 등등….

우리들이 꼭 기억해야 하는 것이 있다. 목마르기를 기다리면 때가 이르기 전에 매우 고통스럽게 죽게 된다는 것과 물은 시간을 정해놓고 습관적으로 마셔야 한다는 것이다. 그러면 탈수로 인한 질병 발생을 방지할 수 있다. 질병 없는 건강한 삶을 원한다면 내 몸을 탈수 상태가 되도록 방치하지 말자!

탈수

① 저장성 탈수 : 수분과 나트륨의 상실

② 고장성 탈수 : 수분의 상실

③ 등장성 탈수 : 수분과 전해질의 상실

체내의 수분이 빠져나가 혈관내액, 간질액, 세포내액 등이 감소된 상태를 말한다. 발열, 설사, 구토 등으로 일어날 수 있으나 단순히 수분섭취 부족이 원인이 되기도 한다.

체액량은 몸을 이루고 있는 근육과 지방의 비율, 성별, 나이 등에 따라서 다르나 대체적으로 신생아 75%, 소아 65%, 성인 남성 60%, 성인 여성 55%라고 한다.

물은 건강을 알고 있다

질병의
가장 큰 원인은
탈수이다

"몸에 좋은 음식은 찾아다니면서 왜 좋은 물은 찾지 않는가?"

– 의학박사 후지타 고이치로 교수

사업가나 직장인들은 아침 일찍 회사에 출근하여 오전부터 바쁜 일과를 보내고 오후를 맞이한다. 오후가 되면 머리가 아프기 시작한다. 두통이 시작된 것이다. 이런 상태가 되면 이후에 어떤 행동을 할까. 두통을 참고 지내거나 진통제를 먹게 된다. 그런데 탈수로 인해 두통이 발생한 것이라면 진통제를 아무리 먹어도 해결되지 않는다. 진통제로 인해 잠시 통증이 차단되는 것일 뿐이다.

의학박사 주기환 교수에 따르면 약은 억제, 차단, 조절 기능을 하는 것 뿐이라고 한다. 탈수로 인한 두통은 물을 마셔야 해결된다. 수분을 충분하게 공급하는 것이 두통을 없애는 방법이다. 두통이 있을 때 물을 두 잔 마시고 30분 정도 기다려보자. 그러면 머리가 맑아지는 것을 체험할 수 있을 것이다.

저자는 회사 근무 시절에 '탈수'라는 단어를 모르고 살았다. 아침 일찍 회사에 출근하여 그 날에 할 일들을 업무노트에 정리하는 것으로 하루를 시작했다. 업무 시간이 시작되면 다양한 업무에 대한 지시를 하고, 상급자의 수명업무를 받고, 관계부서와 미팅을 하는 등 매우 분주하게 움직였다. 때로는 사원들과 긴 시간 동안 면담을 진행하기도 했다. 그야말로 물 마실 틈도 없이 목이 타들어 가는 바쁜 하루 일과를 보내곤 했다.

이렇게 바쁜 일상생활 속에서 가끔씩 찾아오는 통증이 몇 가지 있

물은 건강을 알고 있다

었다. 위장통, 두통, 요통 등이었다. 주변을 둘러보면 대부분의 회사 동료들이 가지고 있는 통증이었다. 그래서 너나 할 것 없이 책상 서랍에는 항상 약봉지가 쌓여 있었다. 일을 열심히 하다 보면 당연히 통증이 발생하는 것으로만 알고 지냈다.

회사를 그만두고 의학박사들이 물에 대해 연구한 저서를 공부하면서 대부분의 통증 원인이 탈수에 있음을 알게 되었다. 그래서 매일 물을 충분히 마시는 습관을 만들었다. 가급적 미네랄이 많은 물을 마시고 있다. 매일 물을 충분히 마시면서 통증은 서서히 사라졌다.

지금은 통증이 거의 없는 삶을 살아가고 있다. 그러나 바쁘게 일을 하다 보면 물 마시는 시기를 놓칠 때가 있다. 그러면 몸의 탈수를 방지하기 위해서 물을 연거푸 두 잔을 마신다.

몸 속 혈액과 영양소의 순환, 그리고 노폐물의 배출이 원활해야 면역기능도 정상적으로 활동한다. 만약 물이 부족하여 영양소가 온몸 곳곳으로 전달되지 못하고 노폐물이 체내에 쌓이면 백혈구와 림프

구들이 제역할을 하기 어려워진다. 즉, 면역기능이 떨어지는 것이다.

저자가 삼성전자 인사관리업무 담당 시절에 감기로 인한 사망을 직접 전해들은 바 있다. 어느 사원은 한국에서 회사 생활을 열심히 하고 돈을 벌어서 아내가 미국에서 피아니스트 석사과정을 공부하는데 필요한 경제적 지원을 했다.

사원의 아내는 미국에서 피아니스트 석사과정을 수료하고 한국 귀국을 준비하고 있었다. 한국행 비행기 티켓을 준비하는 등 귀국을 위한 준비를 열심히 했다고 한다. 그런데 아내가 한국에 귀국하기 며칠 전 감기 증상이 있다는 전화를 받았는데 그게 마지막 통화였다고 했다. 급성감기로 인하여 미국에서 사망을 했다.

그 사원의 아내 장례 절차는 한국에서 진행됐다. 장례식장에서 조문할 때 무슨 말로 위로를 해야 할지 너무나 안타까운 마음이었다. 단순하게 생각하는 감기이지만 매년 많은 사람들이 감기로 인해 이 세상을 떠나고 있다.

물은 건강을 알고 있다

겨울이 되면 많은 사람들이 면역기능 저하로 인하여 감기 바이러스 때문에 고통을 받는다. 감기 증상이 생기면 사람들은 의사 진찰을 받고 대증요법의 약 처방을 받는다. 그리고 의사의 덧붙이는 한마디를 듣게 된다.

"물을 많이 드세요!"

지금까지 감기를 직접 치료하는 약은 없다고 알려져 있다. 대증요법으로 치료를 하고 있을 뿐이다. 감기를 이기려면 몸의 면역기능을 올려 주는 것이 가장 중요하다.

F. 뱃맨겔리지 박사는 저서에서 "전통적으로 비만과 우울증, 암이 원인이 되는 합병증과 사망이 지속적인 부지불식간의 탈수 때문에 야기된다는 사실을 이해해야 한다."라고 말하며 탈수가 비만과 우울증, 암의 일차적인 원인이라고 밝힌다.

비만과 우울증, 암 등의 질환이 탈수로 인해 발생하고 있다는 사실이 놀라울 뿐이다. 물을 마시지 않았을 뿐인데 비만이 발생하고 우울증이 발생하고 암이 발생한다. 이는 물에 대한 중요성을 다시 한 번 생각하는 기회를 제공한다.

물을 연구하고 있는 의학박사들은 탈수가 만병의 근원이라고 강조하고 있다. 몸에 통증이 있다면 탈수를 먼저 의심하는 습관이 필요하다. 비만이 있다면 탈수를 의심해야 한다. 우울증도 탈수를 의심해야 한다. 암질환도 탈수를 의심해야 한다. 결국 모든 질병들은 탈수가 원인임을 확실하게 인식해야 한다. 질병의 가장 큰 원인은 탈수이기 때문이다.

03

갈증은
과식하게 만든다

26,000

10,000,000,000,000

무슨 숫자인지 짐작할 수 있을까? 바로 다이어트 관련 숫자이다.

다이어트 종류가 무려 26,000여 가지라고 한다. 한국의 다이어트 시장 규모는 10조 원으로 추정되고 있다.

다이어트는 시대 환경에 따라서 새로운 방법이 등장하는 유행 산업이다. 다이어트 산업이 계속 성장하는 비결은 사람들이 다이어트에 성공하지 못하기 때문이라고 한다. 해마다 새로운 다이어트 방법이 출시되면 다이어트 관심자는 또다시 새로운 다이어트를 시도한다. 매년 다이어트 실패와 새로운 다이어트 시도가 반복된다. 결국 다이어트 시장 규모는 성장하고 다이어트 관련 상품 판매자의 매출은 늘어만 간다.

저자가 신규 사업 아이템 발굴을 위해서 서울 강남에 있는 어느 사업가를 만나 상담을 받은 적이 있다.

"인터넷 쇼핑몰에서 판매할 수 있는 새로운 사업 아이템은 무엇이 좋을까요?"
"다이어트 상품이 좋지요!"
"다이어트 상품이 왜 좋은가요?"
"사람들은 게을러서 먹으면서 다이어트 하는 것을 좋아합니다. 그런데 먹으면서 다이어트 한다는 것은 말이 안 되는 억지 논리죠."

"현재 출시된 다이어트 상품이 꽤 많을 텐데요?"

"다이어트에 성공하는 사람이 없기 때문에 유행상품을 만들어서 판매하면 승산이 있습니다."

많은 사람들이 다이어트를 하기 위해서 많은 돈과 시간을 들이고 있다. 그런데 왜 다이어트에 실패하는 것일까? 바로 정상적인 생활습관을 통한 다이어트를 하지 않기 때문이다.

다이어트를 하는 대부분의 사람들은 짧은 기간에 체중 줄이는 것을 좋아한다. 그러나 무리한 체중 감량은 지속할 수가 없다. 그래서 다이어트를 중단하면 원래 상태로 돌아오는 요요현상이 발생하게 된다. 일시적으로 짧은 기간에 진행한 다이어트가 대부분 실패하는 이유이다.

다이어트에 성공하려면 식단을 조절하고 운동을 꾸준히 하는 정상적인 방법을 나의 생활습관으로 만들어야 한다.

우리의 뇌는 목마름과 배고픔을 구별하지 못한다고 한다. 매우 놀라운 현상이다. 목마름과 배고픔의 신호를 뇌의 시상하부에서 함께 담당하기 때문이다.

수분이 필요한 갈증 상태에서 수분 에너지가 필요하다고 신호를 보내면 사람들은 배고픔이라는 신호로 인식하여 음식을 먹는다. 뇌에서는 물이 필요하다는 신호를 보내지만 사람들은 음식이 필요하다는 신호로 인식하여 계속 음식을 먹으므로 살이 찌고 비만이 되는 것이다.

바꾸어 말하면 식사 시간이 아님에도 불구하고 뇌에서 배고프다는 신호가 오면 물을 마시라는 신호로 인식해야 한다. 그리고 음식을 먹지 말고 꼭 물을 마셔야 한다. 그러면 잠시 후에 배고픔 신호가 사라진다. 몸에서 탈수증상이 있어서 뇌에서는 수분을 보충하라는 신호를 보낸 것이다.

저자에게 한 지인이 비만에 대해 상담을 해온 적이 있다. 키 170cm, 체중 83kg, 허리둘레 38인치였다. 체질량지수(BMI)는 28.7 비만 상태였다. 즐겨 먹는 음식은 아래와 같았다. 쌀밥, 라면과 국수 등 밀가루 음식, 커피에 시럽 듬뿍 넣어 마시기, 회식 때는 콜라 3병 정도 마시기 등이었다. 물은 거의 마시지 않고 살찌는 음식들만 골라서 먹고 있었다.

그래서 먹는 습관을 바꾸고 유산소 운동을 하도록 권장했다. 먹는 습관은 아래와 같이 바꾸었다. 쌀밥 대신에 잡곡밥 먹기, 라면과 국수 등 밀가루 음식 가급적 먹지 않기, 커피에 시럽 넣지 않기, 회식할 때 콜라 안 마시기, 미네랄이 많은 알칼리성 물을 매일 2ℓ씩 마시기 등이었다. 그리고 일주일에 3~4회, 30~60분씩 유산소 운동하기를 권장했다.

약 4개월 동안 먹는 음식과 생활습관을 바꾸었는데 몸이 건강하게 바뀌어 있었다. 체중 11kg 감소, 허리둘레 5인치 감소, 체질량지수(BMI) 3.5 감소 등의 변화가 있었다.

특히 식사시간 이외에는 배고픔 신호가 있을 때 간식을 먹지 않고 알칼리성 물을 한 잔씩 마셨다. 사람의 체질에 따라서 먹는 음식과 생활습관만 바꾸어도 체중 감소 효과는 나타날 수 있다. 중요한 것은 정상적인 다이어트 생활습관을 만드는 것이다.

다이어트를 하기에 앞서 내 몸이 탈수 상태에 있는지 먼저 살펴보는 것이 필요하다. 탈수는 갈증을 만들고 뇌에서는 목마름 신호를 내보내고 있음에도 음식을 먹게 되어 과식하게 한다.

'보릿고개'를 아는가? 한국 사람들이 먹을 것이 없어서 배고픔을 겪었던 시절을 말한다. 보릿고개는 올해 농사지은 보리가 여물지 않은 5~6월에 먹을 식량이 없어 굶주렸던 시기이다. 이 보릿고개가 특정 시기에만 있지 않고 1년 365일 동안 있었던 시대가 있었다.

저자는 초등학교 4학년 때까지 보릿고개를 겪었다. 그때 살던 마을의 이장집에 가서 가끔씩 외국에서 원조 받은 분유와 밀가루를 배급받았다. 자루에 배급받은 분유는 고운 분말과 함께 딱딱하게 굳은 것도 있었다. 딱딱하게 굳은 분유는 쇠망치로 두드려서 곱게 빻았다. 가끔씩 배가 고프면 쇠망치로 빻은 분유를 뜨거운 물에 타서 마셨다. 그러면 배고픔이 없어졌다. 어머니가 배급받은 밀가루로 수제비를 만들어 주었다. 수제비는 맛있는 한 끼 식사였다.

　초등학교에 다닐 때 점심 시간에는 밀가루로 만든 주먹 크기만 한 빵을 배급 받았다. 한 반 학생들이 60명인데 빵은 30개씩 배급되었다. 빵을 학생들에게 나누어 주는 방법은 각 담임선생님의 재량이었던 것 같다.

　어느 학년일 때는 60명이 매일 빵을 먹었다. 두 명이 빵 한 개를 반쪽씩 나누어 먹게 했다. 배급받은 빵 반쪽은 먹어도 배가 고팠다. 초등학교 4학년일 때는 빵을 한 개씩 배급받았다. 대신에 하루는 굶었다. 이틀에 한 번씩 홀짝을 정해서 빵을 한 개씩 나누어 준 것이다. 빵을 배급받지 못한 날 점심 시간에는 학교 운동장에서 축구를 하고 수돗물을 배가 부르도록 마셨다.

　이 시기에는 배가 나온 사람을 부러워했다. 먹을 것이 없던 시기여서 뱃가죽이 허리에 달라붙는다고 말할 정도로 배가 고팠던 시절이었기 때문이다. 그래서 배가 나온 사람은 부잣집에 살아서 배부르게 먹고 배가 나온 것이라고 생각되어 부러워했다.

한국은 경제발전 계획에 따라 산업화가 강력하게 추진되었다. 시골에서는 새마을운동이 활발하게 추진되었다. 그렇게 많은 노력 덕택으로 국민들의 배고픔이 해결되었다. 한국이 먹고 살기 어려워서 외국의 원조를 받던 나라에서 어느덧 어려운 나라를 도와주는 나라로 바뀐 지 꽤 오래되었다. 한국은 매우 축복받은 나라이다.

그런데 지금은 너무 많이 먹어서 문제가 되고 있다. 경제가 풍요로워지면서 기름지고 맛난 음식을 먹을 기회가 많아졌다. 더불어서 산업화된 가공 음식들을 많이 먹으면서 다양한 질환들도 나타나기 시작했다. 비만, 고혈압, 당뇨, 암 등등….

비만은 모든 질병의 원인으로 지목받고 있다. 비만은 "체내에 지방조직이 과도하게 축적되어 과체중이나 대사장애를 동반하는 질환"이라고 정의하고 있다. 비만은 단순한 체중 증가만을 말하는 것이 아님을 알 수 있다. 그래서 많은 사람들이 살을 빼기 위해서 운동을 하고 다이어트도 한다. 그런데 운동을 하고 다이어트를 하지만 살은 좀처럼 빠지지 않는다. 특히 소아비만은 문제가 더 심각하다.

소아비만의 주요 원인 제공 중의 한 가지는 가공된 음료수와 패스트푸드에 있는 과당이다. 소아비만은 대부분 성인비만으로 이어진다. 소아비만이나 성인비만은 과당 섭취가 가장 큰 원인으로 지목되고 있다.

〈매일경제〉의 2020년 11월 기사 "소아비만 비상… 15년새 비알코올성지방간 44%증가"에는 인제대 해운대백병원 소화기내과 백승하 교수팀의 국민건강영양조사가 나온다. 분석 결과에 따르면 패스트푸드나 음료수 같은 음식, 특히 과당이 소아청소년기 비알코올성 지방간을 일으키는 주요 원인이라고 한다. 과당은 알코올처럼 간에서만 대사하기 때문에, 소아청소년기에는 과당 섭취를 조절해야 한다는 것이다.

소아비만은 자녀를 키우는 부모의 책임이 크다. 소아비만 원인 첫 번째는 부모가 자녀에게 밥을 해주지 않는 것이다. 부모가 해주는 밥을 먹는 어린이들은 패스트푸드 음식을 덜 먹게 된다. 그러나 부모가 밥을 해주지 않는 자녀들은 피자, 라면, 빵, 치킨, 콜라 등을 즐겨 먹게 된다. 주식 또는 간식으로 즐겨 먹는 패스드푸드 음식들이 제공하는 탄수화물과 당분들이 사랑하는 자녀들을 비만으로 만든다. 소아비만을 줄이기 위해서는 탄수화물과 당분 섭취를 줄여야 한다. 밀가루로 만든 패스트푸드와 당분이 들어 있는 음료수 섭취를 끊어야 한다.

소아비만 원인 두 번째는 물을 마시지 않아서다. 사람의 몸은 수분 70%로 구성되어 있다. 혈액의 혈장은 94%가 수분이다. 혈액은 내 몸속에서 영양소를 이동시키고 노폐물을 배출하고 면역기능 등 중요한 3가지 일을 한다. 그런데 물을 마시지 않으면 혈액 속의 수분이 부족하게 되어 혈액이 해야 하는 3가지 일을 하지 못하게 된다. 이로 인해 영양소 이동과 노폐물 배출이 제대로 되지 않아서 대사작용이 나빠지는 것이다.

독일 영양연구소의 M. 보슈만 박사는 표준 체중의 남녀를 대상으로 물 0.5ℓ가 에너지 대사에 미치는 영향을 연구했다. 결과는 놀라웠다. 물을 마신 뒤 칼로리 소비량이 30% 증가한 것이다. 물 1.5ℓ씩을 매일 마시면 하루에 약 200킬로줄(kJ), 즉 1년에 17,400kcal가 소비되는 셈이다. 이는 지방조직 약 2.4kg이 낼 수 있는 에너지량이다. 물을 마시면 소비 칼로리가 증가하는 이유는 교감신경이 흥분하기 때문이다. 물을 충분히 마시면 식욕이 억제되고 간식의 유혹을 벗어날 수 있다.

『신비한 물 치료 건강법』에는 체중 238kg을 102kg으로 줄인 데이비드 카루소의 이야기가 나온다. 데이비드 카루소의 셔츠 사이즈는 6XL이었다. 탄산음료를 좋아해서 식사를 하면서도 2ℓ씩 마셨다. 밤 10시가 넘어서 라지사이즈 피자 한 판을 먹기도 했다. 30세가 되었을 때는 생존을 위해 위절제 수술을 고민할 정도였다. 그는 체중 때문에 관절에 무리가 가는 것이 느껴졌고 정맥혈전증으로 몇차례나 입원했다.

그러던 그는 좋은 친구들의 도움으로 생활습관을 고치기 시작했다. 매일 밤 체육관에서 함께 운동했고, 매 끼니 건강한 음식을 먹게 도왔다. 또한 탄산음료는 물론 다이어트 음료까지 끊고 물을 많이 마시도록 권유했다. 그는 덕분에 전문가의 도움 없이 125kg을 감량할 수 있었다.

살찌는 사람은 물보다 단 것을 자주 먹는 것을 알 수 있다. 비만 예방을 위해 당분이 들어 있는 탄산음료를 끊어야 한다. 탄산음료에 있는 달달한 맛의 유혹에서 벗어나야 한다. 특히 공부에 집중해야 하는 어린이와 청소년들은 당분이 들어 있는 가공 음료수를 마시지 말아야 한다. 대신 몸을 건강하게 도와주는 물을 마셔야 한다. 갈증은 과식하게 만들고 비만이라는 질병을 가져오기 때문이다. 마신 물은 체중을 줄여주고 학업 집중도를 높여준다.

물 마시는 습관이 나를 건강하게 한다. 미네랄이 들어 있는 물을 매일 충분하게 마시자!

물은 건강을 알고 있다

비만과 목마름의 관계

세계보건기구(WHO)는 비만을 질병으로 분류하고 암을 유발하는 주요 요인으로 제시하고 있다. 비만 상태는 일반적으로 체질량지수(BMI, Body Mass Index)로 판단한다. 체질량지수는 몸무게를 키의 제곱으로 나누어서 계산한다.

한국 국민건강보험공단은 체질량지수가 25 이상일 때 비만으로 분류한다. 2020년 10월 〈조선일보〉 "100명 중 44명은 올해 더 살쪘다" 기사에 실린 국민건강보험공단의 '2018년 건강검진 통계'에 따르면 한국인의 38.2%가 비만이라고 한다.

체질량지수가 25 이하임에도 다이어트를 하는 여성들이 많이 있다. 특히 젊은 여성들은 날씬한 몸매에 대한 강박감으로 정상 체중이거나 저체중임에도 살을 빼야 한다는 심리적인 비만을 가지고 있다. 다이어트를 해야겠다고 생각하는 사람들은 각종 광고 유혹을 많이 받는다. 인터넷에서 '다이어트' 단어를 검색해보면 병원, 한의원, 각종 식음료 업체의 광고가 넘쳐난다. 다이어트를 하기 전에 뇌는 목마름과 배고픔을 구분하지 못한다는 것을 꼭 기억해야 한다.

체질량지수(BMI) = 몸무게(kg) ÷ [키(m) × 키(m)]

– 18.5 이하   저체중

– 18.5 ~ 22.9   정상

– 23 ~ 24.9   비만 전단계 (과체중, 위험 체중)

– 25 ~ 29.9   비만 1단계 (비만)

– 30 ~ 34.9   비만 2단계 (고도 비만)

– 35 이상   비만 3단계 (초고도 비만)

물은 건강을 알고 있다

아침에 일어날 수 없을 만큼 피곤하다면 탈수상태이다

"의사의 의무는 환자를 기쁘게 해주는 것이며, 치유는 자연이 하는 것이다."

- 의학계 격언

한국에서 글로벌 기업을 세워놓은 경영자들은 대부분 새벽 별을 보며 하루를 시작한다. 오래 전에 대한상공회의소에서 CEO 200명에게 아침 몇 시에 일어나는지 설문조사를 실시한 적이 있다. 새벽 5시 이전에 일어나는 경영자는 8.3%이고, 새벽 5~6시 사이에 일어나는 경영자는 59.2%였다. 사업을 크게 일구어 놓은 경영자들은 새벽에 일찍 일어난다. 대부분 새벽형이라는 특징이 있다.

현대그룹을 맨손으로 일구어 글로벌 일류기업으로 만든 정주영 회장에 대한 여러 가지 일화는 많이 알려져 있다. 정주영 회장이 충남 서산지역의 간척사업을 할 때 어느 기자가 현장 동행 취재를 나갔다고 한다. 첫째 날은 새벽 6시경에 정주영 회장의 숙소 앞에서 기다렸는데 나오지 않아 확인해보니 이미 출타 중이었다고 한다. 둘째 날은 새벽 5시부터 기다렸는데 역시 이미 출타 중이었다고 한다. 그래서 세 번째 날은 밤새 정주영 회장 숙소 문 앞에서 기다렸는데 새벽 3시 30분에 일어나서 출타하는 것을 목격했다고 한다. 정주영 회장은 생전에 새벽 3시 30분이면 어김없이 일어나서 하루 일과를 시작했다고 알려져 있다.

저자는 직장 생활을 할 때 매일 새벽 5시 30분경에 일어나서 출근을 했던 경험이 있다. 삼성 신경영 선언 후 7.4근무제가 시행될 때는 새벽 5시에 일어나서 출근 준비를 시작한 적도 있다. 이때는 회사 일보다 회사에 출근하는 것이 더 어렵다고 호소를 했었다. 왜 그렇게 아침에 일어날 수 없을 만큼 피곤했었는지 힘든 시기를 보낸 적이 있다.

탈수의 증상은 갈증만 있는 것이 아니다. 두통, 배고픔, 근육경련, 소화불량, 무엇보다 졸음과 피로가 탈수의 증상이다. 탈수 상태가 되면 영양소의 이동과 노폐물의 배출 그리고 면역작용 등의 저하가 나타난다.

몸에 필요한 영양소는 두 가지 종류가 있다. 첫 번째는 에너지 영양소이다. 에너지 영양소는 탄수화물, 단백질, 지방이다. 두 번째는 조절 영양소이다. 조절 영양소는 물, 비타민, 미네랄이다. 특히 조절 영양소를 적절하게 섭취해야 노폐물 배출과 면역 기능이 증가된다.

몸의 면역력을 높이기 위해서 수면도 중요하다. 밤에 달콤하게 자는 잠은 그날의 피로를 풀어주고 내 몸의 면역을 높여 새로운 활력을 불어 넣는다. 그런데 수면 시간이 적으면 피로가 해소되지 않는다. 반대로 너무 많은 잠을 자도 오히려 건강을 해롭게 한다.

미국 캘리포니아대학의 크립키 교수가 100만여 명의 남녀 성인을 대상으로 평소 수면 시간과 6년간의 사망률을 추적 조사하였다. 조사결과 하루에 7시간씩 자는 경우에 사망률이 가장 낮았다. 평균적으로 하루에 6시간~8시간 정도 잠을 자는 것이 건강에 좋은 것으로 조사되었다.

잠을 잘 때 체내에 수분이 부족하면 몸은 편안한 잠을 이룰 수 없다. 잠자는 동안에도 몸은 일을 하므로 수분 부족 현상이 오게 된다. 잠자리에 들기 전에 물을 한 잔 마시는 것이 필요하다. 특히 혈액 관련 질환이 있다면 잠자리에 들기 전에 물 한 잔 마시고 자는 것이 좋다.

아침에 일어날 수 없을 만큼 피곤하다면 원인은 무엇일까? 여러 가지 이유로 인해 아침에 일어날 수 없을 만큼 피곤할 수 있다. 우선 전날 일정들을 점검하는 것이 필요하다. 커피는 몇 잔 마셨는가. 술을 마셨다면 얼마나 마셨는가. 물은 몇 잔이나 마셨는가. 잠은 몇 시간 잤는가. 식사는 제대로 했는가 등등. 이 중에 가장 큰 영향을 주는 것은 탈수 상태이다.

탈수는 수면을 방해하여 아침에 일어날 수 없을 만큼 피곤하게 한다. 탈수로 인해 아침에 일어날 수 없을 만큼 피곤한 것도 문제이지만 더욱 심각한 것은 잠자는 시간 동안에 혈액질환이 발생할 수 있다는 것이다.

새벽 시간에 앰뷸런스 사이렌 소리를 가끔씩 들을 수 있다. 앰뷸런스 이용자가 성인이라면 심근경색이나 뇌경색으로 인해 병원 응급실로 실려가는 경우가 많다. 이는 대부분 물을 잘 마시지 않아서 발생하는 탈수 질환이다.

자는 동안 사람은 호흡과 땀으로 500㎖, 많으면 1ℓ까지 수분을 잃는다. 일어나자마자 목이 마른 것도 당연하다. 자는 동안 부족해진 수분 때문에 혈액의 점성은 높아지고 산소나 영양소를 60조 개의 세포들로 전달하기 어려워지며 노폐물도 쌓이게 된다. 이러다 혈관에 뇌에서 막히면 뇌경색이라고 하고, 심장에서 막히면 심근경색이라고 부른다.

밤에 잠자는 동안 탈수를 방지하기 위하여 자기 전에 물을 한 잔 마시라고 권장하고 있다. 특히 피곤해서 산성화 된 몸에는 본래의 체내 환경인 알칼리성으로 되돌리기 위해서 알칼리성 물이 좋다고 한다.

의학박사 후지타 고이치로 박사는 『내 몸을 살리는 물 백과사전』에서 아침 물 한 잔은 생명의 근원이고 자기 전에 마시는 물은 보약이라고 말했다. 아침에 일어나서 마시는 물 한 잔은 자는 동안 진득해진 혈액을 묽게 하여 혈관 속 노폐물을 흘려보내기 쉽게 한다.

물은 건강을 알고 있다

물은
통증이 있는 사람에게
필요한 치료제이다

아기가 이 세상에 태어나서 가장 먼저 하는 것은 무엇일까? 아기는 엄마 뱃속에서 태어나 맨 처음 하는 것이 우는 것이다. 아기가 우는 이유는 2가지이다. 첫 번째, 호흡을 하기 위해서 운다. 아기가 엄마 뱃속에서 태어날 때 울지 않으면 죽는다고 한다. 두 번째, 아파서 우는 것이다. 산모가 느끼는 출산의 고통을 아기도 같이 느껴서 운다고 한다. 아기가 엄마 뱃속에서 태어날 때 우는 이유는 학자들마다 의견이 다를 수 있으므로 위의 두 가지 이유는 일반적인 의견으로 이해하면 좋겠다.

　사람들은 살아가면서 육체적으로 다양한 통증에 시달린다. 통증은 내 몸에 이상이 생겼다는 것을 알려주는 신호이다. 통증은 일반적으로 급성통증과 만성통증으로 구분한다. 보통 3개월이상 지속되는 통증을 만성통증이라고 한다.

　직장인들이 가장 많이 가지고 있는 통증은 무엇일까? 저자는 회사에 근무할 당시 두통과 허리통증이 많았다. 일이 많고 시간에 쫓기는 업무처리로 인해 두통이 많은 것으로 이해했다. 오랜 시간 책상 앞에 앉아서 일을 하므로 인해 자세가 나빠져서 허리통증이 있는 것으로 이해했다. 그리고 두통이 있을 때는 진통제를 사서 먹었다. 허리통증이 있을 때는 습관적으로 진통제와 근육이완제를 사서 먹었다. 그러나 통증은 지속하여 반복적으로 나타났었다.

　『물, 치료의 핵심이다』에서는 몸에서는 물이 부족하다는 신호를 통증으로 보낸다고 이야기한다. 수분이 부족하여 인체 내부의 산을 배출하지 못했을 때 흉통, 소화불량에 의한 통증, 협심통, 요통, 류

머티스 관절염, 편두통, 대장염, 섬유근통, 대식증, 입덧 등의 통증을 발생시킨다. 책에 의하면 통증 치료의 답은 약이 아니라 물에 있다.

저자는 이 내용을 알고 난 이후부터 매일 물을 많이 마시는 습관을 가지고 있다. 아침 6시경에 일어나자마자 1~2잔의 물을 마신다. 밤사이 물을 마시지 않아 탈수 상태에 있는 몸에 수분을 공급하면서 하루를 시작한다. 미네랄메이커가 만들어 주는 알칼리성 마그네슘 미네랄워터를 마시고 있다. 목 넘김이 부드러워 하루에 2ℓ씩 마시는 것이 쉽다. 삼성전자 근무할 때 내 몸을 괴롭히던 위장장애, 두통, 비염, 허리통증, 피부 거칠음 등이 없어졌다. 물을 충분히 마시면서 생활하고 있는 덕택으로 병원에 가는 일이 거의 없다.

저자는 업무 관계 또는 지인 등 많은 사람들을 만나 대화를 나누고 있다. 대화 중에 통증 이야기가 나오면 물을 마시도록 권유하고 있다. 일반적으로 다른 사람들도 가지고 있는 질환이 두통이다. 두통이 있다고 할 경우에는 물을 2잔 마시게 한 후 대화를 나누다 보면 머리가 편안해졌다고 한다. 물이 통증을 없애는 것을 경험한 사람들은 신기하다고 말한다.

사회생활을 하면서 다양한 비즈니스 자리가 만들어지게 된다. 그리고 어느 정도 친분이 생기면 식사 자리도 함께하게 된다. 식사 자리에서 술은 분위기를 친밀하게 만들어 주는 음식이다. 그런데 술은 마시고 나면 숙취와 두통 때문에 항상 고생이 뒤따르게 된다. 이렇게 술을 마신 후 생기는 숙취와 두통의 해결사는 바로 물이다.

술을 마실 때 숙취나 두통을 예방하려면 물을 마시면 된다. 알코올은 이뇨작용이 있어서 화장실을 자주 가게 하고 몸의 수분을 배출한다. 그러나 몸속의 수분이 줄어들면 혈액 흐름이 원활하지 못하게 되어 숙취가 생긴다.

알코올을 마시면 몸속에 아세트알데히드라는 유해 물질이 생긴다. 아세트알데히드는 숙취를 일으키는 물질이다. 이런 유해 물질은 물을 마시면 몸 밖으로 배출된다. 또한 물을 마시면 지나친 음주를 막을 수 있어서 좋다. 일본의 젊은이들 사이에서는 술을 마실 때 물도 함께 마시는 체이서(Chaser)가 유행하고 있다.

또한 류마티스 관절염은 손가락과 몸의 관절 부위가 붓고 잘 움직일 수 없는 질환이다. 그리고 관절 부위에 통증이 따르는데 현대의 학으로는 발병 원인을 밝히지 못하고 있다. 류마티스 관절염은 일단 발생하면 원인을 찾기가 어렵고 치료하기도 쉽지 않다.

그러나 주기환 박사의 저서에 따르면 칼슘과 마그네슘 미네랄이 풍부한 물을 마시고 류마티스 관절염의 통증에서 벗어났다는 체험 보고서가 많다고 한다. 이는 관절염의 통증도 수분 부족의 신호이고 탈수증상으로 나타나는 것이라고 말할 수 있을 것이다.

저자의 지인은 류마티스 관절염으로 오랫동안 관절 통증에 시달려 왔다. 그래서 미네랄메이커가 만드는 알칼리성 마그네슘 미네랄 워터를 마시도록 권장하여 마시고 있다. 지인의 류마티스 관절염 통증이 가라앉기를 기대하면서 관찰하고 있는 중이다.

통증을 완화하기 위해 우리는 진통제를 먹거나 진통주사를 맞지만, 물은 진통제보다 훨씬 효과적이면서도 부작용 없이 통증을 줄여준다. 물은 거의 마시자마자 뇌와 척추의 세로토닌계 중추와 교감신경계를 자극한다. 세로토닌계 중추는 통증역치를 높인다. 물의 통증역치 상승의 효과는 알코올이나 약물을 남용할 때보다 뛰어나다.

  물은 특정 질환의 통증을 치료하는 약은 아니다. 그렇지만 물을
충분히 마심으로 인해 통증이 없어지는 사례들은 의학박사들의 연
구 내용을 통해 다양하게 살펴볼 수 있다. 또한 저자는 물을 충분히
마시는 경험적 체험을 통해 위장장애, 두통, 비염, 허리통증 등의 질
환으로부터 벗어나는 자유함을 얻었다. 물은 몸에 통증이 있는 사
람에게 필요한 치료제 역할을 하고 있다.

06

커피를 마신 후에
물 2잔을 꼭 마셔라

현대경제연구원이 2018년에 발표한 한국 성인 한 명당 연간 평균 커피 소비량은 353잔이다. 한국은 커피 수입량이 매년 증가하고 있는 커피 소비 대국으로 알려져 있다. 한국에는 '얼죽아'라는 단어가 유행하고 있다. 얼어 죽어도 아이스 아메리카노를 마시는 커피 마니아들을 가리킨다. 오전 업무 시작 전에 나른한 몸을 추스르기 위해 커피 한 잔 마시고 하루 일과를 시작하는 직장인들이 많다.

커피가 가지고 있는 긍정적인 효과가 있다. 커피에 들어있는 카페인은 정신을 맑게 해주고 집중력을 높여주는 각성제 역할을 한다. 하루 일과를 시작하기 전에 마시는 커피는 정신 집중력을 높여주어 직장인이나 학생 등 많은 사람들이 즐겨 마시고 있다. 적당량의 카페인 섭취는 정신 집중력을 높여주고 이뇨작용을 통해 몸속에 있는 노폐물을 배출하는 등 이로운 작용을 한다.

그러나 카페인을 과잉 섭취할 때 나타나는 여러 가지 부작용이 있어 주의가 필요하다. 불안감, 초조함, 신경과민, 흥분, 불면증, 탈수 등이 대표적인 부작용이다. 심장질환, 위장질환, 관절질환 등이 있는 사람은 커피를 마실 때 건강상태를 고려하여 마셔야 한다.

건강관리를 위하여 차를 마시고 있는 사람들이 증가하고 있다. 저자도 아침에 출근하면 차를 한 잔 마시면서 하루 일과를 시작했었다. 이 차에도 카페인 성분이 있어서 몸속에 있는 수분을 배출시켜 탈수를 유발하게 된다. 그래서 저자는 차를 한 잔 마신 후에 마그네슘워터를 꼭 한 잔씩 마신다.

물은 건강을 알고 있다

차가 건강에 좋다고 하루종일 마시는 사람들이 있다. 이렇게 하루 종일 동일한 차를 계속해서 마시는 것은 건강에 해롭다고 한의사들이 말하고 있다. 차도 약리작용을 하기 때문에 과다하게 마셨을 때 부작용이 있을 수 있다고 한다.

한국 식품의약품안전처에서 권고하는 성인의 카페인 하루 최대 섭취량은 400mg 이하이다. 어린이와 청소년의 카페인 하루 섭취 권고량은 체중 1kg당 카페인 2.5mg 이하이다. 카페인은 커피에 가장 많이 들어있고 에너지음료, 초콜릿, 탄산음료, 가공우유, 자양강장제, 두통약, 감기약 등에도 들어 있다.

카페인이 많이 들어있는 커피를 마시면 몸에 있는 수분을 배출시키는 이뇨작용을 한다. 몸속에 있는 노폐물을 배출시킨다는 긍정적인 효과가 있다고 하지만 이는 물을 충분히 마셨을 때 몸속에 있는 노폐물 배출 효과가 있는 것이다. 오히려 커피를 마시는 사람은 이뇨작용으로 인한 탈수 질환을 걱정해야 한다. 한 잔의 커피를 마시면 내 몸속에 있는 수분을 더 배출시키는 것이다.

사람들이 의식하지 못할 수 있지만 커피를 마신 후에는 대부분 화장실에 가서 소변을 배출한다. 그러므로 커피를 마신 후에는 물 한 잔을 꼭 마셔야 한다. 그래야 내 몸의 탈수를 방지할 수 있다. 일반적으로 커피를 즐겨 마시는 사람은 물을 잘 마시지 않는다. 커피를 마시고 난 후 물을 마셨다고 잘못된 인식을 하고 있기 때문이다. 커피는 액체음료이지 물이 아니다.

저자는 어느 중년 여성과 커피 섭취에 대해서 상담을 나눈 적이 있다. 몇 년 전부터 커피를 즐겨 마시고 있는데 얼굴 피부가 푸석푸석해지고 뾰루지와 같은 피부 트러블이 발생하고 있다고 했다. 그래서 커피를 한 잔 마신 후에는 물을 꼭 2잔 이상 마시라고 권면해 주었다.

커피에 있는 카페인의 이뇨작용으로 인해 몸속에 있는 수분이 배출되었음에도 수분 보충을 해주지 않아서 얼굴 피부가 푸석푸석해지는 것이다. 피부에 있는 히알루론산에 수분이 충분히 보충되어야 피부가 탱글탱글하고 탄력이 있게 된다. 그리고 수분 보충을 충분히 하면 노폐물 배출이 제대로 잘되어 피부 트러블도 서서히 개선된다.

물은 건강을 알고 있다

의학계에서는 끊임없이 탄산음료에 주의해야 한다고 말한다. 그 이유 중 하나가 바로 카페인이다. 카페인은 뇌에 직접적으로 작용하기 때문에 중독성이 있고, 이뇨작용이 있으므로 탈수를 유발한다. 탄산음료 섭취와 평균 학업 성적에 대한 연구에서는, 탄산음료 대신 물만 먹는 아이들의 학업 성적이 높게 나오기도 했다.

또한 캐네스 라이트 주니어(Kenneth Wright Jr.) 박사의 연구에 따르면 카페인은 멜라토닌을 억제한다고 한다. 멜라토닌은 숙면 호르몬이다. 카페인은 6~9시간 동안 멜라토닌 생성을 억제하여 수면을 방해한다. 수면부족은 기억력과 집중력 등을 해친다는 사실은 널리 알려진 사실이다.

자녀를 사랑한다면 탄산음료를 끊고 물 마시는 습관을 만들어 주어야 한다. 탄산음료를 끊을 수 없다면 탄산음료를 마신 양 이상으로 물을 마시도록 해야 한다. 몸이 필요로 하는 것은 물이기 때문이다.

서울의 어느 초등학교에서는 모든 학생들이 책상 위에 개인 물병을 올려놓고 수시로 물을 마시게 하고 있다. 어린이들이 물 마시는 습관을 가지도록 해주어 건강한 몸을 만들 수 있고 학업성취도를 높이는 효과가 있어서 모든 초등학교에 확대 적용되길 기대한다.

커피에 들어 있는 카페인은 마약과 같이 중독성이 있어 마시는 것을 중단한다는 것은 쉬운 일이 아니다. 저자는 커피를 마시면 위장 장애와 심장 두근거림 등의 부작용이 있어 커피 마시는 것을 끊었다. 커피 애호가들은 건강에 심각한 문제가 생기기 전까지 계속해서 커피를 마시는 것이 불가피할 것이다.

카페인이 인체에 미치는 여러 가지 부작용이 있지만 특히 탈수증상으로 인한 부작용을 최소화해야 한다. 커피를 계속 마셔야 한다면 항상 기억해야 하는 것이 있다. 커피는 물이 아니다. 그러므로 커피를 한 잔 마신 후에는 물 2잔을 꼭 마시자. 그러면 카페인으로 인한 탈수증상과 부작용 등을 줄일 수 있다.

물은 건강을 알고 있다

07

소변 색깔이
항상 투명하도록
물을 자주 마셔라

모든 사람은 건강하고 행복하게 살아가기를 소망한다. 당연한 말이지만 건강하려면 건강한 행동을 해야 한다. 매일 건강에 좋은 것을 먹고 밤에 푹 자고 운동을 적당히 하는 것이 필요하다. 그러면 건강하게 살아갈 수 있다. 인체에 필요한 3대 영양소는 탄수화물, 지방, 단백질이다. 이 영양소는 인체에 필요한 에너지를 만든다. 그런데 탄수화물, 지방, 단백질은 인체에 필요한 에너지로 바뀌면서 노폐물을 발생시킨다.

탄수화물은 이산화탄소, 고혈당, 젖산 등의 노폐물이 발생한다. 지방은 고지방, 고 콜레스테롤 등의 노폐물이 발생한다. 단백질은 암모니아, 요산, 요소 등의 노폐물이 발생한다. 이러한 노폐물을 제거하지 않으면 몸에 질병이 생기게 된다.

인체의 노폐물을 제거하기 위해서 매일 물, 비타민, 미네랄을 적정량 섭취해야 한다. 특히 물 섭취가 매우 중요하다. 인체의 70%는 수분으로 구성되어 있다는 것은 이미 널리 알려진 사실이다. 물을 충분히 마셔야 영양소의 이동과 노폐물 배출 그리고 면역기능 등의 대사 작용이 활발하게 된다.

몸이 아파서 병원에 치료받으러 다니는 사람들의 대부분은 물을 잘 마시지 않는다. 평소에 물을 마시지 않아서 탈수로 인한 질환으로 고통을 받고 있다. 매일 물을 충분히 마시면 인체는 스스로 몸을 건강하도록 만든다.

의학박사 주기환 교수는 말했다.

"약은 3가지 기능이 있다. 억제, 차단, 조절 기능이다."

약이 아픈 인체를 치료하는 것이 아니고 통증을 억제하고 차단하고 조절할 뿐이라고 한다. 아픈 몸을 치료하려면 몸에 있는 노폐물을 제거하고 몸의 면역기능을 높여주어야 한다.

몸에 쌓여 있는 노폐물을 몸 밖으로 배출하지 않으면 질병이 된다. 인체에 수분이 부족하면 노폐물을 배출할 수 없다. 몸에서 나오는 산성 노폐물을 배출하기 위해서는 물과 미네랄이 반드시 필요한데, 물이 부족하면 음식에 포함된 미네랄을 흡수할 수 없다. 물이 부족하면 불가능해지는 것이다. 이렇게 몸은 더욱 더 산성화된다.

인체에 수분이 부족한 것은 탈수이다. 몸이 탈수 상태인지 수분이 적당한 상태인지 쉽게 살펴보는 방법이 있다. 화장실에 갈 때마다 소변 색깔을 살펴보면 된다. 오후 시간에는 화장실에 가서 오줌을 눌 때마다 소변 색깔을 관찰해야 한다.

몸이 충분한 수분을 공급받고 있다면 소변은 옅은 레몬색으로 무색에 가깝다. 그러나 소변 색깔이 노란색이라면 탈수 상태이다. 신장이 소화 중 생긴 노폐물을 제거하기 위해 더 많은 일을 해야 한다. 이때는 즉시 물을 마셔서 탈수 상태를 벗어나야 한다.

한 번에 많은 양의 물을 마실 수 없으므로 매일 시간을 정해놓고 1~2잔씩 마셔야 한다. 저자는 매일 시간을 정해서 9번씩 물을 마시고 있다. 하루에 9번씩 물 마시는 시간을 어떻게 기억하고 마시는지 궁금할 수 있다. 그러나 간단하다. 물 마시는 시간이 되면 자동 알림을 해주는 굿워터라이프 앱을 휴대폰에 설치하고 사용하면 된다.

새로운 생활습관이 내 몸에 익숙해지기까지 21일이 필요하다. 초기에는 휴대폰에 설치한 굿워터라이프 앱에서 자동 알림 해주는 시간을 의지하지만 약 한 달이 경과 하면 내 몸 스스로 물 마시는 시간을 알 수 있게 된다. 매일 시간을 정해놓고 규칙적으로 물을 마시게 되면 몸에 수분을 충분하게 공급할 수 있다. 물을 충분히 마시는 것은 건강관리의 기본 중에 기본이다.

저자에게는 어려서부터 아토피성 피부염으로 많은 고생을 했던 사랑하는 딸이 있다. 딸의 피부에 있는 아토피성 피부염으로 인해 상처가 있는 것을 볼 때마다 마음이 매우 아팠다. 딸의 아토피성 피부염을 치료해주기 위해서 각종 건강정보를 많이 찾아다녔다.

약국에 갈 때마다 아토피성 피부에 좋다고 하는 보습제와 건강기능식품을 많이 구입해서 먹였다. 병원에서 처방해주는 스테로이드제가 들어있는 연고도 많이 발라주었다. 그러나 아토피성 피부염은 치료되지 않았다.

어느 날 서울 강남에 있는 어느 한의원에서 아토피성 피부염을 치료할 수 있다는 신문광고를 보고 방문했다. 병원에서 처방해주는 스테로이드제는 오히려 아토피성 피부염을 악화시키므로 한약을 먹여야 한다고 했다. 그래서 한의사 처방대로 한약을 먹였다.

한약을 먹는 기간이 경과 할수록 아토피성 피부염은 더 악화되었다. 한의사와 상담을 하면 좋아지고 있는 현상이라는 설명을 들었지만 피부 상태는 더 나빠지고 있었고 피부의 가려움도 더 심해졌다. 딸이 한약을 먹는 동안 피부 상태가 나빠지고 가려움도 심해져 몹

시 괴로워하는 것을 보면서 마음이 엄청 아팠다.

한약을 먹기 시작한 지 수개월이 지나도 아토피성 피부염 증상은 개선되지 않았다. 피부 트러블과 심한 가려움이 해소되지 않아서 결국 한약 복용을 중단시켰다. 한의사가 개발했다는 아토피성 피부염 한약도 효과가 없었다.

저자가 물에 대한 연구를 하던 중 아토피성 피부염도 탈수증상 중의 하나라는 것을 알게 되었다. 그래서 딸에게 알칼리성 마그네슘 미네랄워터를 매일 충분히 마시도록 했다. 그리고 혈액 건강을 나쁘게 하는 콜라, 사이다 같은 탄산음료와 밀가루 음식 등을 가급적 먹지 말도록 했다.

또한 샤워실에는 비타민샤워기를 설치했다. 수돗물 속에 들어있는 염소 성분은 아토피성 피부를 자극하여 악화시킨다. 비타민샤워기에 들어있는 비타민C는 염소를 제거해주어 피부에 좋다.

매일 물을 충분히 마시면서 혈액 건강에 나쁜 영향을 끼치는 음식을 먹지 않고 염소 성분이 없는 수돗물로 샤워를 하는 등의 생활을 수개월 지속하면서 피부가 조금씩 좋아지기 시작했다. 이렇게 몇 년이 지난 지금 딸은 아토피성 피부염이 대부분 사라졌다.

물을 잘 마시지 않아서 발생하는 탈수는 목마름으로 그치지 않는다. 탈수는 모든 질병의 근원이므로 매일 물을 충분히 마셔야 한다. 일을 하거나 공부하고 있거나 운동 중일지라도 항상 물을 자주 마시는 습관을 가지자. 소변 색깔이 항상 투명하도록 물을 규칙적으로 마시면 건강하고 행복한 삶을 살아갈 수 있다.

소변과 물

소변은 우리 몸의 대사 결과 체내에서 생긴 여러 노폐물이 용액의 형태로 방광에 저장되어 있다가 배출되는 것이다. 물질 대사를 하면 질소화합물이 나오는데, 그중 특히 암모니아는 독성이 있어 요소로 전환한다. 방광에서는 요소의 농도가 높아지지 않도록 물에 희석해 저장했다가 양이 한계에 다다르면 체외로 배출시킨다. 소변은 90%가 물로 되어 있으며 약산성을 띈다. 성인 남성을 기준으로 하루에 배출되는 요소는 30g이며, 소변량은 1~2ℓ이다.

물질	물	단백질	포도당	무기염류	요소
혈장	92	7	0.1	0.37	0.03
오줌	95	0	0	0.6	2

물은 건강을 알고 있다

3장. 비밀 둘, 탈수가 질병을 부른다

4장

비밀 셋,
미네랄워터를
마셔라

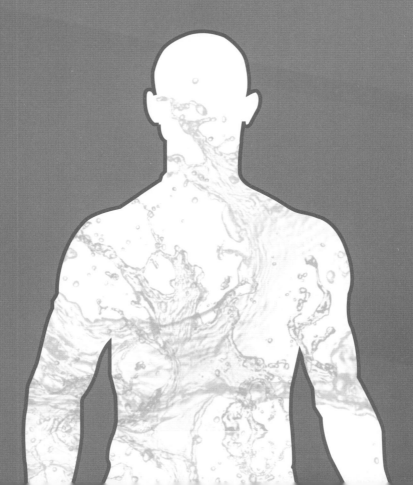

01

산성수는
몸을 아프게 한다

"인간의 생명이 물에 있다."

– 의학박사 주기환 교수

무지개에는 7가지 색깔이 있다. 빨강색, 주황색, 노란색, 초록색, 파란색, 남색, 보라색이다. 무지개에는 우주 만물의 창조섭리가 담겨 있다. 성경을 보면 하나님께서 우주 만물을 6일 동안 창조했다고 기록하고 있다. 인간은 여섯 번째 되는 날에 흙으로 창조되었다. 일본에서 연구한 자료에 의하면 인간의 세포는 규소성분으로 구성되어 있다고 한다. 규소성분이 가장 많이 들어있는 물질은 흙이다.

성경은 노아 시대에 인간들이 매우 타락하여 하나님께서 물로 세상을 심판했다고 기록하고 있다. 노아가 만든 방주에 들어간 노아와 가족들 그리고 동물들만 살아남았다. 노아 홍수가 끝나고 방주에서 나왔을 때 하나님이 무지개를 보여주며 다시는 물로 세상을 멸망시키지 않겠다는 약속으로 무지개를 보여 주었다.

사람의 혈액은 수소이온농도 pH7.3~7.4 수준의 약알칼리성이다. 내 몸이 건강하게 유지되기 위해서 혈액은 항상 약알칼리성으로 유지해야 한다. 일반적으로 산성수가 몸에 나쁘다고 말하고 있다.

그런데 왜 산성수가 나쁜 것일까? 주기환 박사는 『알고 마시는 물』에서 산성수를 지속적으로 마시면 적혈구가 파괴된다고 말한다. 혈장은 92~94%, 적혈구는 60~65%가 수분이다. 혈장(세포외액)에 미네랄이 부족해지면 상대적으로 적혈구 내부(세포내액)가 고농도가 된다. 그러면 삼투압 현상으로 혈장의 수분이 적혈구 내부로 흐르게 되며, 이를 방치하면 적혈구는 파괴된다. 산성수를 지속적으로 마시면 적혈구 안으로 수분이 과잉 침입하여 적혈구를 파괴한다는 것이다. 이러한 현상은 산성수에 미네랄이 없기 때문에 나타나는 현상이다.

그렇다면 산성수에는 어떤 종류의 음료들이 있을까? 가정에서 사용하고 있는 정수기 중에서 역삼투압방식의 정수기가 있다. RO정수기라고도 불려진다. 역삼투압방식의 정수기는 수돗물에 있는 모든 미네랄을 걸러내고 산성수로 바꾸어 놓는다. 이 물을 BTB시약으로 수소이온농도(pH)를 테스트하면 노란 색깔이 나타난다.

일본에서는 임신부들에게 역삼투압방식의 정수기 물을 마시지 말라고 권장하고 있다. 임신 중인 태아의 건강을 나쁘게 하기 때문이다. 우리집에 사용하고 있는 정수기 물은 어떤 성질인지 BTB시약으로 테스트해보자. BTB시약은 인터넷 쇼핑몰에서 싼 가격에 쉽게 구입할 수 있다.

붕어빵에는 붕어가 없다. 미네랄워터에도 미네랄이 없는 것이 있다. 일회용 플라스틱병에 담아서 팔고 있는 물을 일반적으로 미네랄워터라고 부른다. 전 세계적으로 유명한 코카콜라, 펩시콜라와 같은 회사에서 일회용 플라스틱병에 담아서 판매하고 있는 물은 미네랄이 거의 없는 산성수이다. 저자가 미국에서 판매하고 있는 두 회사의 물을 구입하여 BTB시약 테스트를 해보았고 한국 공인인증시험기관에 미네랄분석을 해본 결과이다.

한국에서 일회용 플라스틱병에 담아서 판매하고 있는 물은 어떨까? 모두 미네랄워터라고 부르고 있지만 판매하고 있는 회사에 따라서 미네랄 함량의 차이가 많다. 프랑스산 에비앙은 한국산에 비해 매우 비싸게 판매되고 있는 물이다. 에비앙은 왜 비싼 가격에 판매되고 있는 것일까? 바로 마그네슘, 칼슘 등의 미네랄 함량이 많기 때문이다.

산성 성분의 음료는 어떤 것들이 있을까. 한마디로 표현하면 미네랄이 들어있는 물을 제외하고 모두 다 산성 음료이다. 사람들이 즐겨 마시는 커피는 카페인이 들어가 있고 강산성이다. 위장이 약한 사람이 커피를 마시게 되면 위장장애로 고생을 하기도 한다. 사람들이 흔히 몸에 좋다고 하여 물 대신 많이 마시는 차도 예외는 아니다.

찻잎의 카페인 성분과 커피나무 열매의 카페인 성분은 같다.

사람들이 지속적으로 카페인이 들어 있는 음료만을 마시면 이뇨 작용에 의해 몸이 탈수 상태가 된다. 여기에다 탄산음료까지 마신다면 건강이 더욱 심각하게 나빠지게 된다. 의학박사 주기환 교수 연구에 따르면 "탈수 현상이 있으면 갈증, 허리통증, 흉부통, 두통, 견비통이 발생하고 관절연골의 손상은 미네랄과 수분부족 그리고 산성화 체질이 원인"이라고 말하고 있다.

〈서울신문〉의 2019년 9월 기사 "탄산음료를 자주 마시는 사람들은 조기사망 위험이 더 높고 무설탕 음료도 마찬가지"에서는 탄산음료에 대한 연구 내용이 나왔다.

세계보건기구(WHO) 산하 국제 암연구소 닐 머피 박사 등이 작성했으며 미국 의사협회 학술지(JAMA)에 실린 논문에 따르면 체질량지수, 다이어트, 신체활동, 흡연 등 다른 요인을 고려했을 때 탄산음료를 하루 두 잔(250㎖) 이상 마신 사람의 사망률은 11.5%로 한 달에 1잔 미만 마신 사람의 사망률에 비해 17% 높다고 한다.

몸이 아프지 않게 살아가려면 산성 성분의 음료를 끊고 미네랄이 많이 함유된 물을 마시는 것이 필요하다. 산성 음료를 끊는 것이 어렵다면 커피, 탄산음료 등을 마신 다음에는 미네랄이 함유된 물을 꼭 챙겨서 마셔야 한다. 그래야 산성수가 몸을 아프게 하는 것을 방지할 수 있다.

산성과 알칼리성

물은 수소이온농도(pH)의 함량에 따라서 3종류로 구분한다. 수소이온농도는 1~14까지의 숫자로 표기한다. 이 수소이온농도표의 색깔은 무지개 색상과 일치한다. 수소이온농도가 많으면 산성이고, 중간은 중성 그리고 수소이온농도가 적으면 알칼리성이다.

우리 가정에 배달되는 수돗물은 중성이다. 수소이온농도를 테스트하는 BTB시약을 수돗물에 몇 방울 넣으면 초록색이 나타난다. 수소이온농도 pH7.0 수준이다. 무지개의 7가지 색깔 중에 초록색을 기준으로 왼쪽에 있는 노란색, 주황색, 빨간색은 산성이고 수소이온농도는 pH1~6 수준이다. 반대로 초록색을 기준으로 오른쪽에 있는 파랑색, 남색, 보라색은 알칼리성이고 수소이온농도는 pH8~14수준이다.

산성수에 BTB시약을 몇 방울 넣으면 노란색, 주황색 등이 나타난다. 알칼리수에 BTB시약을 몇 방울 넣으면 파랑색, 남색 등이 나타난다. 산성수에는 마그네슘, 칼슘 등의 미네랄이 거의 없다. 그렇지만 알칼리수에는 마그네슘, 칼슘 등의 미네랄이 함유되어 있다.

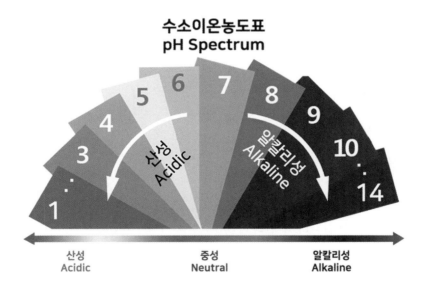

맛있는 물이
몸에 이로운 물이다

물에 대해서 제대로 알고 있는 사람은 얼마나 될까?

학창시절 과학시간으로 잠시 돌아가서 물의 구조에 대해 배웠던 것을 살펴보자. 물의 구조는 수소(H) 원자 2개와 산소(O) 원자 1개로 구성되어 있다. 분자식으로는 H_2O로 표기한다. 일반적으로 물질들은 고체가 액체보다 무겁다. 그런데 고체인 얼음은 물에 뜬다. 물리적인 상식으로 보면 고체인 얼음은 액체인 물보다 밀도가 크므로 물에 가라앉아야 한다. 과학으로 설명하기가 어려운 것이 물이다. 그리고 물이 영양소라는 것을 아는 사람이 많지 않다.

물은 수소이온농도(pH)에 따라서 3가지 종류가 있다. 수소이온농도(pH)는 1에서 14까지로 표기한다. 수소이온농도 pH1~6은 산성수이다. 역삼투압정수기의 물은 산성이다. 산성의 물에는 미네랄이 거의 없다. 수소이온농도 pH7.0은 중성이다. 우리 가정에 배달되는 수돗물은 중성이다. 수소이온농도 pH8~14는 알칼리수이다. 알칼리수에는 마그네슘, 칼슘 등의 미네랄이 많이 함유되어 있다.

물은 가공방법에 따라서 정제수, 지하수, 미네랄워터, 증류수 등으로 구분한다.

정제수는 물에 가열처리, 자외선 및 오존처리, 정수필터를 통과시킨 물을 가리킨다. 정제수는 가정에서 수돗물을 역삼투압정수기로 정수한 물과 같다. 일회용 플라스틱병에 담아서 팔고 있는 물을 미네랄워터라고 부르고 있지만 정제수가 많다. 정제수의 장점은 깨끗한 물이라는 것이지만 혈액 건강에 좋지 않은 산성수가 대부분이다.

지하수는 지하에 있는 물을 퍼 올린 것으로 미네랄이 일정량 함유되어 있다. 지하수는 먹는 샘물이라고도 부른다. 미네랄 함량에 따라 연수, 경수로 구분한다.

미네랄워터(광천수)는 지하수이면서 가공 중에 어떠한 소독이나 정제 과정을 거치지 않고 채수지에서 바로 일회용 플라스틱 물병 또는 유리물병에 넣은 물이다. 일반적으로 광천수는 물의 경도가 250㎖/L이상이다. 물의 경도는 칼슘과 마그네슘 함량으로 결정된다. 물의 경도는 칼슘의 2.5배에 마그네슘 4배를 더한 수치이다.

물의 경도 = 2.5Ca (칼슘) + 4Mg (마그네슘)

증류수는 물에 열을 가하여 증류시켜서 만든다. 증류수는 중성 또는 산성이고 미네랄이 없다.

유명한 코카콜라와 펩시콜라 회사에서 일회용 플라스틱병에 물을 담아서 판매하고 있다. 세계적으로 유명한 회사에서 만든 물이라고 해서 안심하고 마셔도 되는 건강에 좋은 물일까? 대답은 노(No)이다.

코카콜라에서 판매하는 다사니(DASNI)와 펩시콜라에서 판매하는 아쿠아피나(AQUAFINA)는 수돗물을 역삼투압정수기로 정수한 물과 같다. 미네랄이 거의 없는 산성수이다. 코카콜라와 펩시콜라 음료도 모두 산성이다. 유명한 두 회사에서 만드는 콜라와 물은 모두 산성이다.

저자는 코카콜라의 다사니와 펩시콜라의 아쿠아피나를 미국에서 직접 구입하여 수소이온농도(pH)와 미네랄 함량을 분석해 보았다. 물은 산성이었고 미네랄은 거의 들어 있지 않았다. 이 물을 미네랄메이커에 넣고 30분에서 1시간 경과 후에 수소이온농도(pH)와 미네랄 함량을 분석해 보았다. 미네랄메이커에 넣은 물은 알칼리성이었고 미네랄 함량이 많이 증가한 것을 확인했다.

펩시콜라의 아쿠아피나는 마그네슘, 칼슘 미네랄이 전혀 없는 산

코카콜라 다사니의 물을
미네랄메이커에 넣었을 때 물의 변화

구분	코카콜라 다사니	미네랄메이커
수소이온농도(pH)	6.3	9.2
마그네슘(mg/L)	3.0	9.3
칼슘(mg/L)	0.2	4.5

펩시콜라 아쿠아피나의 물을
미네랄메이커에 넣었을 때 물의 변화

구분	펩시콜라 아쿠아피나	미네랄메이커
수소이온농도(pH)	6.6	9.2
마그네슘(mg/L)	0.0	2.5
칼슘(mg/L)	0.0	1.3

물은 건강을 알고 있다

성수이다. 이 물을 미네랄메이커에 넣고 30분 정도 지나면 물의 성질이 알칼리성으로 바뀌면서 미네랄 함량이 증가하기 시작한다. 아쿠아피나 물속에 전혀 없던 마그네슘과 칼슘 미네랄을 부활시킨 것이다.

물의 맛은 물속에 들어 있는 칼슘과 마그네슘 미네랄이 영향을 준다. 세계보건기구(WHO)에서는 물의 경도(칼슘과 마그네슘의 양을 수치화한 값) 120mg/L를 기준으로 연수와 경수로 구분한다. 물의 경도가 120mg/L이하이면 연수이고, 120mg/L이상이면 경수이다. 물에는 미네랄이 적당히 들어 있어야 물맛이 좋다. 한국의 수돗물 경도는 110~120mg/L 수준이다.

저자가 오랜 기간 실험한 바에 의하면 물 클러스터가 작고 수소이온농도 pH8.5~9.5일 때 물맛이 가장 좋다. 전문기관의 생체정보 측정자료에 따르면 물의 수소이온농도 pH8.0~9.5일 때 면역기능이 좋다고 알려져 있다.

오래전부터 물의 클러스터가 작으면 몸에 이롭다고 했다. 물의 클러스터가 작은 물은 세포로 침투하기 쉽다. 또한 영양분을 빠르게 운반하고 노폐물을 쉽게 배출한다. 클러스터가 작은 물은 혀의 맛세포에 쏙 들어가기 때문에 맛이 좋다.

맛있는 물의 조건을 간단히 정리하면 아래와 같다. 물의 경도가 적당해야 한다. 바꾸어 말하면 물에는 칼슘과 마그네슘이 적당히 들어 있어야 한다. 또한 약알칼리성이고 물 클러스터가 작아야 한다.

물맛이 좋은 물은 골라서 마실 수 없다면 미네랄메이커를 이용하여 간단히 만들어 마실 수 있다. 미네랄메이커에 어떤 종류의 물을 넣든지 맛있는 물로 바꾸어 준다. 저자는 매일 미네랄메이커가 만들어 주는 알칼리성 마그네슘 미네랄워터를 2ℓ 이상 마시고 있다.

산성수는 혈액 건강에 좋지 않은 영향을 끼치지만 알칼리수는 건강하게 한다. 세계 5대 장수마을(프랑스 루르드, 독일 노르데나우, 멕시코 트라코테, 파키스탄 훈자, 에콰도르 빌카밤바)에서 마시고 있는 물은 칼슘과 마그네슘 함량이 많다. 그리고 대부분 알칼리성 물이다.

일회용 플라스틱 물병에 담겨 있는 물을 구입할 때는 물병 겉면에 표기되어 있는 무기질(미네랄) 함량을 꼭 확인하고 구입하자. 일회용 플라스틱 물병의 표면에 표기된 무기질(미네랄)은 마그네슘(Mg), 칼슘(Ca), 칼륨(K), 나트륨(Na) 등의 함량을 비교하여 가급적 마그네슘 함량이 많은 것을 마셔야 한다.

일회용 플라스틱 물병에 담겨 있는 물을 미네랄워터라고 부르고 있지만 미네랄이 없는 물이 많이 있다. 미네랄 함량이 많은 물을 잘 골라서 마시는 지혜가 필요하다. 이제부터는 물에 미네랄이 적당히 들어 있고 물 클러스터가 작은 알칼리성 물을 골라서 마시자. 이 물이 맛있고 몸에 이로운 물이다.

아침에 일어나자마자
물을 꼭 마셔라

'얼리 버드(Early Bird)', 아침에 일찍 일어나는 새가 벌레를 잡는다.

2017년 3월 29일, 〈중앙일보〉는 "백만장자는 운동·대화 즐기는 '새벽형 인간'" 기사에서 성공한 사람들의 9가지 습관을 소개했다.

1. 일찍 일어난다.
2. 독서를 즐긴다.

3. 생각하는 시간을 갖는다.

4. 매일 운동한다.

5. 많은 대화를 나눈다.

6. 명확한 목표를 세운다.

7. 충분히 잔다.

8. 다양한 소득원을 만든다.

9. 시간을 낭비하지 않는다.

재정전문가인 톰 콜리는 자수성가한 부자 200명 이상을 인터뷰하고 연구한 끝에 『습관이 답이다(Change Your Habits, Change Your Life)』를 출간했다. 그가 말하는 성공 습관 9가지 중에서 첫 번째가 아침에 일찍 일어난다는 것이다. 그는 저서에서 "5시에 일어나는 것은 당신이 당신의 삶을 컨트롤 할 수 있도록 한다. 이는 당신에게 성공에 대한 확신을 준다."라고 말했다.

새벽형 인간으로 알려진 독일의 철학자 임마누엘 칸트는 매일 새벽 5시에 일어나 산책으로 하루를 시작했으며 규칙적인 생활을 했다고 한다. 그 당시의 평균 수명이 45세였지만 칸트는 80세까지 장수했다.

아침에 일찍 일어나는 사람들이 맨 먼저 하는 활동들은 다양하다. 기도하는 사람, 명상하는 사람, 산책하는 사람, 운동하는 사람, 반신욕하는 사람 등등…. 해뜨기 전 새벽 시간은 우주의 에너지 재생산이 최고점에 달해 우리의 정신적 평형을 이루고 조화롭게 평온한 마음을 가질 수 있는 최적의 시간으로 알려져 있다.

성공한 사람들은 잠을 충분히 잔다. 잠을 7~8시간 정도 충분히 자면 생산성이 좋아지고 스트레스 해소에도 큰 도움이 된다. 그런데 잠자는 시간에 한 가지 문제가 발생할 수 있다. 충분히 잠을 자는 동안에 수분 공급을 받지 못해 탈수 현상으로 혈액이 걸쭉해지는 것이다. 걸쭉해진 혈전이 심장에 있는 혈관을 막으면 심근경색이 되고 뇌에 있는 혈관을 막으면 뇌경색이 되는 것이다.

그래서 밤에 잠자리에 들기 전에 물 한 잔을 마시고 자는 것이 필요하다. 잠자리에 들기 전에 마시는 물은 밤에 잠자는 시간 동안에 발생할 수 있는 탈수 현상을 방지하는 데 도움을 준다.

저자는 저녁 9시경에 알칼리성 마그네슘 미네랄워터를 한 잔씩 꼭 마신다. 잠자는 시간 동안에 발생하는 탈수 증상으로 인한 혈관질환을 방지하기 위함이다. 그리고 아침 5~6시경에 일어나면 맨 처음에 알칼리성 마그네슘 미네랄워터를 1~2잔 마신다. 일상적으로 물 한 잔을 마시지만 밤사이에 침실 공기가 건조한 상태였을 때는 물을 두 잔 마신다. 물을 마시고 난 후에는 온몸을 골고루 스트레칭한다. 그다음에 서재로 가서 기도를 하거나 책을 보기도 한다.

아침에 마신 물 한 잔은 아침 식사를 맛있게 먹을 수 있도록 위장 컨디션을 조절해 준다. 아침에 일어나자 마시는 물은 장의 연동운동을 활성화시킨다. 식사를 맛있게 먹을 수 있는 준비를 하고 있는 것이다.

물을 잘 마시지 않는 사람은 대부분 변비가 있다. 변비는 탈수 증상 중의 하나이다. 변비가 있다면 아침에 일어나자마자 물을 마시고 매일 충분히 물을 마시면 며칠 지나지 않아서 쾌변을 보게 될 것이다.

변비가 심하다면 매일 물을 충분히 마시면서 복부 마사지를 해주면 좋다. 복부 마사지를 할 때 미네랄메이커 텀블러와 같은 것을 이용하면 편리하다. 필자가 복부 마사지하는 방법을 아쿠아마인 유튜브에 올려놓았으므로 살펴보면 도움이 될 것이다.

또한 아침에 일어나자마자 마시는 물은 잠자는 시간 동안에 발생한 탈수 증상을 완화시킨다. 혈액에 미네랄 성분이 있는 수분이 충분할 때 건강하게 된다.

저자의 아내는 어느 날 건강검진을 받기 위해 병원에 다녀왔고 며칠 후에 결과를 통보받았다. 재검사 통지 내용이 있었는데 혈당 수치가 높다고 했다. 이후 재검사 결과도 혈당 수치가 높은 것으로 나왔다. 당뇨병이 있다는 것이었다.

당뇨약 처방을 받고 혈당 수치를 측정하는 기구도 구입을 했다. 아침과 저녁에 소독된 침으로 손가락을 찌른 후 피를 내어 혈당계를 통해 혈당 수치를 측정했다. 혈당 수치 검사는 아침에는 식사 전에 측정했고 저녁에는 식사 후 2시간 경과한 다음 측정을 했다. 먹는 음식에 따라서 혈당이 높아지는 것을 알 수 있었다.

탄수화물과 당분을 먹으면 혈당 수치가 많이 올라갔다. 식사를 한 후에 혈당 수치 검사를 통해 혈당이 올라가는 음식은 가급적 먹지 않았다. 음식 중에 흰쌀밥, 떡, 떡국 등은 혈당 수치를 높이는 음식이다. 설날에 많이 먹고 있는 떡국은 당뇨 질환자가 피해야 하는 대표적인 음식이다. 일반적인 통계를 보면 나이를 먹을수록 혈당 수치가 올라간다. 흰쌀로 만든 떡도 가급적 먹지 않는 것이 혈당 관리에 도움이 된다.

MBC에서 방영한 〈생명수의 진실〉에서 당뇨병 환자들에게 알칼리수를 마시게 하고 혈당 수치를 치료하는 임상 내용들을 소개했다. 임상 실험에 참가한 당뇨병 질환자들이 매일 알칼리수를 충분히 마신 후에 혈당 수치가 낮아지고 있었다.

저자의 아내도 알칼리성 미네랄워터를 매일 충분히 마시기 시작했다. 밥을 지을 때는 흰쌀밥 대신 잡곡밥을 하고 물은 알칼리성 미네랄워터 넣고 밥을 지어 먹고 있다.

이렇게 알칼리성 미네랄워터를 마신 후 몇 년이 지났을 무렵 당뇨약도 끊어 보았다. 혈당 수치가 정상 수준의 기준점에서 맴돌고 있었다. 담당의사와 상담하니 복용하고 있던 당뇨약은 기본적인 것이므로 복용하는 것 좋겠다는 의견이 있어서 다시 처방약은 복용하고 있다.

저자의 아내는 아침에 일어나자마자 알칼리성 마그네슘 미네랄워터를 한 잔 마시고 아침 식사 준비를 시작한다. 아내는 사무실에 출근해서도 미네랄메이커가 만들어 주는 알칼리성 마그네슘 미네랄워터를 물 마시는 시간에 맞추어서 마시고 있다.

매일 물을 충분하게 마시고 있는 생활습관으로 혈당 수치를 안정적으로 관리하고 있다. 혈당 수치를 관리하려면 몸에 탈수가 없도록 매일 물을 충분히 마시는 것이 중요하다.

아침에 일어나자마자 마시는 물 한 잔은 매우 중요하다. 잠자는 시간 동안 발생하게 되는 탈수증상으로 인해 걸쭉해진 혈액을 건강하게 만들어 주기 때문이다. 또한 장의 연동운동을 활성화시켜 아침 식사를 맛있게 먹을 수 있도록 도와준다. 그리고 변비증상도 완화시킨다. 물은 내 몸속에서 영양소를 이동시키고, 노폐물을 배출하고, 면역 기능을 도와주는 천연 보약이나 다름없다.

물이 너무 흔하게 존재하다 보니 소중하게 여기지 않는 사람이 있다. 이제는 물이 천연 보약이라는 것을 기억하자. 그러면 더욱 물을 가까이할 수 있고 소중하게 생각할 수 있다. 물을 소중하게 여기는 마음은 내 몸의 건강을 더욱 좋게 만드는 힘이 있다.

이제부터는 아침에 새로운 습관 한 가지를 추가하자. 아침에 눈을 뜨고 일어나자마자 꼭 물을 마시는 습관이다. 아침에 물 마시는 습관은 나를 평생토록 건강하게 살아가도록 도와줄 것이다. 단지 물만 마셨을 뿐인데 건강한 삶을 살아갈 수 있게 된다.

몸속을
마그네슘 미네랄워터로
채워라

"업의 개념"은 삼성의 경영 가치관에 나오는 용어이다. 업의 개념 안에는 회사와 개인의 미션과 비전이 모두 담겨 있다. 회사와 개인이 무엇을 위해 존재하고 무엇을 해야하는지 명확히 정리한 것이 업의 개념이다. 이와 유사한 개념으로 삼성 경영이념이 있다. 삼성의 경영이념은 아래와 같다.

"인재와 기술을 바탕으로 최고의 제품과 서비스를 창출하여 인류

사회에 공헌한다."

삼성 경영이념의 최종 목표는 인류사회에 공헌하는 것이다. 이를 위해 인재와 기술이 필요하고 최고의 제품과 서비스를 만든다. 이와 마찬가지로 내 몸을 구성하고 있는 인체의 각 장기들에게 주어진 미션이 있다.

몸이 미션을 원활하게 수행하기 위해서는 에너지 영양소와 조절 영양소를 골고루 공급해 주어야 한다. 에너지 영양소는 탄수화물, 지방, 단백질이다. 조절 영양소는 물, 비타민, 미네랄이다.

살아가는 데 꼭 필요한 영양소 중에서 살을 찌게 만드는 대표적인 음식은 탄수화물과 당분이다. 탄수화물에는 흰쌀밥, 라면, 피자, 빵, 국수 등이 있다.

살을 찌게 만드는 대표적인 당분 음식은 어떤 것들이 있을까? 콜라, 사이다와 같은 탄산음료이다. 콜라는 카페인이 들어간 설탕물이다. 심지어 다이어트 음료조차 마찬가지다. 이 설탕 음료는 오히려 살을 더 찌게 하기도 한다. 조절 영양소인 물을 잘못 선택하여 마시게 되면 질병과 비만이 발생한다. 내 몸은 내가 선택하여 먹거나 마시는 대로 바뀌게 된다.

산성수를 지속적으로 마시면 혈액의 혈장 수분이 미네랄 부족으로 저농도가 된다. 그러면 저농도의 세포외액이 세포막을 투과하여 적혈구 안으로 흘러 들어간다. 이것을 방치하면 적혈구에 수분이 과도하게 침입하여 적혈구가 파괴된다. 이를 방지하려면 산성 성분의 음료수를 마시지 말고 미네랄이 적정하게 함유된 물을 마셔야 한다.

조절 영양소 중에서 내 몸에 꼭 필요한 필수 미네랄은 마그네슘, 칼슘, 칼륨, 나트륨 등이다. 이 미네랄은 음식물에 고형 상태로 있을 때보다 이온화 상태로 있을 때 인체에 흡수가 잘 된다. 그래서 미네랄이 함유된 물을 충분히 마셔야 하는 이유이기도 하다. 특히 마그네슘 미네랄이 칼슘보다 더 중요하다는 연구결과가 발표된 바 있다.

미국의 의학박사 캐롤린 딘(Carolyn Dean)은 저서 『마그네슘 기적(The Magnesium Miracle)』에서 마그네슘에 대해서 이야기한다. 정리해

보면 아래와 같다.

1. 마그네슘은 700~800개 효소 시스템이 정상적으로 작동하게 되는 데 필수적이다.
2. 일반적으로 70~80%의 사람들은 마그네슘 결핍이다.
3. 많은 사람들이 칼슘을 과잉 섭취하는데, 칼슘은 체내에서 마그네슘을 고갈시킨다.
4. 마그네슘은 먹는 것만으로 부족하다.
5. 마그네슘 결핍은 만성질환, 심장질환, 고혈압, 고콜레스테롤, 편두통, 과민성대장증후군(IBS), 심장마비의 주요 원인이다.

마그네슘은 인체에 있는 700~800개 효소들의 작용을 촉진 시키는 역할을 하는 중요한 미네랄이다. 게다가 세포의 에너지를 생산하고 통증을 억제하는 역할도 한다. 그런데 70~80%의 사람들은 마그네슘 미네랄이 부족하다고 한다. 눈 주위에 떨림 현상이 있을 때 몸에 마그네슘이 부족하다는 것은 이미 널리 알려진 민간 상식이다.

한국에서 우엉차는 건강차로 널리 알려져 있다. 우엉차에는 필수 미네랄인 마그네슘과 칼슘이 많이 들어 있다. 우엉차는 건강증진과 노화 억제에 매우 좋은 차로 알려져 있다. 우엉의 이눌린 성분은 혈당 조절 능력이 뛰어나다. 그래서 당뇨병 예방을 위해서 많이 마시고 있는 차이다. 또한 우엉의 리그닌 성분은 항암작용, 정장작용, 변비 등에도 효과가 있다고 알려져 있다.

이렇게 건강에 도움을 주는 우엉차의 마그네슘 미네랄을 더 많이 우려내는 방법이 있다. 저자는 우엉차의 마그네슘 미네랄 함량 비교 시험을 했다. 일회용 플라스틱병에 담아서 팔고 있는 물 중에서 한국에서 가장 잘 팔리고 있는 물을 골랐다. 그리고 미네랄메이커 텀블러가 만든 알칼리성 마그네슘 미네랄워터를 준비했다.

두 종류의 물을 동일조건에서 우엉차를 우려냈다. 한국 공인시험 기관에 우려낸 우엉차의 마그네슘 함량에 대해 시험분석을 했다. 시험분석 결과 미네랄메이커 텀블러의 물이 마그네슘 미네랄을 4.5배 많이 함유하고 있었다. 이 실험 결과는 아쿠아마인 유튜브에 공개하여 많은 사람들이 참조하도록 했다.

같은 우엉이지만 사용하는 물에 따라서 우엉차에 담겨 있는 마그네슘 함량에 차이가 있다. 이것은 우리들이 마시는 물을 잘 선택해야 함을 알려주고 있다.

미국 국립보건원 웹사이트에는 마그네슘이 인체 매우 중요하다고 아래와 같이 말하고 있다.

"마그네슘은 인체가 건강을 유지하는 데 필요한 영양소이다. 마그네슘은 근육과 신경 기능, 혈당 수치, 혈압을 조절하고 단백질, 뼈 및 DNA를 만드는 등 인체의 많은 과정에 매우 중요하다."

물은 마그네슘 미네랄이 적당하게 함유되어 있어야 건강에 좋다. 미네랄이 없는 물은 산성수이고 사람 몸을 아프게 한다. 미네랄이 함유된 물을 마실 때 혈액이 건강해진다. 사람의 혈액은 약알칼리성이다. 건강한 사람의 혈액은 약알칼리성이지만 그렇지 않은 사람들의 혈액은 산성화되어 있다.

내 몸의 각 장기들이 업의 개념에 맞게 미션을 잘 수행할 수 있는 환경을 만들어 주어야 한다. 이제부터는 내 몸을 아프게 하고 살찌게 만드는 제조 음료수를 마시지 말자. 미네랄이 들어 있지 않은 각종 산성 음료들을 끊어야 한다. 내 몸속을 마그네슘 미네랄워터로 충분히 채워야 한다.

인체에 한번 들어간 물이 몸 밖으로 완전히 빠져 나갈 때까지 약 1개월 걸린다. 마그네슘 미네랄워터를 매일 충분히 마시고 1개월이 경과하면 몸 상태가 좋아지는 것을 체험하게 될 것이다. 내 몸속에 흐르는 혈액이 약알칼리성을 유지하게 되고 건강한 삶을 누릴 수 있게 된다.

물은 건강을 알고 있다

미네랄

미네랄은 기본적으로 광물, 무기물이라는 뜻을 가진다. 광물질 자체를 미네랄이라고 하기도 하지만 생체 성분으로서 무기질을 미네랄이라고 일컫기도 한다. 우리 몸을 구성하는 것은 54종이며, 탄소(C), 질소(N), 수소(H), 산소(O)를 제외한 50종의 원소를 무기질(미네랄)이라고 한다. 이중 신체에 꼭 필요한 무기질은 약 20종으로 전체의 20% 이상을 칼슘(Ca), 마그네슘(Mg), 인(P), 나트륨(Na), 칼륨(K), 염소(Cl)가 차지한다.

05

수돗물은
꼭 정수해서
마셔야 한다

이 세상에는 두 부류의 사람이 있다. 배워서 알게 된 것을 잘 실천하는 사람과 알게 된 것만으로 만족하고 실천하지 않는 사람이다. 배움의 목적은 알게 된 것을 삶에 적용하고 삶의 질을 높이는 데 있다. 배워서 알게 된 것을 삶에 적용하지 않는다면 배우는 시간을 낭비한 것이나 다름없다.

수돗물은 우리들의 삶을 편리하게 도와주는 물이다. 수돗물은 강

물을 깨끗하게 정수하고 물속에 있는 세균을 염소로 소독한 후 각 가정으로 배달하고 있다. 저자는 어릴 때 시골에서 오염되지 않은 지하수를 마시면서 자랐다. 언젠가 서울 친척 집에 갔었는데 알 수 없는 약품 냄새가 나는 수돗물을 마시고 있었다. 밥, 김치, 마시는 물 등 집에서 먹는 모든 먹거리에서 약품 냄새가 많이 났다.

그때는 서울에 사는 사람들이 먹고 마시는 것은 모두 다 좋은 것으로 알고 있던 시절이었다. 시골에서 살고 있던 사람들은 얼굴이 햇빛에 그을려 검은편이었는데 서울에 살고 있던 사람들은 얼굴 피부가 하얗고 예뻤다. 그래서 약품 냄새가 나는 수돗물이 엄청 좋은 물로 알고 있었다.

그러나 어느 날 수돗물 속에 들어있는 세균을 소독할 때 사용하는 염소의 나쁜 점에 대해 알게 되었다. 시골에서 마시던 오염되지 않은 지하수가 훨씬 더 좋은 물이라는 것을 알게 된 것이다.

요즈음 각 가정에서는 수돗물을 걸러주는 정수기를 많이 사용하고 있다. 정수기를 사용하는 목적은 물속에 들어있는 이물질과 염소

성분을 걸러내는 것이다. 그런데 역삼투압방식 정수기는 인체에 필
요한 필수 미네랄까지 모두 걸러낸다. 그리고 물을 산성화시킨다. 산
성수를 계속 마시게 되면 건강에 나쁜 영향을 끼치게 된다는 것은
이미 여러 번 강조한 바 있다. 그래서 미네랄을 덜 걸러내는 중공사
막방식 정수기 사용을 추천한다.

저자는 한 동안 식당에 갈 때마다 물의 알칼리도를 테스트하는
BTB 시약을 가지고 다녔었다. 어느 유명한 식당에서 손님들에게 제
공하고 있는 물을 컵에 따라서 BTB 시약 테스트를 했다. 결과는 산
성수였다. 역삼투압방식 정수기를 사용하고 있는 것이었다. 그 유명
식당에 함께 있었던 일행들에게 제공 받은 물의 성질에 대해 설명을
해주고 건강관리를 위해 산성수는 마시지 말 것을 당부했다.

수돗물 속에 들어 있는 염소 성분은 OT(Ortho Tolidine)시약 테스트
를 하면 금방 알 수 있다. OT시약은 물속에 염소 성분이 들어 있으
면 노란색을 띤다.

어느 회사의 카페에 설치된 정수기에서 나오는 물의 염소 성분을

걸러주는 성능에 대해 테스트를 해보았다. 그 회사의 카페에 설치한 정수기는 OT시약 테스트 결과 노란색으로 나왔다. 그 카페에 설치된 정수기는 염소 성분을 걸러주지 못하는 정수기였다. 아마도 카본 필터의 성능이 좋지 않거나 교체 시기가 지났을 것으로 짐작되었다.

의학박사 조셉 M. 프라이스 박사는 『물속에 든 염소가 범인이다』에서 물속에 들어있는 염소가 만성질환의 원인이라고 말했다. 정수 처리된 물에는 살균제로 쓰인 염소가 있는데, 염소는 심장마비, 뇌졸중의 원인이라는 것이다.

한 가지 더 놀라운 사실이 있다. 수돗물 속의 유기물질이 염소 성분과 반응하여 만들어지는 트리할로메탄이라는 물질은 발암 물질이다. 정수기를 사용할 때 염소 성분을 제거하는지 꼭 확인해야 하는 이유이다.

일부 업체에서는 정수기에 사용하는 카본필터의 제조단가를 낮추기 위해 싼 소재를 사용하기도 한다. 이 필터는 수돗물 속의 염소 성분을 제대로 걸러주지 못한다. 한국 속담에 "싼 것이 비지떡"이라는 말이 있다. 제대로 만든 정수기용 필터는 가격이 결코 싸지 않다.

가격이 싼 정수기용 필터를 사용하면 구입 가격에 대한 만족도는 있을지언정 정수기 성능 품질은 보증이 안 되는 경우가 있다. 이렇게 되면 정수기를 설치해야 하는 이유가 없다. 정수기는 이물질보다 염소 성분을 걸러주는 것이 더 중요하다.

수돗물을 소독하기 위해 사용하는 염소 성분은 만성 질환의 원인이고 발암 물질을 생성한다는 것을 앞에서 살펴본 바 있다. 게다가 물의 결정 구조도 파괴한다는 것도 알게 되었다.

또한 수돗물 속의 염소는 피부 건조화, 아토피성 피부염, 알레르기 천식, 모발의 단백질 퇴화로 인한 탈모, 변색, 비듬 등을 발생시킨다. 그래서 아토피성 피부염이 있거나 피부 거칠음 방지를 위해 샤워를 할 때 염소가 없는 물을 사용해야 한다. 염소는 샤워할 때 피부와 호흡기를 통해 흡수되기 때문이다.

샤워하는 수돗물 속에 있는 염소 성분을 제거하는 쉬운 방법이

물은 건강을 알고 있다

있다. 바로 비타민C가 들어 있는 샤워기를 사용하면 된다. 샤워기에 들어 있는 비타민C가 순간적으로 염소를 없애기 때문에 피부에 미치는 나쁜 영향을 방지할 수 있다.

저자는 수돗물의 염소 성분이 피부에 흡수되는 것을 실험해 보았다. 수돗물을 물 잔에 떠 놓은 후 손을 넣고 몇 분이 지난 후에 OT시약 테스트를 했다. 실험 결과 수돗물 속에 염소가 없다고 OT시약은 투명한 색으로 나타났다. 놀랍지 않은가. 피부가 염소를 흡수한 것이다. 그래서 수돗물로 샤워를 지속하면 피부가 거칠어지는 것이다.

수돗물 속의 염소가 비타민C를 파괴하는 것도 브로콜리와 딸기를 통해 실험해 보았다. 브로콜리와 딸기는 비타민C가 많이 들어 있는 야채이다.

먼저 브로콜리로 실험을 해보았다. 물 잔에 수돗물을 담아 놓은 다음 브로콜리를 넣은 후 몇 분이 지나면 염소 성분이 모두 제거된다. 브로콜리에 있는 비타민C가 파괴된 것이다. 딸기도 동일한 실험을 해보면 비타민C가 파괴된다는 것을 알 수 있다. 이 실험 동영상은 누구나 볼 수 있도록 아쿠아마인 유튜브에 올려 놓았다.

야채나 과일을 수돗물로 씻으면 비타민C가 파괴된다. 그래서 저자는 야채나 과일 등을 씻을 때 미네랄메이커 정수기 물로 씻는다. 비타민C 파괴를 방지하기 위함이다.

수돗물 속의 이물질과 염소를 제거하기 위해 정수기를 렌탈하여 사용하는 가구가 증가하고 있다. 정수기를 사용할 때 유효정수량을 잘 살펴보아야 한다. 정수기의 유효정수량이란 '필터를 교체하지 않고 정수할 수 있는 필터 성능'을 말한다. 필터 성능은 일반적으로 필터의 크기와 단면적에 비례한다. 바꾸어 말하면 필터 수량이 많거나 필터 크기가 클수록 정수 성능이 좋다.

저자가 어느 가정을 방문했을 때 작고 예쁜 정수기를 렌탈하여 사용하고 있는 것을 보았다. 어느 대기업에서 만든 정수기였는데, 제품에 붙여놓은 라벨을 살펴보았다. 유효정수량이 940ℓ로 표기되어 있었다.

유효정수량이 940ℓ이면 저자가 개발한 정수기 성능 기준으로 계산할 때 47일 정도 사용할 수 있는 필터 성능이다. 바꾸어 말하면 최소한 2개월에 1회씩 해당 필터를 교체해 주어야 한다. 그래야 정수기의 성능을 보증할 수 있다.

그런데 렌탈 정수기의 관리자는 3개월에 1회씩 방문한다고 전해 들었다. 정수기가 걸러주는 물의 정수품질을 보증하기 어려운 상태였다.

수돗물은 꼭 정수해서 마셔야 한다. 그래야 수돗물 속에 있는 이물질과 염소를 제거한 물을 마실 수 있다. 역삼투압방식(RO) 정수기는 미네랄을 모두 걸러내므로 중공사막방식(UF) 정수기의 사용을 추천한다. 그리고 미네랄을 증가시켜 주는 미네랄메이커 필터가 달린 정수기를 사용하면 미네랄 함량을 증가시킨 물을 마실 수 있어서 더욱 좋다.

정수기를 고를 때 제조회사의 인지도와 제품의 외관만 살펴보지 말고 제품에 붙어 있는 라벨을 꼼꼼하게 살펴보자. 한국 정부에서 정수기 품질을 인정하는 KC인증을 받았는지, 그리고 정수기 필터 수량과 유효정수량을 확인하자. 정수기에 대해 제대로 알고 수돗물 은 꼭 정수해서 마실 때 보다 더 건강한 삶을 살아갈 수 있다.

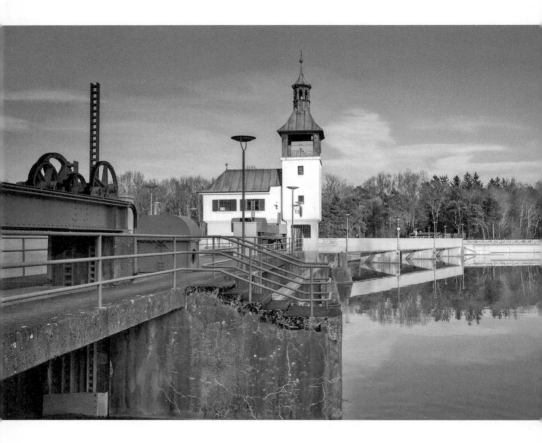

물은 건강을 알고 있다

수돗물

수돗물은 상수도에서 급수되는 물을 말한다. 최초의 수돗물은 고대 로마에서 시작되었다. 이후 12개의 상수도가 설치되었고, 길이는 5,478km라고 한다.

상수도의 중요성은 산업혁명과 함께 대두되었다. 강이 오염되면서 물을 매개로 전염되는 수인성 전염병이 돌았던 것이다. 이후 연구를 통해 염소성 소독법, 완속사 여과법, 급속사 여과법 등이 생겼다. 염소성 소독법이 가장 보편적이며 한국을 포함해 60개국이 이 방법을 쓴다.

한국에서는 1908년 최초의 근대적 수돗물 정수시설이 도입되었다. 현재 대부분의 나라에서는 상수도에 여과시설을 설치하여 소독, 살균된 물을 공급한다.

그러나 수도꼭지를 열고 바로 마셔도 되는 물을 공급하는 나라는 한국을 포함해 일본과 북미, 뉴질랜드, 유럽의 일부 국가뿐이다.

06

마그네슘 미네랄이 많은
물을 마셔라

2021년 1월 어느 날 인터넷 네이버에서 '미네랄워터'를 검색해보았다. 쇼핑몰에서 판매하고 있는 미네랄워터 상품 종류가 무려 20,385개나 되었다. 물은 수없이 많은데 어떤 물을 골라 마셔야 건강에 좋을까?

몸에 좋은 물을 마시기 위해서 대형마트 또는 인터넷쇼핑몰 등에서 일회용 플라스틱병에 담아서 팔고 있는 물을 열심히 구매하는 사람이 많다. 그런데 과연 일회용 플라스틱병에 담아서 팔고 있는 물들은 모두 건강에 좋은 것일까?

일회용 플라스틱병에 담아서 팔고 있는 물에 대해 불러 주는 이름이 몇 가지 있다. 미네랄워터, 생수, 광천수 등이다. 멋있는 의미를 가지고 있는 이름으로 물 상품을 부르고 있어서 건강에 좋을 거라는 신뢰를 가지고 있다. 이렇게 일회용 플라스틱병에 담아서 팔고 있는 물을 미네랄워터라고 부르고 있지만 실제로는 미네랄이 없는 물이 많다. 또한 판매되고 있는 물은 제조사에 따라서 미네랄 함량이 모두 다르다.

물을 구매하는 선택 기준은 무엇일까? 아마도 광고가 가장 큰 영향을 끼칠 것이다. 그런데 물의 가치는 물에 담겨 있는 미네랄 함량에 따라서 다르다. 프랑스에서 생산한 에비앙이 비싼 이유는 물에 담겨 있는 미네랄 함량이 많기 때문이다.

전 세계에 널리 알려진 콜라 회사에서 일회용 플라스틱병에 물을 담아서 판매하고 있다. 코카콜라는 미국 물 판매 시장점유율 2위를 차지하고 있다. 펩시콜라는 뒤를 이어 3위를 차지하고 있다. 콜라 회사의 브랜드 인지도를 가지고 물 판매도 하고 있어 인지도가 높은 것 같다.

저자는 콜라 회사가 미국 시장에서 판매하고 있는 물을 구입하여 실험 및 분석을 해보았다. 한국 공인시험기관에서 미네랄과 수소이온농도(pH) 분석 결과 콜라 회사가 판매하고 있는 일회용 플라스틱 병에 담긴 물은 미네랄이 거의 없는 산성수였다. 물 실험 및 분석 결과는 아쿠아마인 유튜브에 올려놓았다. 산성수는 몸을 아프게 한다는 것은 앞에서 설명한 바 있다.

몸이 산성화되는 것을 방지하려면 마시는 물도 산성수는 피해야 한다. 산성수는 인체에 필요한 미네랄이 거의 없다. 몸 건강관리를 위한다면 미네랄이 들어 있는 물을 골라서 마셔야 한다.

특히 마그네슘 함량이 많은 물을 마시는 것이 좋다. 마그네슘은 물속에 이온화 상태로 있을 때 몸에 흡수가 잘 된다. 면역 기능을 좋게 하기 위하여 마그네슘 미네랄이 함유된 물을 마셔야 한다.

물은 건강을 알고 있다

의학박사 F. 뱃맨겔리지 교수는 『신비한 물 치료 건강법』에서 마그네슘의 효능과 미치는 영향에 대해 아래와 같이 말했다.

"마그네슘은 뇌, 심장, 신장, 간, 췌장, 생식기관, 그 밖의 여러 기관의 모든 에너지 의존적인 공정에 안정성을 부여하는 요소다."

마그네슘은 탄수화물, 지방, 단백질 관련 300가지 이상의 효소 반응에 관여하며, 세포 기능의 효율성에 큰 영향을 미친다. 마시는 물에 마그네슘이 없다면 첨가하여 마실 것을 권장하고 있다. 가공 음료인 탄산음료는 인(phosphorus)을 많이 함유하고 있는데 인체에서 마그네슘을 제거한다. 탄산음료는 카페인의 부작용과 함께 마그네슘을 고갈시키는 작용을 하는 것이다.

이와 같이 산성수나 탄산음료는 건강관리에 부정적인 영향을 끼친다. 이제는 제대로 된 미네랄워터를 골라서 마셔야 한다. 일회용 플라스틱병에 담겨 있는 물을 구매할 때 라벨을 확인하면 된다.

물병에 붙어 있는 라벨을 살펴보면 무기질 함량이 표기되어 있다.

무기질은 미네랄을 말한다. 일반적으로 마그네슘(Mg), 칼슘(Ca), 칼륨(K), 나트륨(Na), 불소(F) 등이 표기되어 있다. 불소(F)를 제외한 마그네슘, 칼슘 등의 무기질은 함량이 많을수록 좋은 물이다.

건강에 좋은 물은 마그네슘, 칼슘 등의 미네랄 함량이 많은 약알칼리성 물이다. 그런데 일회용 플라스틱병에 담아서 판매되고 있는 물에는 미네랄이 없는 산성수도 있어서 잘 살펴보고 구입해야 한다.

물속에 미네랄 함량이 없는 물은 미네랄 함량을 높여서 마시도록 하자. 물속의 미네랄 함량을 높여주는 미네랄메이커 텀블러를 사용하면 쉽게 해결할 수 있다.

미네랄메이커에 마실 수 있는 어떤 종류의 물을 넣든지 마그네슘 미네랄 함량을 4~5배 증가시켜 준다. 게다가 원래 가지고 있는 물의 성질을 알칼리성으로 바꾸어 준다. 세계적으로 널리 알려진 장수마을에서 마시는 물과 같이 미네랄 함량을 많게 하고 약알칼리성 물을 만들어 준다. 미네랄메이커 텀블러에 정수기 물이나 일회용 플라스틱병의 물을 넣은 후 30분 정도 경과한 후에 마시면 된다.

물은 건강을 알고 있다

내가 마시는 물에 따라 몸이 건강해지기도 하고 아파지기도 한다. 특히 역삼투압정수기가 만드는 산성수는 마시지 말아야 한다. 또한 일회용 플라스틱병에 담겨있는 산성수도 마시지 말아야 한다. 미네랄이 없는 물은 몸을 아프게 하기 때문이다.

역삼투압법

국내 정수기의 70% 이상이 역삼투압 방식을 쓴다. 삼투압은 농도가 다른 두 용액 사이에 반투막을 두면 농도가 낮은 쪽에서 높은 쪽으로 물이 이동하는 원리이다. 역삼투압은 이 원리를 거꾸로 사용한다. 삼투압보다 높은 힘을 가해 물을 농도가 높은 쪽에서 낮은 쪽으로 넘기는 것이다. 해수의 담수화에도 사용한다.

07

미네랄메이커를
꼭 손에 들고 다녀라

나는 몇 살까지 살 수 있을까? 성경을 보면 사람은 몇 백 년씩 살다가 죽었다. 가장 오래 산 사람은 므두셀라이고 969세를 살았다. 그런데 사람이 악해지기 시작하여 하나님이 사람을 120년밖에 살지 못하도록 하셨다고 창세기 6장 3절에 기록되어 있다. 이와 같이 사람은 120년을 살 수 있도록 생명을 부여 받았다.

통계청에서 2020년 6월 기준 발표한 한국 인구수와 연령별 생존 확률은 아래와 같다.

"총인구는 51,801,449명이고 남자는 25,861명, 여자는 25,940,333명이다. 연령별 생존 확률은 70세 86%, 80세 30%, 85세 15%, 90세 5%이다. 전체 연령별 인구 중 99세는 648명이다."

인생 100세 시대라고 말하고 있지만 99세까지 살아있는 사람은 전체인구의 0.001%뿐이다. 통계에 따르면 건강하게 살 수 있는 평균 나이는 76~78세이다. 건강하게 장수할 수 있는 비결은 무엇일까? 이에 대해 다양한 연구자들이 세계 장수마을을 연구했다.

세계적으로 널리 알려진 장수마을(프랑스 루르드, 독일 노르데나우, 파키스탄 훈자, 멕시코 토라코테, 에콰도르 빌카밤바 등)에서 마시는 물은 공통점이 있다. 미네랄 함량이 많고 약알칼리성 물이다. 물속에 마그네슘과 칼슘 함유량이 많아서 각종 질병을 예방해주기 때문에 주민들이 건강한 상태를 유지할 수 있다고 전해지고 있다.

다양한 연구를 통해 사람이 무엇을 먹고, 어떤 생활환경에서 살고 있는지 등이 건강과 수명에 영향을 미치고 있음이 밝혀졌다. 특히 마시는 물에 대한 중요성이 강조되고 있다. 세계 장수마을에 살고 있는 사람들과 같이 건강한 삶을 누리려면 마그네슘 미네랄이 많은 물을 마셔야 한다.

노화는 탈수에서 시작하여 미네랄 결핍으로 진행된다. 인체의 70%는 수분인데 몸에서 수분이 빠져 나가는 것이 노화인 것이다. 탈수는 단순히 물을 마시지 않는 것에서 그치는 것이 아니다. 탈수는 노화와 질병을 유발한다. 또한 미네랄이 없는 산성수도 질병을 유발한다. 그래서 미네랄이 적당히 함유된 물을 마셔야 한다.

일회용 플라스틱병에 담아서 판매하고 있는 물을 미네랄워터라고 부르고 있지만 산성수가 많다. 그러면 어떤 물을 마셔야 하는 것인지 고민이 많다. 이럴 때는 미네랄메이커 텀블러를 사용하면 고민이 해결된다. 미네랄메이커 텀블러는 휴대용이므로 들고 다니기에 간편하다. 그리고 몸에 유익한 다양한 기능을 가지고 있다. 미네랄메이커 텀블러의 중요한 기능 몇 가지를 살펴보면 아래와 같다.

첫째, 미네랄메이커 텀블러에 정수기 물 또는 일회용 플라스틱병에 있는 물을 넣고 30분에서 1시간 정도 경과하면 마그네슘 미네랄 함량이 4~5배 증가한다. 마그네슘 미네랄이 거의 없는 산성수일지라도 마그네슘 미네랄 함량을 증가시킨 물로 바꾼다. 마그네슘은 인체의 수백 가지 효소 활동을 도와주는 매우 중요한 미네랄이라고 의학박사들이 저서를 통해 발표한 바 있다.

둘째, 미네랄메이커 텀블러에 넣은 산성수 또는 중성수를 알칼리성 물로 바꾸어 준다. 이 물을 알칼리성 마그네슘 미네랄워터 또는 마그네슘워터라고도 부른다. 알칼리성 물은 산성화된 체질을 개선해준다. 또한 만성설사, 소화불량, 위장 내 이상발효, 위산 과다 등의 개선에 도움을 준다. 알칼리성 물이 이러한 위장 증상 개선에 도움을 준다고 하는 것은 식품의약품안전처 홈페이지에 소개되어 있다.

셋째, 미네랄메이커 텀블러가 만드는 알칼리성 마그네슘 미네랄워터는 물 클러스터 크기를 작게 만든다. 물 클러스터 크기가 작은 물은 목 넘김이 부드러워서 마시기에 편하다. 정수기 물의 목 넘김이 불편한 사람이 사용하면 편안하고 부드럽게 물을 마실 수 있다.

넷째, 미네랄메이커 텀블러가 만든 알칼리성 마그네슘 미네랄워터는 식중독을 일으키는 대장균, 살모넬라균을 살균한다. 일회용 플라스틱병에 담겨 있는 물은 마시기 시작하면서 개봉된 상태가 지속되면 세균이 증식한다. 그렇지만 미네랄메이커 텀블러가 만든 알칼리성 마그네슘 미네랄워터는 시간이 경과할수록 세균을 살균하는 효과가 있다. 그래서 알칼리성 마그네슘 미네랄워터를 항균워터라고도 부른다. 더운 여름날에도 세균증식이 전혀 없으므로 안전하게 마실 수 있는 물을 제공한다.

다섯째, 차를 우려낼 때 더 진한 맛을 내게 해주고 미네랄 함량을 증가시킨다. 마그네슘 함량이 4~5배 증가한 차를 마실 수 있게 해준다.

기업에서는 생산성 향상과 원가절감 실현을 위해 '눈으로 보는 관리(Visual Management)'를 실행하고 있다. 사람은 시각으로 모든 정보의 60~80% 정도를 파악한다. 그래서 문제점을 눈으로 보아 알 수 있도록 시각화하여 모든 사람이 공유토록 함으로써 안전사고 또는 품질 문제 등이 발생하지 않도록 관리하는 것이다.

물은 건강을 알고 있다

눈으로 보는 관리는 기업뿐만 아니라 사회 곳곳에서도 많이 활용하여 안전사고 등을 방지하고 있다. 고속도로 분기점에서 도로 위의 색깔을 다르게 칠해놓아 원하는 지역을 잘 찾아갈 수 있도록 안내해주는 것도 눈으로 보는 관리의 실행 사례이다. 이와 같이 눈으로 보는 관리는 기업이나 개인에게 매우 유익한 시스템이다.

물을 마시지 않아서 발생하는 탈수 질환도 눈으로 보는 관리를 통해서 개선할 수 있다. 모든 사람이 매일 물을 충분히 마시면 건강에 좋은 것은 알고 있다. 그런데 매일 바쁘게 생활하면서 물 마시는 타이밍을 놓치고 있다. 이렇게 물 마시는 타이밍을 놓치는 것이 반복되면서 탈수 질환이 발생하게 되는 것이다.

저자가 어느 고객과 미네랄메이커 텀블러에 대해 상담한 적이 있다. 제품에 대해 간단히 기능과 성능을 소개해 주었다. 탈수 질환 방지를 위해서 물을 충분히 마셔야 한다고 강조해 주었다. 상담 후에 부부가 함께 사용하겠다고 미네랄메이커 텀블러 2개를 구입했다.

고객으로부터 약 6개월 지난 후에 연락이 왔다. 미네랄메이커 텀블러를 항상 들고 다니니까 잊지 않고 물을 마실 수 있어서 좋다고 했다. 그리고 1년 정도 지난 후에 또 연락이 왔다. 과거에는 죽을 먹으면 죽그릇에 물이 많이 생겼는데 이제는 물이 거의 생기지 않는다고 했다. 산성 체질이 알칼리성 체질로 바뀌었다는 소식이었다.

죽 또는 짜장면을 먹을 때 산성 체질인 경우에는 물이 많이 생기게 된다. 몸이 많이 피곤한 상태에서 죽이나 짜장면을 먹어도 물이 많이 생긴다. 몸이 피곤할 때는 체질이 산성화되어 있는 상태이다. 죽이나 짜장면을 먹을 때 물이 많이 생긴다면 체질 개선을 위해 알칼리성 물을 마시는 것이 좋다.

알칼리성 물을 장기간 마시다 보면 어느 시점에서 알칼리성 체질로 바뀌게 된다. 알칼리성 체질로 바뀌는 시점은 개인마다 다르므로 꾸준히 마시는 것이 중요하다. 사람의 혈액은 수소이온농도 pH7.3~7.4 수준의 약알칼리성이다. 알칼리성 체질일 때 건강상태가 좋게 된다. 반면에 산성 체질은 면역력이 약하다. 그래서 질병에 잘 걸리게 된다.

물은 건강을 알고 있다

미네랄메이커 텀블러에 마시는 물을 넣으면 몸에 좋은 알칼리성 마그네슘 미네랄워터로 바꾸어 준다는 것을 살펴보았다. 그리고 매일 규칙적으로 충분히 마시기 위해서 휴대폰에 굿워터라이프 앱을 설치하여 사용하는 것도 소개했다.

아무리 건강에 좋은 물이라고 하더라도 직접 마시지 않으면 아무 의미가 없다. 미네랄메이커를 꼭 손에 들고 다녀야 한다. 그러면 눈에 잘 보이기 때문에 매일 규칙적으로 알칼리성 마그네슘 미네랄워터를 충분히 마실 수 있다. 체중 1kg당 물 33㎖씩 마시길 권장한다.

장수마을

세계 장수마을에 대한 소개 내용을 살펴보면 재미있다.

"90세 넘은 노인들이 밭에 나와 일을 하고, 80~90대에도 아기를 낳은 사람이 다수 있다. 암이나 심장 관련 질환 등 퇴행성 질환을 거의 겪지 않는다." — 파키스탄 훈자마을

"80세는 어린애 취급을 받을 정도다." — 에콰도르 빌카밤바

"각종 질병을 고쳐주는 기적의 물이다. 매년 불치 환자가 500만 명 넘게 찾아온다. 의학적으로 확인된 환자도 상당수이다."
— 프랑스 루르드

"물을 마신 이후 통증 및 질병이 사라진다. 요통, 당뇨, 알레르기, 천식, 피부병, 소화기 질환 등을 극복한 사람이 80%가 넘는다." — 멕시코 트라코테

"샘물에서 강력한 에너지가 나오는 것을 감지하고 환자들에게 마시게 했다. 수많은 임상실험을 통과해 의료용 광천수로 분류되고 있다." — 독일 노르데나우

물은 건강을 알고 있다

5 장

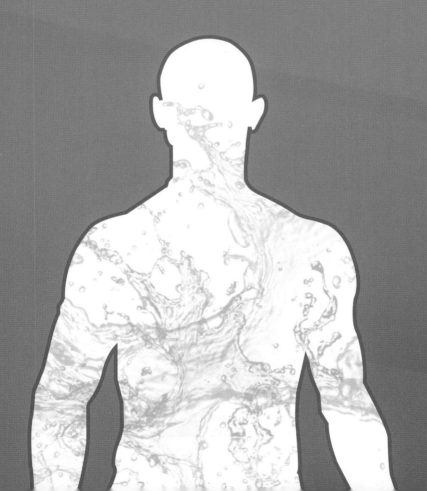

천연치료제,
미네랄워터가
건강의 해답이다

나는 아픈 것이 아니라
목이 마른 것이다

대부분의 사람들은 새해가 되면 마음의 소원을 담은 소망을 이루어 나가기 위해 노력한다. 작심삼일이 될지언정 그래도 새로운 목표를 향해 시도를 해보는 것이 중요하다. 나의 새해 소망은 무엇인가?

어느 기업에서 2021년 초에 직장인들의 새해 소망이 무엇인지 설문 조사를 하여 발표했다. 1위 다이어트·금연 등 건강관리, 2위 재테크 성공, 3위 이직·창업, 4위 자격증 취득, 5위 외국어 습득, 6위 연봉인상·승진 등의 순이었다.

어느 학생복 기업에서도 2021년 초에 청소년들을 대상으로 새해 목표에 대해 설문 조사를 하여 발표했다. 1위 다이어트 및 건강관리, 2위 성적 향상, 3위 진로 구체화, 4위 친구 및 가족과 좋은 관계 유지하기 등의 순이었다.

직장인들과 청소년들의 공통적인 1위는 건강관리이다. 이는 2020년 초부터 시작된 코로나 바이러스 감염이 확산되면서 건강관리에 대한 중요성이 크게 부각된 것으로 생각된다. 코로나 바이러스 감염 방지를 위하여 새로운 생활습관이 자리를 잡았다. 외출 시에 항상 마스크를 착용하는 것과 손 씻기이다.

마스크를 착용하는 목적은 2가지이다. 첫째는 마스크 착용자의 침방울이 상대방에게 전파되지 않도록 차단하는 것이다. 둘째는 상대방의 침방울이 나의 입과 코에 전파되지 않도록 차단하는 것이다.

현재 COVID-19 백신이 개발되어 일부 국가에서 예방접종을 시작하고 있다. 하지만 이미 변종 코로나 바이러스가 발생하고 있어 백신 접종에 대한 예방 효과는 지켜보아야 한다. 코로나 바이러스를 극복하기 위해서 인체의 자가 면역을 높이는 방법에 대해 많은 연구와 실행이 필요하다. 특히 인체 면역을 높이기 위해서 스트레스를 피해야 한다. 스트레스는 몸을 산성화시키고 면역이 떨어지게 하기 때문이다.

『감사의 힘』의 저자 데보라 노빌은 감사의 힘으로 스트레스를 해소하도록 권장한다. 책에 따르면 노스캐롤라이나대학교 바버라 프레드릭슨 심리학과 교수는 긍정적인 감정이 일으키는 반응은 서서히 시작되어 오래 지속된다고 말한다.

분노와 불만족을 감사하는 태도로 바꾸면 긍정적인 에너지가 생기게 된다. 어떤 환경에서든지 항상 감사의 마음을 가지게 되면 건강 관리에 도움이 된다. 에모토 마사루는 물에게 감사의 말을 건네주면 아름다운 물 결정체가 된다는 사실을 밝혀냈다. 반대로 물에게 나쁜 말을 하면 물 결정체가 깨진 모습으로 바뀌게 된다. 정말로 신기한 일이 아닐 수 없다, 물도 감정이 있는 것과 같다.

에모토 마사루는 『물은 답을 알고 있다』에서 물에게 건네는 말에 따라서 물 결정체가 달라진다고 말했다. '고마워요, 사랑합니다'라는 말을 들은 물은 자연 그대로의 아름다운 육각형 결정을 만들어낸다.

"사랑과 감사로 마음을 채우면 이 세상은 온통 사랑하고 감사해야 할 것으로 가득해질 것이고 우리의 몸을 채우고 있는 물은 한없이 깨끗해질 것이다. 그때 우리는 환하게 빛나는 결정 그 자체가 된다."

사람은 사랑하면 예뻐진다. 인체의 70%는 물이기에 사랑을 받게 되면 몸에 있는 물 결정체가 아름답게 바뀌게 되어 예뻐지는 것은 아닐까 생각해 본다.

몸은 움직이는 물통이나 다름없어서 항상 수분을 충분히 공급해 주어야 한다. 몸에서 수분이 부족하면 탈수가 되고 통증이 발생하기 때문이다. 두통이 있을 때 약을 먹어도 통증은 사라지지 않는다. 인체의 탈수문제가 해결되지 않았기 때문에 통증이 사라지지 않는 것이다.

물은 건강을 알고 있다

탈수로 인해 발생하는 통증은 진통제로 치료되지 않는다. 천연치료제인 물을 마셔야 한다. 많은 사람이 두통으로 고통을 당하고 그로 인해 진통제를 먹고 있다. 이제는 아프면 약을 먹어야 한다는 생각을 바꾸어야 한다. 몸에 통증이 발생하면 먼저 물을 얼마나 마셨는지 살펴보아야 한다. 그리고 물을 충분히 마시는 것이 필요하다.

저자도 과거에 대기업에 근무하면서 두통이 있을 때마다 진통제를 먹었다. 진통제로 인한 부작용을 줄여 보려고 해외에서 판매하고 있는 진통제를 구매하여 먹기도 했었다. 그러나 두통은 지속되었고 고통스러웠다.

오랜 시간이 흐른 후 물을 연구하고 공부하던 중 물을 마시지 않아 발생하는 탈수로 인해 두통이 발생한다는 것을 알게 되었다. 두통이 있을 때 물 2잔을 마시고 30분 정도 경과하면 두통이 사라지는 것을 체험했다.

지금은 매일 물을 충분하게 마시고 있지만 장거리 출장이나 바쁜 일과를 보낼 때 물 마시는 시기를 놓치기도 한다. 그럴 때면 두통이 찾아 온다. 그러면 알칼리성 마그네슘 미네랄워터를 2잔 마신다. 그리고 시간이 조금 지나면 두통은 사라지고 머리가 상쾌해지는 것을 느끼게 된다. 물만 마셨을 뿐인데 두통이 사라진 것이다.

물은 자연 치유력이 있다. 몸이 아프거나 통증이 있다면 미네랄이 담겨 있는 물을 충분히 마셔야 한다.

나이를 먹을수록 물 마시는 것에 게을러진다. 목마르기를 기다렸다가 물을 마시려고 하기때문에 탈수가 생긴다. 나이를 먹을수록 목마름을 느끼지 못한다. 그래서 몸이 아프게 된다.

노화는 나이를 먹어서 발생하는 것이 아니다. 몸에서 수분이 빠져나갔음에도 불구하고 수분을 채워주지 않아서 노화가 발생하는 것이다. 노화는 몸을 아프게 한다. 나는 아픈 것이 아니라 목이 마른 것이다. 매일 알칼리성 마그네슘 미네랄워터를 충분히 마시자. 그러면 탈수로 인한 통증은 사라진다.

물은 건강을 알고 있다

물은 건강에 대한
모든 답을 알고 있다

"아는 것이 힘이다."

이 말은 영국의 철학자 프랜시스 베이컨(Francis Bacon)의 격언으로 알려져 있다. 그러나 위키백과에서는 프랜시스 베이컨에 의해서 기록된 것이 아니라고 전한다. 베이컨의 저서 『노붐 오르가눔(Nvum Organum)』에는 "인간의 지식과 힘은 일치한다."라고 기록되어 있다.

표준 새번역 성경 잠언 24장 5절에는 "지혜가 있는 사람은 힘이 센 사람보다 더 강하고, 지식이 있는 사람은 기운이 센 사람보다 더 강하다."라고 기록되어 있다. 독일 철학자 괴테는 "이해하면 소유할 수 있다."라고 말했다. 위의 말들을 종합해보면 "지식이 많은 것이 힘이고, 아는 것 만큼 소유할 수 있다."라고 말할 수 있다.

우리가 어린 시절부터 많은 시간을 들여서 공부하는 목적은 무엇인가. 공부하여 알게 된 지식을 삶에 유용하게 사용하는 것이다. 4차 산업혁명 시대에 접어들면서 IT 기술이 급속히 발전하고 있다. 남녀노소 누구나 새로운 지식은 인터넷을 통하여 정보를 얻고 있다.

그런데 인터넷에는 검증되지 않은 오류 정보가 넘쳐나고 있어 주의가 필요하다. 인터넷에 있는 정보 중에서 출처가 분명하지 않은 것은 신뢰할 만한 지식이 아니다. 인터넷에서 정보를 대할 때는 항상 정보의 작성자와 출처가 어디인지 확인하는 습관을 가져야 한다. 출처가 명확하지 않은 정보는 버려야 한다.

누구나 관심을 가지고 있는 건강이란 무엇인가? 세계보건기구

(WHO)의 헌장에는 아래와 같이 기록되어 있다.

"건강이란 질병이 없거나 허약하지 않은 것만 말하는 것이 아니라 신체적·정신적·사회적으로 완전히 안녕한 상태에 놓여 있는 것이다."

건강은 몸과 마음이 모두 정상적으로 기능하는 상태로 있어야 한다. 건강하려면 무엇을 어떻게 해야 할까? 몸을 구성하고 있는 70%가 물이다. 인체에 있는 물은 건강에 대한 많은 정보를 알려 준다.

인체에 물이 부족한 탈수상태가 되면 소변 색깔이 노랗다. 탈수가 지속 되면 몸이 산성화되고 아프게 된다. 반대로 소변 색깔이 투명한 색깔에 가깝다면 몸에 물이 충분한 상태이다. 몸에 물이 충분하면 영양소 이동, 노폐물 배출, 면역 기능 등의 대사 작용이 활발하다.

물과 마시는 액체를 구분할 수 있어야 한다. 물 대신에 콜라와 같은 탄산음료를 마시면 카페인과 당분을 동시에 마시게 된다. 가공된 음료를 계속해서 마시면 질병과 비만이 생기게 된다. 살찌는 사람에게는 무엇이 필요할까. 다이어트 식단으로 식사를 만들어 마시면 살이 빠지는 것일까? 운동 시간을 많이 증가시키면 살이 빠지는 것일까?

살이 찐 사람, 살이 쉽게 찌는 사람에게는 다이어트약이 아니라 우선 물이 필요하다. 몸에 수분이 충분히 공급되면 음식 선호도가 탄수화물에서 단백질과 지방으로 바뀌게 된다고 한다. 탄수화물은 살을 찌게 만드는 일등공신 역할을 하는데 탄수화물 섭취가 줄어들게 되어 살이 빠지게 된다는 것이다. 또한 단 음식에 대한 집착도 사라진다.

또한 물, 비타민, 미네랄은 만성 알레르기 증상을 개선시키기도 한다. 물을 충분히 마시게 되면 혈액의 기능이 좋아지게 된다. 혈액의 주요 기능은 영양소의 이동과 노폐물의 배출 그리고 면역기능이다. 이와 같이 혈액기능이 개선되면 알레르기 증상인 악성 아토피성 피부염 등의 증상도 나아질 수 있는 것이다.

사람은 누구나 건강한 삶을 살아가길 원하고 있다. 그래서 몸에 좋다는 것을 찾아다니면서 골라서 먹고 있다. 어느 소문난 맛집 식당을 가보면 번호표를 뽑아들고 30분~1시간 이상을 기다리는 경우가 있다.

어느 암환우가 말했다.

"몸에 좋은 것을 찾아다니지 말고 몸에 나쁜 것을 먹지 마라."

내 몸에 좋은 것은 무엇인가? 또한 내 몸에 나쁜 것은 무엇인가? 몸 건강에 좋고 나쁨은 어떻게 판단할 수 있을까? 이는 내 몸을 구성하고 있는 것을 살펴보면 알 수 있다. 몸의 70%는 물로 구성되어 있는 신비한 물통과 같다. 내 몸을 좋게 하는 것은 바로 물이다.

몸의 혈액은 약알칼리성이다. 혈액이 약알칼리성을 유지하는 데 나쁜 영향을 끼치는 산성수, 카페인, 당분, 탄산 등은 가급적 마시지 말아야 한다.

혈액을 건강하게 관리하기 위해서 마시는 물은 미네랄 함량이 많은 약알칼리성 미네랄워터가 좋다. 마시는 물이나 액체에 따라서 몸의 건강상태가 달라지게 된다. 그러므로 몸 건강관리에 필요한 알칼리성 미네랄워터를 마셔야 하는 것이다.

이와 같이 물은 건강에 대한 모든 답을 알고 있다.

03

물을 알면 알수록
건강해진다

"진리를 알지니 진리가 너희를 자유롭게 하리라."

성경 요한복음 8장 32절에 기록된 말씀이다. 이는 성경의 진리를 올바르게 이해할 때 자유롭게 된다는 의미를 가지고 있다.

나는 매일 마시고 있는 물에 대해 얼마나 알고 있을까? 지금까지 물과 액체를 구분하여 마시고 있었을까? 물은 물만이 가지고 있는 물성이 있다. 물은 자연계에서 가장 복잡한 물질이라고 알려져 있다. 물은 두 원소(산소와 수소)로 생성되지만 액체다. 섭씨 100℃ 이상에서는 기체이며, 섭씨 4℃에서 최고 밀도이고, 0℃ 이하에서 고체가 되지만 가장 가벼워진다.

일반적인 물질은 고체 상태에서 더 무겁다. 고체 상태인 돌은 물에 넣으면 무거워서 물속으로 가라앉는다. 그러나 물의 고체 상태인 얼음은 가벼워서 물에 뜬다. 고체 상태에서 물에 뜨는 얼음은 과학으로 모든 것을 설명하기에 어려움이 있다.

물의 중요한 기능은 인간의 생명을 유지하는 것이다. 몸속의 수분은 생명의 수명과 직결되어 있다. 또한 물은 몸의 에너지 생성 작용을 한다. 생명 유지를 위해 먹은 음식물을 소화시키고 영양분을 공급한다.

물은 구성하고 있는 수소이온의 농도에 따라서 물의 성질이 달라진다. 수소이온농도(pH)는 pH1~14까지 숫자로 표기한다. pH1~6까지는 수소이온이 많은 산성의 물이다. 산성 물의 특징은 미네랄이

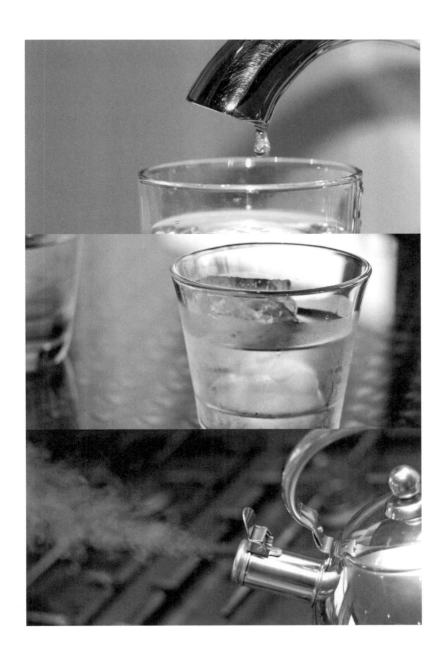

없다는 것이다.

pH7은 중성이다. 각 가정에 배달되는 수돗물은 중성이다. 이 수돗물을 역삼투압방식(RO) 정수기로 정수하면 산성수가 된다. 그러나 수돗물을 중공사막방식(UF) 정수기로 정수하면 그대로 중성의 물이 된다. 역삼투압방식 정수기와 중공사막방식 정수기의 차이는 미네랄을 걸러내는가 아닌가에 따라서 물의 성질이 결정된다.

역삼투압방식 정수기는 미네랄을 걸러내어 산성의 물을 만든다. 이 산성의 물을 지속해서 마시면 건강에 나쁜 영향을 끼치게 된다. 특히 임신부들은 산성수 마시는 것을 피해야 한다. 뱃속에 있는 태아의 건강까지 나쁘게 하기 때문이다. 중공사막방식 정수기는 수돗물에 들어있는 미네랄을 최소한으로 걸러낸다. 그래서 중성의 물 상태가 유지된다.

pH8~14까지는 수소이온이 적은 알칼리성이다. 알칼리성 물의 특징은 미네랄이 적당히 함유되어 있다. 중성의 물을 알칼리성 물로 만드는 방법은 2가지가 있다. 전기분해 방법과 미네랄스톤으로 천연

전기분해하는 방법이다. 전기분해 방법으로 알칼리성 물을 만들면 물속에 들어있는 미네랄 함량은 대부분 그대로 유지된다. 그러나 미네랄스톤으로 천연전기분해를 하면 알칼리성 물을 만들면서 미네랄 함량을 증가시킨다.

산성수가 몸을 아프게 한다는 것은 이미 설명한 바 있다. 혈액의 건강관리를 위해서는 미네랄이 적당히 함유된 알칼리성 물을 마셔야 한다.

물에는 경도가 있다. 물속에 녹아 있는 칼슘과 마그네슘 미네랄을 수치화한 값이다. 세계보건기구(WHO)는 물 1ℓ에 녹아있는 칼슘과 마그네슘의 양이 120mg 이상이면 경수라고 하고, 그 이하이면 연수라고 규정한다.

물의 미네랄 함유량은 지형이나 지층 등의 다양한 조건의 영향으로 인해 달라진다. 유럽은 대체적으로 땅이 평탄하며 석회암층이 많으므로 물이 오랜 기간 땅에 머물기 때문에 경수가 만들어진다.

반면 일본은 땅덩어리의 모양 때문에 물이 고지대와 저지대로 빠르게 흐르므로 연수가 많다. 한국도 일본의 지형과 비슷해 연수가 많다. 연수는 미네랄 함유량이 적다.

일반적으로 일회용 플라스틱 물병에 담아서 판매하고 있는 물을 미네랄워터라고 부르고 있다. 이 물 중에는 미네랄이 거의 들어있지 않은 물도 있다는 것은 앞에서 언급했다. 일회용 플라스틱 물병에 담아서 판매하고 있는 물을 구매할 때는 물병에 붙어 있는 라벨에 표기된 무기질(미네랄) 함유량을 꼭 확인해야 한다.

몸에 좋은 물은 미네랄 함유량이 많은 알칼리성 미네랄워터이다. 한국에서 만들어지는 물은 대부분 연수이다. 이 물을 간편하게 알칼리성 미네랄워터로 만들어 마시는 방법이 있다. 알칼리성 물을 만드는 방법 중에 미네랄스톤으로 천연전기분해하는 방법이 있는데, 이 원리를 응용해 개발한 제품이 미네랄메이커 텀블러이다.

미네랄메이커 텀블러에 정수기 물을 넣은 후 30분이 경과하면 마그네슘 미네랄을 4~5배 증가시킨다. 그리고 물을 알칼리성 미네랄워터로 바꾸어 준다. 게다가 물 입자를 작게 만들어 물맛을 좋게 하고 부드럽게 만든다. 더운 여름날에 발생하는 식중독 세균인 대장균과 살모넬라균을 살균하여 안전하게 마실 수 있는 물을 제공한다.

물의 가치는 물속에 담겨 있는 미네랄 함유량이 결정한다. 그리고 그 물이 어떤 기능을 하고 있는가에 따라서 물의 가치가 결정된다.

의학박사 이규재 교수는 『의학으로 본 알칼리환원수』에서 알칼리성 물이 건강하게 만드는 긍정적인 영향에 대해 말했다. 만성변비 개선, 허리둘레 감소, 체지방 감소, 혈당 강하, 피로 개선 등이다.

"본인을 포함하여 과거부터 연구를 같이해 온 여러 연구원들과 가까운 사람들 중에는 알칼리환원수를 하루 2~3ℓ씩 3~4주 정도 꾸준히 음용한 후 허리둘레가 감소한 사람들이 많다."

알칼리성 물은 만성설사, 위산과다, 소화불량, 위장내 이상발효 등의 장내 질환을 개선하는 효능이 있다고 인정받고 있는 물이다. 또한 많은 의학박사들의 연구에 의해 탈수 질환으로 인한 각종 통증에도 개선 효과가 있음이 입증되고 있다. 이외에도 당뇨병, 고혈압, 항암 효과, 아토피성 피부염, 변비 등에도 효과가 있다는 사례가 다양하게 발굴되고 있다.

알칼리성 미네랄워터는 약은 아니지만 천연치료제 역할을 하고 있다. 미네랄이 많이 함유된 미네랄워터는 체질 개선이나 건강 작용에 좋은 영향을 끼치는 물이다. 이제는 아름답고 활력이 넘치는 건강한 몸을 만들기 위해 산성수 또는 가공된 탄산음료 마시는 것을 중단해야 한다. 그리고 알칼리성 마그네슘 미네랄워터를 마셔야 한다. 물을 알면 알수록 건강해진다.

물만 바꾸어도
지긋지긋한 질병에서
해방될 수 있다

아침 식사를 먹어야 할지, 먹지 말아야 할지 고민하는 사람들이 많다. 아침을 먹지 않는 사람들의 이유는 다양하다. 다이어트를 위해서 아침 식사를 먹지 않는 사람이 있다. 어렸을 때부터 아침을 거르는 습관이 있어 아침을 먹지 않는 사람도 있다. 게으름 때문에 늦잠을 자느라고 먹지 않는 사람 등등 다양한 이유로 아침 식사를 거르는 사람이 있다.

저자가 삼성전자 근무 시절에 일본인 의사가 쓴 저서에서 아침을 먹지 말라고 하는 글을 감명 있게 읽은 적이 있다. 이 저서에서는 아침을 먹지 않으면 건강에 좋다는 내용이었다. 저자도 책에 있는 내용대로 아침을 먹지 않고 굶기 시작했다. 첫날 오전 시간에 배고픔이 매우 심했다. 배고픔이 느껴질 때마다 물을 마셨다. 그 이튿날, 3일째, 4일째…. 계속해서 아침은 굶고 오전에 배고픔이 올 때마다 물을 마셨다.

아침 식사를 먹지 않은지 약 2주 정도 지나면서 몸에 문제가 생기기 시작했다. 급격한 체력 저하 현상이 발생했다. 회사에 출근하여 일을 하는 것이 어려울 지경이었다. 아침을 먹지 않으면 건강에 좋을 것을 기대했는데 오히려 건강에 문제가 생겼다. 그래서 다시 아침 식사를 먹기 시작했다. 그 이후에 체력은 회복되었고 건강이 되돌아왔다.

아침 식사를 거르면 뇌에 영양소 공급이 제대로 되지 않는다. 또한 에너지 영양소가 없어서 체력 저하가 온다. 공부하는 학생들은 꼭 아침 식사를 먹어야 한다. 그래야 뇌에 에너지 공급이 잘 되어 공부

물은 건강을 알고 있다

도 잘 된다.

어느 직장인의 하루를 들여다 보자. 아침 일찍 일어나서 아침 식사를 먹는다. 아침 메뉴는 빵과 커피 등이다. 회사에 출근하여 업무를 시작하기 전에 커피를 한 잔 마신다. 점심 시간에는 동료들과 특별한 음식을 먹기 위해 피자와 콜라 등을 먹었다. 오후에 커피 한 잔 마신 후 업무를 시작한다. 오후 업무를 마치고 드디어 퇴근 시간이다. 저녁 식사는 친구들을 만나 돼지고기 삼겹살을 구워서 술과 함께 먹는다.

이 직장인은 하루 세끼를 꼬박 잘 챙겨 먹었다. 그런데 하루 세끼 먹은 음식을 살펴보자. 대부분 산성 식품들을 골라서 먹고 있다. 사람의 혈액은 수소이온농도 pH7.3~7.4 수준의 약알칼리성이다. 그런데 산성식품을 지속적으로 먹게 되면 몸의 항상성이 무너져서 산성 체질로 바뀌게 된다. 몸을 아프게 하는 것은 산성 물질들이다. 암세포도 산성 성분이다. 이러한 산성 물질들을 먹은 후에는 알칼리성 식품을 골라서 먹어야 한다.

커피와 콜라는 몸속에 있는 수분을 배출시키는 이뇨제이다. 커피와 콜라는 한 잔을 마시면 몸속에 있는 수분은 한 잔 이상 배출된다. 커피나 콜라를 마신 후에 화장실에 가고 싶어지는 경험들이 있을 것이다. 위에서 소개한 어느 직장인은 하루에 커피를 여러 잔 마셨으므로 몸속의 수분 배출도 그 이상이 되었을 것이다. 그런 생활이 지속되었다면 몸에 탈수 증상으로 인한 질환이 나타났을 가능성이 크다.

저자가 어느 60대 여성과 물에 대해 상담을 나누었다. 이 여성은 60대가 되면서 허리통증이 많이 발생하고 있다고 했다. 젊었을 때 일을 많이 하여 허리가 아픈 것 같다고 했다. 60대 여성에게 물은 얼마나 마시고 있느냐고 물어보았다. 목이 마르지 않아서 물을 잘 마시지 않는다는 답변이었다.

나이가 들수록 목마름 신호를 잘 느끼지 못한다는 것을 알려주었다. 체중이 55kg이라 매일 1.8ℓ의 물을 마시라고 알려 주었다. 그리고 매일 30분 이상 걷기운동과 허리 스트레칭을 하라고 했다. 물은 가급적 알칼리성 미네랄워터를 마시라고 권장했다. 알칼리성 물은 운동할 때 발생하는 피로물질인 젖산이 생기는 것을 억제해 준다.

몸은 자연치유 능력이 있어서 물을 충분히 마시고 유산소 운동과 스트레칭 등을 해주면 서서히 건강이 좋아지게 된다. 60대 여성은 매일 물을 충분히 마시면서 하루에 1시간 이상 걷기운동을 한다고 전해왔다, 허리통증도 사라지고 건강도 좋아지고 있다고 한다.

저자도 과거에 만성적인 허리통증으로 고생을 많이 했었다. 탈수가 통증의 원인이라는 것을 알고 난 후에 매일 알칼리성 마그네슘 미네랄워터를 마시면서 꾸준히 스트레칭을 하고 있다. 과거에 아프던 허리통증이 대부분 사라졌다. 몸에서 수분이 줄어드는 것을 노화라고 한다. 몸에서 수분이 줄어드는 탈수는 몸에 통증을 만든다. 그리고 노화를 가져온다. 나이를 먹을수록 물을 더 충분히 마시면 노화는 서서히 다가오게 되고 탈수로 인한 통증은 사라지게 된다.

『알고 마시는 물』에는 4,500명 이상이 참여한 일본의 '혈액기능회복 프로그램'이 나온다. 고혈압, 당뇨, 관절염, 골다공증, 빈혈, 두통, 안구 건조증, 백내장, 신장염, 신장결석을 가졌던 84세의 할머니의 케이스를 소개한다. 몸 상태를 고려하여 물의 종류와 양에 대해 주의를 기울였고 그렇게 프로그램 3개월째 탈수와 혈전에서 벗어나게 되었다.

물은 혈액의 혈장에 수분을 공급하고 영양소의 이동을 원활하게 한다. 그리고 음식을 소화하고 남은 찌꺼기와 노폐물을 배출시키고 면역기능을 좋게 한다. 물을 마시지 않게 되면 몸에 탈수증상이 생긴다.

몸의 탈수는 혈액에 심각한 영향을 준다. 탈수 상태가 지속되면 적혈구 내 수분의 부족으로 적혈구가 수축한다. 이 적혈구가 수축되면서 연전현상이 발생한다. 연전현상은 현관을 막는 혈전이 된다. 이 혈전이 뇌혈관을 막으면 뇌경색이 된다. 심장혈관을 막으면 심근경색이 된다. 물을 마시지 않아서 오는 탈수는 이렇게 심각한 질병으로 번질 수 있다.

물을 열심히 마시는 것은 노화를 방지하는 것이다. 물을 마시는 것은 건강한 몸을 유지하는 비결이다. 충분히 섭취한 물은 혈액의

점도를 낮추어서 혈액 순환을 좋게 한다. 또한 배뇨와 배변을 좋게 한다. 음식을 소화 시킬 때 발생하는 유해 물질을 몸 밖으로 배출시키는 것이다.

소변 색깔이 투명하도록 물을 마시는 것이 건강관리의 비결이다. 소변 색깔을 투명하게 하려면 매일 물을 충분히 마시면 된다. 물은 미네랄이 풍부한 알칼리성 미네랄워터가 좋다. 알칼리성 미네랄워터를 충분하게 마시면 영양소 이동과 노폐물 배출 그리고 면역기능이 좋아진다. 물만 바꾸어도 지긋지긋한 질병에서 해방될 수 있다.

미네랄워터는
내 몸을 춤추게 만드는
천연치료제이다

'성경'은 이미 널리 알려진 세계적인 베스트셀러이고 많은 사람들이 읽고 있다. 성경은 우주 만물의 창조 섭리와 인간의 올바른 삶에 대해 기록하고 있다. 성경의 히브리서 11장 1절에는 아래와 같이 기록되어 있다.

"믿음은 바라는 것들의 확신이요, 보이지 않는 것들의 증거입니다."

대부분의 사람들은 이 세상을 살아가면서 성공을 꿈꾼다. 여기에서 말하고 있는 성공은 무엇일까. 좋은 대학에 가는 것, 돈을 버는 것, 출세하는 것, 건강하고 행복하게 사는 것 등등 각자가 필요를 느끼는 것들이 성공의 목표가 될 것이다.

그런데 이 세상 사람들은 성공한 사람들과 성공하지 못한 사람들로 나누어진다. 이 두 사람 간의 차이는 무엇일까? 스스로가 바라고 있는 성공에 대한 믿음에 차이가 있다.

성공한 사람은 목표가 이루어졌다는 것을 확신하는 긍정적인 삶을 살아간다. 반대로 성공하지 못한 사람은 목표가 이루어질 수 없다는 부정적인 삶을 살아간다. 긍정적인 삶을 살아가면서 열정을 다한 최선의 노력이 성공의 목표를 이룰 수 있다는 것은 삶의 진리이다.

나의 삶이 행복해지기를 원한다면 행복한 모습을 그려보면서 믿음 가운데 확신을 가져보자. 또한 건강한 삶을 원한다면 매우 건강한 모습에 대한 믿음을 가지고 확신 있게 살아보자. 믿음은 바라는 것들의 확신이요 보이지 않는 것들의 증거라고 하는 말이 나에게 그대로 이루어지길 기대하자. 그러면 그대로 이루어진다.

플라시보 효과는 이미 널리 알려져 있다. 어린 자녀의 배가 아플 때 엄마가 자녀의 배를 쓰다듬어 주면서 하는 말이 있다.

"엄마 손은 약손, 아픈 배야 물러가라!"

이렇게 엄마가 자녀의 배를 쓰다듬어 주다 보면 복통이 서서히 가라앉게 된다. 이렇게 사람들은 어렸을 때부터 플라시보 효과를 체험하면서 성장했다.

행복한 삶을 사는 사람들은 입에서 감사와 사랑이라는 단어를 많이 사용한다. 감사한 마음을 가지면 행복감을 느끼게 되는 것이다. 지금 행복한 마음이 없다면 감사와 사랑을 입으로 표현해보자. 배우자에게 또는 자녀에게 그리고 가족들에게 항상 감사와 사랑이라는 언어를 사용해보자. 그러면 점점 더 행복해지는 나를 발견할 것이다.

내가 마시고 있는 물이 나를 행복하게 해준다는 사실을 알고 있을까? 많은 사람들은 물은 그냥 물일 뿐이라고만 알고 있다. 그런데 물은 사람의 말과 의식에 따라서 결정체가 바뀐다. 물에게 감사의 말을 하면 예쁜 물 입자의 모습을 갖게 된다. 물에게 사랑한다고 말을 하면 예쁜 물 입자가 된다. 그런데 물에게 저주의 말을 하면 물 입자가 깨지고 흐트러진다.

에모토 마사루 박사는 오랜 세월 물을 연구해왔다. 그리고 다양한 물의 결정 사진을 찍었다. 사람의 의식과 말이 가진 에너지에 따라서 물의 결정체가 바뀐다는 것을 세상에 알렸다. 물의 결정체가 사람의 생각이나 말에 의해 바뀐다고 하는 것은 너무나 놀라운 일이다. 더구나 물이 사랑을 받으면 아름다운 모습으로 바뀐다는 것은 신비롭기까지 하다. 물을 단순하게만 생각했었는데 오묘한 진리가 담겨있다.

물의 결정체는 내가 생각하고 말하는 대로 바뀌어 준다는 사실을 꼭 기억해야 한다. 사람의 몸은 물 70%로 되어 있으므로 사랑받는 사람이 예뻐지는 것은 당연한 이치이다.

저자는 물을 마실 때마다 마음속으로 감사와 사랑의 말을 건넨다.

"물아 감사해! 물아 사랑해!"

이렇게 한마디씩 건네고 난 후에 물을 마시면 기분이 더 좋아진다. 물 한 잔을 마실 때마다 행복한 마음이 든다. 하루에 9번씩 물을 마시는 시간은 행복감을 느끼는 시간이 된다.

저자가 상담할 때 가끔씩 전해 듣는 말이 있다. 얼굴 피부에 윤기가 있다는 말이다. 그때마다 해주는 말이 있다.

"물을 매일 충분하게 드세요. 화장품은 얼굴 피부의 외부를 촉촉하게 도와 주지만 물은 얼굴 피부의 안쪽을 촉촉하게 해주는 천연 화장품입니다. 특히 비싼 화장품을 사용하고 있다면 물을 더 많이 드세요. 그리고 물에게 감사하다, 사랑한다는 말을 건네주세요. 그러면 더욱 좋은 물이 되고 얼굴 피부를 더욱 좋아지게 하는 천연치료제가 됩니다."

맛집이라고 소문난 식당에 가보면 항상 많은 사람들이 줄을 서서 기다리는 모습을 볼 수 있다. 맛있는 음식을 먹는 기쁨을 즐기기 위해서 기다리는 시간쯤은 문제가 안 된다. 기다림 끝에 먹는 음식이기에 더욱 감칠맛을 느낄 수가 있다. 이렇게 좋은 음식을 골라서 먹듯이 건강에 좋은 물도 골라서 마셔야 한다.

식당에서 제공하는 물은 업소마다 다르다. 어떤 식당은 정수기 물을 물통에 담아서 냉장고에 보관했다가 손님들에게 제공한다. 김치와 같이 보관하는 냉장고에 넣어 둔 물통은 김치 냄새가 배어있어 물맛이 좋지 않다. 어떤 식당에서는 일회용 플라스틱 물병에 담겨 있는 물을 제공한다. 물병 라벨에 붙어 있는 무기질(미네랄) 함량을 살펴보면 마그네슘, 칼슘 등의 미네랄이 거의 없는 물병의 라벨을 볼 때가 있다. 물론 미네랄 함량이 적당히 들어있는 물을 제공하는 식당들도 있다.

맛집에서 맛있는 음식을 먹을 때 미네랄 함량이 많은 물을 골라서 먹어야 한다. 좋은 음식을 먹는 이유는 맛도 좋지만 건강에 좋기 때문이다. 좋은 음식을 먹고 좋은 물을 마시지 않으면 좋은 음식을 먹은 의미가 없다.

　세계 장수마을에서 마시고 있는 물은 미네랄 함량이 많은 알칼리성 미네랄워터라는 것은 널리 알려져 있다. 이는 미네랄 함량이 많은 알칼리성 미네랄워터가 몸을 건강하게 한다는 반증이다.

　사람들에게 닥쳐오는 생로병사의 모든 비밀과 답은 물에 담겨 있다. 알칼리성 미네랄워터는 나를 행복하고 건강하게 만들어 준다고 생각하면서 마시면 그대로 된다. 오염되지 않은 자연이 우리에게 주는 미네랄워터는 내 몸을 춤추게 만드는 천연치료제이다.

　미네랄워터를 마실 때마다 물에게 감사와 사랑의 마음도 전하면서 마시자. 그러면 더욱 건강하게 물을 마실 수 있다. 물을 행복한 마음으로 마시면 몸이 더욱 건강해지는 것을 체험을 할 수 있다.

플라시보 효과(Placebo Effect)

'플라시보(placebo)'라는 단어는 원래 '기쁨을 주다. 행복하게 하다'라는 뜻을 가진 라틴어에서 유래되었다. 14세기경에는 죽은 사람들을 위한 저녁 기도로도 쓰였다. 한국어로는 위약(僞藥), 즉 '가짜 약'이다. 가짜 약이나 가짜 치료약을 환자에게 제안, 적용하였을 때 환자의 긍정적인 마음가짐이나 믿음으로 효과가 나타나는 효과이다. 플라시보 효과는 일시적으로 속이는 것을 말하는 것이 아니다. 플라시보 효과는 그보다 훨씬 오래 지속된다.

1794년 이탈리아의 의사 게르비(Gerbi)는 치통을 호소하는 환자의 이에 벌레의 분비물을 발랐더니 환자의 68%가 1년 동안 호전되는 것을 경험했다. 처방했던 벌레의 분비물이 치통에 효과가 있다는 과학적 근거는 없었는데도 말이다. 이를 비롯한 유사한 사실들이 알려지면서 1800년대 초반부터 플라시보라는 단어가 쓰이기 시작했다.

참고 : 하지원, 『정신의학의 탄생』

산성화 시대에는
물 치료가 답이다

지금은 4차 산업혁명 시대. 인류 문명의 삶을 통째로 바꾸어 놓고 있는 것이 각 시대별 산업혁명이다. 1차 산업혁명은 증기기관의 개발이다. 증기기관은 생산성을 높이고 노동시간을 증가시켰다. 2차 산업혁명은 전기의 개발이다. 전기도 생산성을 높이고 노동시간을 증가시켰다. 3차 산업혁명은 인터넷의 개발이다. 인터넷도 생산성을 높이고 노동시간을 증가시켰다.

지금은 4차 산업혁명 시대를 살아가고 있다. 4차 산업혁명은 로봇과 AI기술의 개발이다. 로봇과 AI기술은 생산성은 높아지고 있지만 노동시간은 줄어들게 되는 시대이다. 창의력이 더욱 필요한 시대가 도래한 것이다.

4차 산업혁명의 시대는 초변화시대이다. 모든 생활을 바꾸고 있는 거대한 변화의 시대를 살아가고 있다. 그래도 바뀌지 않는 것이 있다. 항상 산성화 시대를 살아가고 있다는 것이다. 먹는 음식과 생활환경에 산성 성분이 많아서 산성시대이다. 하늘에서 내리는 비도 산성이다.

내가 매일 먹고 있는 흰쌀밥은 대표적인 산성식품이다. 피자, 라면, 빵 등 밀가루로 만드는 식품과 고기, 술도 산성이다. 많은 사람들이 즐겨 마시는 커피, 콜라 등도 산성이다. 역삼투압방식 정수기도 산성수를 만든다. 사람이 이런 산성식품과 음료들을 즐겨 먹고 마시게 되면 몸이 산성화된다. 초변화시대를 살아가면서 많은 스트레스가 쌓이게 된다. 만성적인 스트레스도 몸을 산성화한다. 이와 같이 여러 가지 생활환경은 몸을 산성화시키고 아프게 한다.

우리가 마신 물은 빠르게 장기조직 곳곳으로 퍼지며 각 세포 하나하나에 도달한다. 그 속도는 거의 10분 만에 피부조직까지 도달할 정도다. 그러므로 산성수를 매일 마시는 것은 몸 전체에 영향을 미치며, 몸을 산성화한다. 건강을 위해서는 술이나 산성음료가 아닌 혈액과 비슷한 농도의 약알칼리성 미네랄워터를 지속적으로 마셔야 한다.

사람의 몸속에서 흐르고 있는 혈액은 수소이온농도 pH7.4 수준의 약알칼리성이다. 혈액과 수소이온농도가 비슷한 약알칼리성 미네랄워터가 건강에 좋다. 산성화 시대를 건강하게 살아가는 방법은 명확하다. 산성수를 마시지 않는 것이다. 그리고 약알칼리성 미네랄워터를 매일 충분히 마시는 것이다.

또한 스트레스는 인체를 산성화시키는 주범임을 알아야 한다. 더불어서 탈수로 연결된다. 인체가 스트레스를 받게 되면 즉시 물을 마셔야 하는 이유이다. 탈수는 몸에 각종 통증을 발생시킨다. 여기에서 산성화 시대를 건강하게 살아가기 위한 방법이 무엇인지 알 수 있게 한다.

만병의 근원이 되는 탈수를 방치하지 말아야 한다. 미네랄이 없는 산성수와 가공 음료인 탄산음료는 체질을 산성화시키고 몸을 아프게 하므로 마시지 말아야 한다. 카페인과 당분이 들어있는 탄산음료는 기억력에 영향을 주므로 공부하는 학생들은 가급적 마시지 않는 것이 좋다. 학생들은 탄산음료 대신에 미네랄이 풍부하게 들어있는 알칼리성 미네랄워터를 마시도록 해야한다.

산성화 시대를 건강하게 살아가려면 먼저 탈수증상을 방지해야 한다. 매일 시간을 정해놓고 규칙적으로 알칼리성 미네랄워터를 마셔야 한다. 매일 바쁘게 생활하다 보면 물 마시는 것을 잊어버리게 되고 탈수상태가 된다. 그러면 탈수로 인한 질병이 찾아온다. 가장 먼저 통증이 발생하게 된다.

이를 방지하기 위해서 화장실에 갈 때마다 소변 색깔을 확인해야 한다. 소변 색깔이 투명에 가깝도록 물을 충분히 마시는 것을 습관화하자.

물 마시는 시간을 자동으로 알려 주는 굿워터라이프 앱을 사용하는 것도 좋다. 하루에 9번 물 마시는 시간을 자동으로 알람을 받을 수 있어서 잊지 않고 물을 마실 수 있다. 매일 물을 충분하게 마시면 건강한 삶을 누릴 수 있고 몸이 아파서 병원을 방문하여 지출하게 되는 사회간접 비용도 줄일 수 있다.

저자는 삼성전자 근무 시절 건강관리를 제대로 하지 않아서 가끔 입술에 염증이 생기는 질환이 발생했었다. 그때는 일상적으로 비타민B를 먹으면서 입술용 항바이러스 연고를 바르면 치료가 되곤 했었는데 한 번은 치료가 잘 안 되고 몸의 피곤이 가중되었다. 그래서 한의원에 가서 약을 처방받아 먹었지만 질병 상태는 호전되지 않았다. 그래서 다른 병원 내과에서 진료를 받고 약 처방을 받았다,.

시간이 많이 지나고 있음에도 치료가 되지 않았다. 많은 고민을 하다가 피부과를 방문했다. 피부과 의사에게 그간에 한의원과 내과 등의 병원에서 치료한 과정을 설명했다. 피부과 의사는 저자의 설명을 듣고 난 후에 호되게 꾸지람을 했다.

"입술 피부에 문제가 있으면 피부과로 와야 하는 것 아닌가요? 내과는 배가 아플 때 가는 곳 아닌가요? 배가 아플 때 피부과에 올 건가요? 한의원에는 어떤 도움을 받으려고 갔나요? 피부에 문제가 있으면 피부과로 오세요!"

몸이 피곤하고 면역이 약해져서 입술에 바이러스 포진이 생긴 것은 몸을 쉬게 해주라는 신호라는 것이다. 피부과 의사가 처방해준 약을 사용하여 3~4일 만에 상태가 호전되었다. 다른 병원에서 몇 개월 동안 치료가 안 되었지만 피부과에서는 며칠 만에 치료를 할 수 있었다. 그때 입술 치료를 받으면서 아픈 곳을 치료할 수 있는 병원을 제대로 찾아가 상담을 하는 것이 중요하다는 교훈을 얻었다.

우리는 4차 산업혁명 시대이자 산성화 시대를 살아가고 있다. 급속히 빠르게 변화하고 있는 환경에 적응하기 위한 스트레스가 많다. 요즈음 즐겨 먹고 마시는 각종 패스트푸드와 가공 음료들은 모두 산성 식품들이다. 이런 가운데 아프지 않고 건강을 지키는 길은 내 몸이 산성화되지 않도록 관리하는 것이 중요하다.

산성화된 체질을 바꾸는데 도움을 주는 알칼리성 미네랄워터를 마시자. 휴대용 미네랄메이커 텀블러는 알칼리성 마그네슘 미네랄워터를 간단하고 편리하게 만들어 준다. 미네랄메이커 텀블러에 정수기 물을 넣으면 언제, 어디에서나 알칼리성 마그네슘 미네랄워터를 마실 수 있다. 이제는 목마르기를 기다리지 말고 매일 규칙적으로 물을 충분히 마시는 습관을 가져야 한다. 그러면 탈수로 인한 질환을 방지할 수 있다. 그야말로 산성화 시대에는 물 치료가 답이다.

산성화

수소이온농도(pH)가 7보다 작을 때 산성이라고 한다. 산성화란 물질이 산성으로 변하는 현상을 말한다. 바다의 pH는 8로, 약알칼리성에 가까운데 대기 중 이산화탄소 농도가 높아지면서 바닷물이 산성화되기도 한다. 암세포도 주변을 산성화시킨다고 알려져 있다. 우리 몸에 대사 과정에서도 산성 노폐물이 발생되는데 산성 식품 과다섭취로 이것이 과해지면 몸은 산성화된다.

물은 건강을 알고 있다

창조 섭리와
새로운 발견

저자는 건강에 좋은 물을 연구하면서 성경에 기록된 창조 섭리에 대해서도 많은 공부를 하고 있다. 예수님이 맨 처음 기적을 베푸실 때 등장하는 것이 물이다. 혼인 잔치집에서 물을 포도주로 바꾸는 장면이 나온다. 이 포도주는 혈액을 상징한다. 혈액은 생명이고, 물은 혈액에 꼭 필요하고 중요한 물질이다.

그간 건강에 좋은 물을 연구하면서 얻은 지혜가 있다. 창조 섭리와 과학적인 방법으로 삶의 방식을 바꾸면 건강해진다는 것이다. 때로는 창조 섭리와 과학이 충돌하는 경우도 있다. 이것은 과학이 창조 섭리를 제대로 이해하지 못했을 때 나타나는 현상이다.

그간에 물에 대한 연구를 해왔지만 앞으로 더 많은 연구가 필요한 것이 물이다. 물은 그저 단순한 물이 아니라 그 이상이기 때문이다.

몇 년 전에 삼성물산 대표이사, 홈플러스 회장을 역임하셨던 경영의 마에스트로 이승한 회장님을 만나 뵌 적이 있다. 현재는 Next & Partners 회장과 숙명여자대학교 재단 이사장을 겸임하고 계신다. 이승한 회장님을 뵈었을 때 미래 유망산업 분야에 대한 말씀을 들을 기회가 있었다.

"미래는 FEW Fewer 시대이므로 관심을 가지고 준비해야 한다."

먹거리(Food), 에너지(Energy), 물(Water)이 미래 핵심 사업 분야가 된다는 말씀이었다.

성경의 창세기를 보면 하나님께서 이 세상 창조에 대한 내용을 소개하고 있다. 첫째 날에는 빛을 만드셨다. 물은 둘째 날에 만드셨다. 사람은 여섯째 날에 만드셨다. 사람보다 물이 먼저 만들어졌다는 것을 보면 물의 중요성을 이해할 수 있다.

지구촌교회 비즈니스선교회에서 김기용 회장님을 만나 뵈었다. 김기용 회장님이 카길애그퓨리나 회장을 역임하실 때 종합축산회사 세계 1등을 달성하는 데 큰 기여를 하시는 등 경영 일화가 많은 분이다. 현재는 GVN그룹 회장으로 재임하고 계신다. 지금 하고 계신 일 중에 가축이 건강하게 성장하도록 사료와 물을 연구하고 있다. 가축에게 먹이는 물에 따라서 가축 성장과 건강관리에 영향을 미치기 때문이다.

앞으로 더 많은 분야에서 다양한 사람들이 좋은 물을 연구하고 삶에 적용하길 기대해 본다.

물은 살아 있는 모든 생명체에게 소중한 영양소이자 자원이다. 물은 마그네슘, 칼슘 등의 미네랄이 많이 함유되어 있어야 가치가 높다. 프랑스에서 수입되는 에비앙이 한국 시장에서 판매량 1등하고 있는 삼다수보다 비싸게 팔리는 이유가 미네랄 함량의 차이 때문인 것은 이미 알고 있는 사실이다. 미네랄 함량이 많은 물은 건강관리에도 유익하다. 특히 혈액 건강관리를 위해 알칼리성 미네랄워터를 마시는 것이 중요하다.

이제부터는 100세 시대를 건강하게 살아가기 위해 몸에 좋은 물을 골라서 마시는 습관을 가져야 한다. 미네랄메이커를 손에 들고 다니는 습관은 건강한 생활방식이다. 매일 미네랄워터를 충분히 마시는 것은 건강관리의 기본 중에 기본이다.

그간 많은 기간 동안 물을 연구해왔지만 물의 기본을 이해하는 수준이다. 앞으로도 창조 섭리와 과학적인 방법에 따라 물의 가치를 더 높여주는 미네랄워터를 찾고 개발해야 한다. 건강에 좋은 물을 만들기 위해 더 많은 노력과 시간이 필요하다.

사실 건강에 도움을 주는 알칼리성 마그네슘 미네랄워터를 만들어 주는 '미네랄메이커'를 개발해놓고도 나는 한동안 많은 고민에 빠져 있었다. 그러던 어느 날 〈한국책쓰기1인창업코칭협회〉 김태광 대표님을 만나게 되었다. 김태광 대표님은 저자에게 아래와 같이 조언을 해주었다.

"미네랄메이커는 설명이 필요한 제품입니다. 책을 써서 독자와 고객들에게 알리는 것이 꼭 필요합니다."

이후 김태광 대표님의 도움으로 『물은 건강을 알고 있다』가 독자들을 만나게 되었다. 이 세상을 살아가면서 만남의 복이 중요하다는 것을 체험하게 되었다.

모쪼록 물에 대한 나의 '새로운 발견'과 거기서 탄생한 '미네랄메이커'가 이 세상 모든 이들의 건강을 지키는 데 도움이 되기를 진심으로 희망한다.

참고문헌

F. 뱃맨겔리지, 김성미, 『물, 치료의 핵심이다』, 물병자리, 2004.

F. 뱃맨겔리지, 이수령, 『신비한 물 치료 건강법』, 중앙생활사, 2014.

데보라 노빌, 김용남, 『감사의 힘』, 위즈덤하우스, 2008.

박치현, 『역삼투압정수기를 고발합니다』, 서영, 2016.

삼성신경영실천위원회 편집부, 『삼성 신경영 나부터 변해야 한다』, 삼성신경영실천위원회, 1993.

삼성신경영실천위원회 편집부, 『삼성인의 용어 한 방향으로 가자』, 삼성신경영실천위원회, 1993.

에모토 마사루, 홍성민, 『물은 답을 알고 있다』, 더난출판사, 2008.

이건희, 『생각 좀 하며 세상을 보자』, 동아일보사, 1997.

이구치 아키라, 박재영, 『부자의 사고 빈자의 사고』, 한스미디어, 2015.

이규재, 『의학으로 본 알칼리환원수』, 도솔, 2005.

이어령, 『그래도 바람개비는 돈다』, 동화서적, 1992.

조셉 M. 프라이스, 박수정, 『물속에 든 염소가 범인이다』, 나라, 2006.

주기환, 『알고 마시는 물』, 배문사, 2008.

주기환, 『혈액과 물과 공기』, 배문사, 2007.

캐롤린 딘, 『마그네슘의 기적』, Ballantine Books, 2003.

톰 콜리, 김정한, 『습관이 답이다』, 이터, 2018

하지현, 『정신의학의 탄생』, 해냄출판사, 2016.

후지타 고이치로, 이정은, 『물 백과사전』, 아르고나인, 2011.

※ 이 목록에는 본문에서 단순 언급된 도서도 포함되어 있습니다.

우리는 몸이 아픈 게 아니라
목이 마른 것이다!

김진호

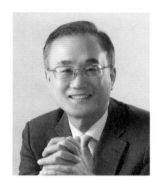

〈아쿠아마인〉 CTO
전 경기도청 투자통상자문관
전 삼성전자 품질관리, 경영혁신, 인사관리,
　총무, 홍보, 사회공헌 담당

그는 8년 동안 건강에 좋은 물을 만들기 위해 연구하고, 자신이 직접 임상 실험 대상이 되었다. 매일 물을 충분히 마시면서 삼성전자 재직 시 몸에 달고 살았던 위장 통증, 두통, 비염, 요통 등의 질환이 대부분 사라졌다. 몸이 아픈 것은 몸속에 물이 부족한 것이라는 것을 알게 되었다. 물은 살아 있는 모든 생명체에게 소중한 영양소이자 자원이다.

혈액은 수소이온농도 pH7.3~7.4의 약알칼리성이다. 그러나 먹거리, 마실거리 등을 비롯한 주변 환경은 다양한 산성식품에 노출되어 있어 몸은 점점 산성화되어 가고 있다. 그러므로 우리의 혈액과 가까운 약알칼리성 미네랄워터를 마셔야 한다. 미네랄 함량이 많은 물은 건강관리에도 유익하다. 이제부터는 100세 시대를 건강하게 살아가기 위해 몸에 좋은 물을 골라서 마시는 습관을 가져야 한다. 미네랄메이커를 손에 들고 다니는 습관은 건강한 생활방식이다. 매일 미네랄워터를 충분히 마시는 것은 건강관리의 기본 중에 기본이다.

나의 몸을 살리는 〈미네랄메이커〉

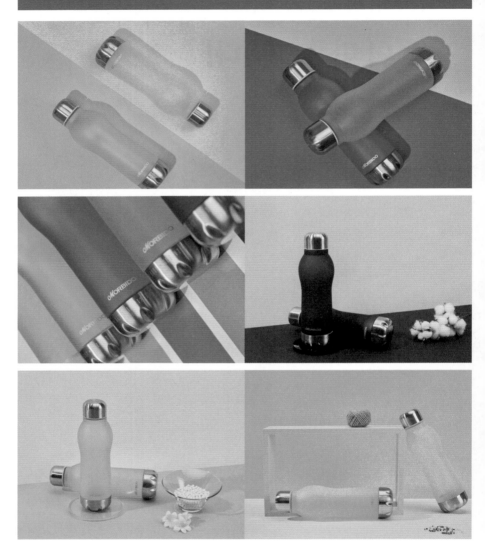

★ 미네랄메이커를 써야 하는 이유! ★

1. 물의 마그네슘 미네랄 함량을 증가시켜 물의 가치를 높여준다!
2. 일반 물을 알칼리성으로 바꾸고 물 입자를 작게 만들어 인체에 흡수가 잘 되게 한다!
3. 물속에 함유된 미세한 이물질과 나쁜 냄새를 흡착·여과하여 물맛을 좋게 한다!
4. 세균을 살균하고 증식을 억제하는 안전한 물로 만든다!
5. 차(茶)를 우려낼 때 마그네슘 미네랄 함량을 증가시킨다!

▶ 미네랄메이커는 산성수를 알칼리성 마그네슘 미네랄워터로 만듭니다.

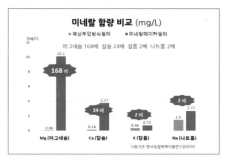

▶ 아쿠아마인 미네랄메이커 모르비도 텀블러는
미국 FDA 21 CFR 표준 및 안전 시험을 통과했습니다.

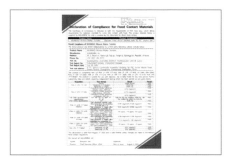

▶ 마그네슘 미네랄워터는 대장균, 살모넬라균 등 유해세균을 살균합니다.

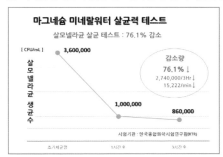

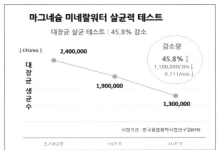

굿워터라이프 앱 사용하기

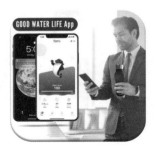

미네랄메이커
굿워터타임(9회/일)

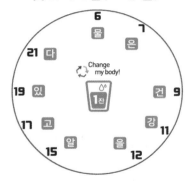

AQUAMINE
CHANGE MY BODY

아쿠아마인 홈페이지 www.aquamine.co.kr

마흔 살,
꿈에 날개를 달다

마흔 살, 꿈에 날개를 달다

초 판 1쇄 2021년 03월 25일

지은이 유명희
펴낸이 류종렬

펴낸곳 미다스북스
총괄실장 명상완
책임편집 이다경
책임진행 박새연 김가영 신은서 임종익

등록 2001년 3월 21일 제2001-000040호
주소 서울시 마포구 양화로 133 서교타워 711호
전화 02) 322-7802~3
팩스 02) 6007-1845
블로그 http://blog.naver.com/midasbooks
전자주소 midasbooks@hanmail.net
페이스북 https://www.facebook.com/midasbooks425

© 유명희, 미다스북스 2021, *Printed in Korea*.

ISBN 978-89-6637-894-4 03190

값 15,000원

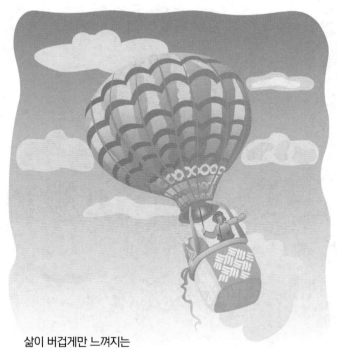

삶이 버겁게만 느껴지는
당신에게 필요한 하나의 해답

마흔 살,
꿈에 날개를 달다

유명희 지음

미다스북스

프롤로그

/

나는 독서로 모든 고난과 아픔을 치유했다

/

지독히 가난한 현실이 싫었다. 가난에서 벗어나고자 얼른 어른이 되고 싶었다. 그저 어른이 되면 내가 꿈꾸는 모든 삶이 내 생각대로 되는 줄 착각을 했었다. 부자가 되기 위해 남들보다 더 많이 일했고 더 많이 노력했다. 쉼없이 앞만 보고 살았다. 오로지 내 목표를 향해 나는 달렸다. 그리고 30대에 나는 하느님 다음으로 높다는 건물주가 되었다. 하지만 나의 끝없는 욕심이 나를 이렇게 절망의 늪으로 밀어낸 걸까? 아니면 남들과 조금은 다르게 특별하게 살고 싶었던 나의 지나친 과오였을까?

나는 어느새 자만하고 있었다. 항상 모든 게 내 생각대로 이루어질 것이라고 생각했다. 결국 사람을 너무 믿었고 한 번의 잘못된 선택과 욕심으로 하루아침에 내 삶은 송두리째 바뀌어 있었다. 내 삶뿐만 아니라 내가 사랑하는 가족들 삶까지 모두 빼앗아갔다. 지금까지 내가 일궈낸 모든 게 물거품처럼 사라지고 없었다.

죽고 싶었다. 정말 내일이 오는 게 너무나 두려웠다. 차라리 이대로 눈을 뜨지 않는 시간이 오길 수없이 바라고 또 바랐다. 심장이 무너질 것 같은 아픔에도 정작 나는 소리 내며 울 수도 없었다. 어린 두 아이들이 있었다. 내가 울면 아이들도 운다. 더이상은 이런 나 때문에 울게 할 수 없었다. 지금도 이렇게 힘든데 차마 더 아파하고 상처 받을까 맘 놓고 울 수도 없었다. 너무 아파서 살고 싶다고 애원하며 가슴을 후려쳐도 다시 돌아가기에는 너무 먼 현실이 되어 있었다. 아이들이 있었기에 어떻게든 견뎌야 했던 시간이었다. 추운 겨울 아이들을 옆에 두고 붕어빵 노점 장사를 했다. 내가 생전에 붕어빵 장사를 할 것이라고는 상상도 못했다. 죽고 싶지만 아이들을 위해서라도 이 악물고 견뎌야 했다. 하지만 현실은 냉혹했다.

상황은 나아지지 않고 더 힘들어졌고 세상은 자꾸만 살지 말라고 나를 절벽 아래로 밀어냈다. 거듭되는 악순환에 상황은 더 나빠졌고 나는 늘 반복되는 똑같은 현실에 지칠 대로 지쳐 있었다. 아무 빛도 보이지 않았다. 어떻게 해야 살아갈 수 있을까 매일 생각했다. 길을 몰라 수없이 방황한 나날이었다. 닥치는 대로 뭐든 다 해보았다. 살려고 안간힘 쓰며 버텼지만 늘 후회와 상처뿐인 시간들이었다. 하지만 난 책을 읽고 깨달았다. 결국 세상에서 책을 통해서만 내가 살아갈 수 있다는 것을. 누구에게나 고통과 절망이 따른다. 그 순간은 죽을 것처럼 힘들지만 결국은 그 고통과 절망으로 인해 사람은 단단하게 단련이 되며 뭔가를 깨닫게 되는 것 같다. 인생의 벼랑끝에서 나에게 손을 내밀어준 책을 만나 나는 다시 일어설 수 있었다.

사람은 누구나 실패를 두려워한다. 사람은 누구나 고난을 두려워한다. 하지만 그보다 더 두려워할 것은 훗날에도 바뀌어지기만 바랄 뿐 아무런 변화도 없이 그대로인 현실이다. 당장의 고난보다 앞으로 펼쳐질 인생을 두려워해야 한다고 나는 말해주고 싶다.

책을 통해 변화된 내 삶처럼, 삶이 간절히 변화되길 원하고 기적을 꿈꾸는 사람이라면 이 책을 읽고 나처럼 가장 빛나는 순간을 이뤄냈으면 하는 바람이다.

목 차

2장 힘들 때마다 내 곁에는 책이 있었다

5 장 나는 이제 작가가 되어 꿈을 이루었다

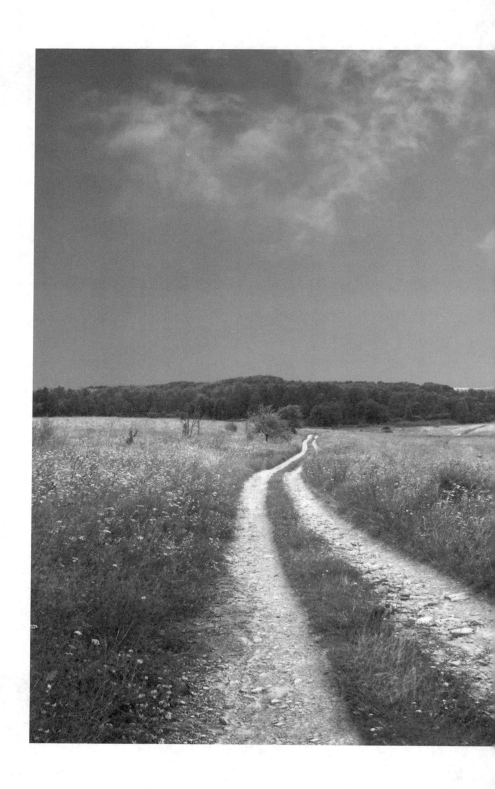

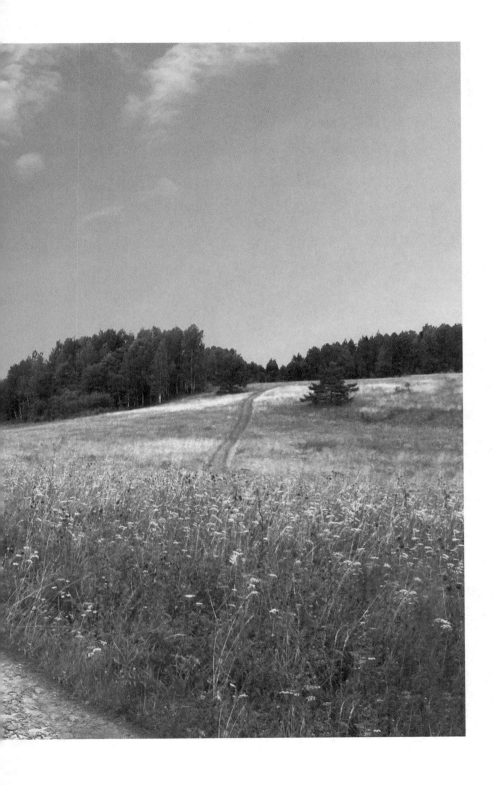

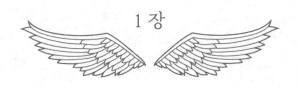

1 장

상처투성이,

꿈도 없는 인생에서

벗어날 수 있을까?

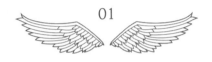

01

건물주에서
노점 하는
엄마가 되다

1998년 그해 나라에 위기가 찾아왔다. IMF로 수많은 가장들이 직장을 잃고 그야말로 대한민국은 경제 위기로 나라가 휘청거릴 때였다. 내 나이 18살, 고2가 되던 해 우리 집도 그 위기를 피해갈 수 없었다.

아버지가 갑작스럽게 실직하게 되셨다. 아버지는 매일같이 술을 드시며 어느새 가장의 자리를 잃어가고 계셨다. 엄마가 한순간에 가장이 되었고 나는 학교를 다니면서도 평일에는 피자집, 주말에는 주유소 아르바이트를 하면서 내 용돈을 내가 스스로 벌 만큼 자립심을 키웠다.

아마도 그때부터였던 것 같았다. 나는 부자를 동경했고 부자를 꿈꿨다. 가난에서 벗어나고 싶었다. 부모님은 돈 때문에 매일같이 자식들이 보는 앞에서 싸우셨다.

가난한 현실에 난 그걸 보면서 고등학교만 졸업하면 돈을 벌어야겠다고 늘 생각했다. '혼자서 살아야지.' 하고 경제적인 독립을 꿈꿨다. 나의 유년 시절은 그렇게 가난 속에서 흘러갔다.

나는 대학을 졸업하기도 전에 친구들보다 먼저 취직을 했다. 만나고 싶은 친구들도 뿌리칠 만큼 독해져야 했다. 정말 나의 꿈을 위해 악착같이 돈을 모았다. 그 돈을 가지고 무작정 서울로 혼자 올라갔다. 어쩌면 가난한 그 현실에서 어떻게든 도망치고 싶었는지 모른다.

부모님은 "어딜 여자 혼자 서울이란 곳에 가냐"면서 반대했다. 걱정을 하며 말렸지만 내 고집을 꺾을 수 없었다. 그렇게 서울이라는 낯선 곳에 정착을 했다. 시간이 흐르면서 나는 서울 사람이 되어갔다. 하지만 서울에서도 나는 여전히 빈곤했다.

내가 꿈꾸는 이상과는 너무나 다른 삶이었다. 모든 사람들이 바쁜 삶의 터전에서 분주하고 정신없이 살아가고 있었다. 그야말로 총만 안 들었을 뿐이지 전쟁터나 다름없었다. 그곳은 마치 시간과의 싸움을 하는 것 같았다.

이건 내가 원하는 삶이 아닌데…. 어떻게 하면 내가 원하는 삶을 살까? 그곳에서도 난 내 꿈에 대해 걱정하는 사람이 되었다. 그러다 우연히 서울 한복판을 지나다가 높은 빌딩을 우러러보게 되었다. 저 빌딩의 주인은 누구일까? 도대체 어떻게 해서 돈을 벌어서 건물주가 되었을까? 대체 얼마가 있어야 저 건물의 주인이 될 수 있는 걸까? 혼자 되뇌었다.

멍하니 그 빌딩을 바라보며 난 생각했다. 언젠가는 나도 저 빌딩의 주인이 되고 말겠다고! 꼭 돈을 벌어서 사고 말 것이라고 나는 다짐했다. 집으로 돌아가는 길에 부동산에 '평생 300 보장'이란 글씨가 보였다. 난 궁금증이 더 커졌다. 그 부동산에 무작정 찾아가 상담을 요청했다.

궁금증이 풀렸다. 난 거기서 소액을 가지고도 건물주가 될 수 있다는 말을 들었다. 부동산 실장이 내게 획기적인 말을 한 것이다. 그날 밤 집으로 돌아가서 나는 잠을 이룰 수 없었다. 내가 일하지 않아도 연금처럼 돈이 매달 들어온다고 하였다. 건물주가 된다고 하였다. 임대 수익을 얻을 수 있다는 생각에 도무지 잠이 오지 않았다. 뜬눈으로 밤을 지새우고 일어나 바로 나는 부동산을 찾아갔다. 그리고 큰 결심을 하며 건물을 짓기로 하였다. 지금 생각하면 참 겁 없는 무모함이었는지 모른다는 생각이 든다. 그게 내 인생의 첫 단추였다.

나는 그렇게 남들이 부러워하며 누군가의 평생 꿈인 건물주란 타이틀을 30대 젊은 나이에 얻었다. 모두가 나에게 "어떻게 하면 건물을 지을 수 있나요?", "돈이 얼마나 있어야 하나요?" 묻고 "젊은 사람이 대단하네요!"라는 찬사를 아끼지 않았다. 나를 너무도 부러워하는 시선이었다.

귀찮으면서도 나를 부러워하는 시선들이 마냥 싫지는 않았다. 나는 그동안 모았던 돈과 일부는 대출을 받아서 그렇게 건물에 이름을 달았다. 사람들은 이젠 내 이름 대신 ○○건물 사장님이라고 불렀다. 국빈 대접하듯 나를 대접해주었다.

매달 월세가 정해진 날짜에 들어오니 그야말로 노후는 이제 걱정할 필요도 없어 보였다. 이른 나이에 황금 같은 삶을 살아가는 30대의 성공한 삶이 되었다. 사람의 욕심은 끝도 없다 했던가! 더 큰 욕심이 생겼다. 결혼을 하고도 더 큰 욕심이 생겼다.

신랑과 상의해 이것저것 해서 건물 하나를 더 짓기로 하였다. 모두가 나를 인정하는 그 시간이 영원할 줄 알았다.

그러나 그건 한순간의 욕심으로 인한 잘못된 선택이었다. 그리고 사람을 너무 믿었던 게 문제였다! 욕심이 욕심을 낳는다고 하였던가? 건물주란 지위를 얻고 난 어느새 자만했다. 아니 내가 정말 흔히 말하는 상위 1%의 부자인 줄 알았다.

그 착각 속에 부모님 돈까지 끌어들이며 투자를 했다. 몇 배로 돌려줄 줄 알았다. 아니 더 크게 효도하고 싶었다. 그렇게 나는 또 다른 수익을 믿었다. 더 크게, 더 겁 없이 전 재산을 투자했다.

그런데 그 욕심이 인생을 송두리째 바꿔놓았다. 한순간이었다. 날 벼랑으로 밀어냈다. 투자자는 내 돈과 부모님 돈, 그리고 세입자들의 보증금 전부까지 가지고 사라졌다. 그야말로 하루아침에 모든 게 물거품으로 사라졌다. 한마디로 풍비박산이었다. 난 그 자리에서 울 수도 없었다.

제발 꿈이길 바랐다. 정말 벗어날 수 없는 끔찍한 현실이었다. 더 큰 욕망을 품고 더 큰 부자를 꿈꿨다. 내 욕심의 대가는 혹독했다. 더이상

숨을 쉴 수 없었다. 그곳에 있으면 금방이라도 죽을 것 같았다. 건물 세입자들은 나를 죽이려 하였다. 당장 보증금을 돌려달라고 소리를 쳤다. 심지어 내 멱살을 잡고 돈을 당장 내놓지 않으면 가만 안 둔다는 협박을 했다. 난 사정 아닌 사정을 했다. "저희도 피해자예요. 며칠만 기다려주세요." 빌고 또 빌었다. 너무나 무섭고 끔찍했다.

상황은 더 안 좋아졌고 급기야 빚쟁이들이 신랑의 회사까지 찾아갔다. 견딜 수가 없었다. 신랑은 나 때문에 10년 동안 잘 다녔던 회사를 하루아침에 그만둬야 했다. 가슴이 너무 아팠다. 저리다 못해 무너지는 것 같았다.

아이들을 데리고 야반도주 할 수밖에 없었다. 어쩔 수 없는 도피였다. 아이들을 봐서라도 살아야 했기 때문이다. 모든 걸 버리고 고향으로 내려가는 길에 눈물이 쉴 새 없이 흘렀다. 난 더이상 살고 싶은 마음도 이겨낼 힘도 없었다. 창밖을 바라보는데 그대로 뛰어내리고 싶었다. 신이시여, 왜 저를 이렇게 만드시나요? 신이 너무나 원망스러웠다.

멍하니 창밖을 보는데 우리 큰아이가 "엄마" 하며 나를 불렀다. "엄마, 이제 우리 돈 없어요?"라고 내게 물었다. 난 "우리가 돈이 왜 없어? 돈 다시 벌 수 있어. 금방 또 차도 생기고 맛있는 것도 마음껏 먹을 수 있어."
라고 아이를 달랬지만, 아이들은 말하지 않아도 분위기로 다 알고 있었
다. 아이는 눈치가 백단이었다. 그렇지만 차마 "엄마가 사실 너무 힘들
다"고 말할 수는 없었다. 내색조차 할 수 없었다. 어쩌면 그렇게 말을 해
서라도 나 자신에게 위로 받고 싶었는지 모른다. 나는 엄마이기 때문에
쉽게 무너지면 안 되었다.

양가 부모님이 계시는 고향으로 내려왔다. 처음 서울로 올라가면서 다
짐한 것이 있었다. 성공하기 전까지는 고향에 내려오지 않으리라고. 하
지만 나는 한순간에 무너졌다. 나의 잘못된 선택으로 나와 가족들의 인
생은 송두리째 바뀌게 되었다.

비빌 언덕이라고 그래도 고향이 있어서 다행이었다. 앞으로 당장 아이
들과 뭘 먹고살아야 할지가 문제였다. 막막함에도 어떻게 살아야 했다.
버텨야 했다.

지인을 통해 노점 마차와 붕어빵 기계 하나를 어렵게 구했다. 겨울에
는 붕어빵 노점 수입이 괜찮다고 했다. 그 당시 내 전 재산은 100만 원이
었다. 부자는 망해도 3년은 간다는 말은 다 거짓이었다. 다시 시작해보

기로 했다. 선택의 여지가 없었다. 이것저것 가리고 따질 시간이 없었다.

붕어빵을 구워보기로 하였다. 막상 붕어빵을 구우려니 처음이라 너무 어려웠다. 멀쩡한 붕어빵이 거의 없었다. 다 태워먹었다. 도저히 팔 수 없는 붕어빵만 나왔다. 눈물이 앞섰다. 정말 그해 겨울은 내 인생에서 가장 혹독하고 잔인한 겨울이었다.

정말 하루하루 먹고사는 게 문제였다. 어쩌면 살기 위한 처절한 몸부림이었는지 모른다. 생전 붕어빵 근처에도 안 가본 내가 뜨거운 불 앞에서 팥을 넣고 붕어빵을 굽고 있다. 정말 상상할 수 없는 현실이 되었다.

그러나 곧 그 현실을 받아들이게 되었고, 나는 어떻게 하면 붕어빵을 더 팔 수 있을까 하는 고민이 일상이 되었다.

아이들이 있었기에 견디었고 모진 현실에 눈물을 훔쳤다. 매일같이 빵을 구우며 하루하루 힘든 삶을 겨우 버텼다. 매일 지푸라기도 잡는 심정이었다. 그렇게 난 어느새 가장 높은 건물주에서 가장 낮은 밑바닥으로 전락해서 붕어빵 아줌마로 살아가고 있었다. 사람들은 나를 이제 건물주인이 아닌 붕어빵 아줌마로 기억하며 부르고 있었다.

"아줌마, 붕어빵 이천 원어치 주세요. 붕어가 참 맛있어요." 라고 나에게 말했다.

어쩌면 이 운명 또한 나에게 정해진 운명이 아니었나! 신이 나에게 이 어려움을 받아들이고, 이번 기회에 삶에 대해 생각하는 시간을 가져보라고 주신 가혹한 메시지가 아니었나 생각했다.

마흔, 나를 잡아준 책 속의 한 문장

"과거에 집중하는 시간을 버릴 줄 아는 용기가 필요하다."

– 김도사,『부와 행운을 끌어당기는 우주의 법칙』, 굿웰스북스, 65쪽.

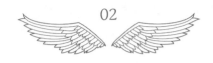

02

죽고 싶다는

농담을

버릇처럼 하는 나

어릴 때 엄마는 늘 아버지와 싸우셨다. 우리 삼 남매 앞에 내가 죽어야 지 살아서 뭐하냐는 말을 하셨다. 우리 삼 남매 앞에서 입버릇처럼 서슴 없이 하셨다. 세월이 지나도 엄마는 늘 우리 삼 남매를 보며 견디고 사셨 다는 말을 하셨다. 우리가 없었다면 벌써 죽었다고 했다.

어린 나는 엄마의 그런 신세한탄을 들으면 엄마가 불쌍했지만, 한편으 로는 엄마처럼 살지 않겠다는 다짐을 했었다. 내 안에는 난 커서 절대 '엄 마처럼' 살지 않을 것이라는 다짐을 했었다.

그러나 시간이 흘러 어느덧 내가 세 아이의 엄마가 되었다. 내가 엄마가 되어서 아이들을 낳고 키워보니 그 심정을 이제야 알 것 같다.

누군가 그랬다. 딸은 엄마의 인생을 닮는다고. 난 그걸 부정하며 살아왔다. 어릴 때 노상 듣던 엄마의 신세한탄을 내가 그대로 하고 있었다. 무의식적으로 그 말을 따라 하고 있었다.

내일이라는 시간이 두려웠다. 누군가에겐 행복할 아침이 나에게는 오지 않았으면 하는 아침이었다. 차라리 눈을 뜨지 않았으면 했다. 그대로 잠들기를 바랐다. 끔찍하고 무서운 시간들의 연속이었다. 그렇게 난 우릴 위해 희생이란 이름으로 살아가는 삶이었던, 눈물과 아픔이었던 엄마의 삶을 닮아가고 있었다.

모든 것을 잃은 후 매일같이 빚 독촉에 시달렸다. 짐을 싸며 우선 피하기로 했다. 어린아이들을 데리고 이사만 일 년 동안 몇 번이나 했는지 모른다. 죽고 싶었다. 살고 싶지 않았다. 살아 있다는 게 이렇게 지옥이었다. 살면서 처음 느낀 감정이었다.

연일 나처럼 힘든 사람이 매스컴에 보도되었다. 삶의 무게를 이기지 못한 가장들이 가족들과 동반자살을 선택했다. 정말 비극적인 사건이 뉴스에 보도되었다. 그전까지 나는 그들의 삶을 전혀 이해하지 못했다. "죽긴 왜 죽어? 건강하면 뭘 못 해? 오기로 살아야지."라고 말했다. 그런데 이젠 내가 이렇게 매일 죽고 싶다는 말을 하고 있다. 내가 이렇게 살아가리라는 것은 그 누구도 예측할 수 없었다. 그래서 지금의 현실이 더 아픔으로 다가오는 건지 모르겠다.

내 인생에서 가장 잊고 싶은 너무나 추운 2016년이었다. 붕어빵 장사 준비를 하며 분주했다. 큰아이가 초등학교 1학년 때였다. 생전 떼 한 번 안 쓰는 아이였다.

그런데 그날따라 학교를 안 간다고 아침부터 울며 떼를 썼다. 이유인즉 친구들은 멋진 캐릭터 부츠를 신고 왔다고 한다. 아이는 한겨울에 낡은 운동화가 싫다고 했다. 바쁜 내게 캐릭터 부츠를 사달라고 막무가내로 떼를 썼다. 나는 아이를 달래며 오늘 말고 엄마가 돈 많이 벌어 와서 사주겠다고 말했다. 큰 아이는 엉엉 울며 "엄마 미워!" 하며, 신고 있던 운동화를 급기야 멀리 집어 던졌다.

난 그게 너무 화가 났다. 아이의 손을 잡고 방에 들어갔다. 아니 끌고

들어갔다. 아이의 엉덩이를 죽지 않을 만큼 때렸다. "엄마가 사준다 했지? 왜 근데 말 안 듣고 엄마를 힘들게 해. 대체 왜? 왜 엄마를 힘들게 해?" 나는 우는 아이를 있는 힘을 다해 더 때렸다.

아이는 울면서 잘못했다는 말을 연신 하며 내게 용서를 구하였다. 그렇게 한참 동안 아이를 끌어안고 펑펑 울었다. 결국 아이는 대리 만족이라고 그 겨울에 부츠가 아닌 여름 캐릭터 장화를 신고 학교를 갔다. 나는 아이를 보내고 방에 들어가 숨죽이며 얼마나 혼자 울었는지 모른다. 삶이 무너지는 듯했다. 엄마로서 아무것도 해줄 게 없다는 현실에 눈물만 하염없이 흘러내렸다.

내가 세상을 살아가는 삶의 이유는 내 가족이 전부였다. 그런데 어느새 내가 그들을 힘들게 하고 있었다. 말할 수 없는 고통을 주고 있었다.

마음이 갈기갈기 찢겨나가는 듯했다. 그렇게 울고 있는데 지인에게 전화가 왔다. 펑펑 울어 힘없는 목소리에 지인은 목소리가 왜 그러냐며 걱정을 했다. 언니 나 죽고 싶어. 차라리 죽는 게 나을 것 같다는 말을 하였다. 지인은 "네가 왜 죽어! 애들 보며 악착같이 견뎌!"라고 하였다. 죽을 용기로, 오기로 살라고 하면서 내게 용기를 주는 말을 했다.

실패 후 사람들은 하나같이 내게 말했다. 넌 젊으니 아직 늦지 않았어. 뭐든 시작할 수 있다는 말들을 많이 해주었다. 하지만 난 그 말마저도 그때는 귀에 들어오지 않았다. 그들이 통상적으로 하는 말 같았다. 어떤 위로도 와닿지가 않을 때였다.

하루아침에 모든 게 바뀌었다. 내 지금의 현실을 받아들이고 싶지 않았다. 그래도 나는 여기서 주저앉을 수 없었다. 나로 인해 모든 게 바뀌었다. 힘들어도 힘들다 내색 한 번 안 하고 견뎌주는 착한 남편이 있었다. 이렇게라도 엄마라는 이름을 준 우리 아이들이 있었다. 견뎌야 했다. 이대로 주저앉아 신세타령만 할 수는 없었다. 정말 굶어 죽을지 모른다는 생각을 했다.

그래 '난 엄마야! 엄마는 강해야 해!' 일어서야 했다.

정신을 다시 한 번 부여잡았다. 마음을 다시 바로 잡았다. 이런 눈물도 나에겐 사치라는 생각이 들었다. 내가 지금 한가롭게 눈물 흘릴 시간이 어디 있어! 정신을 차리고 장사 재료를 챙기며 길을 나섰다. 동네에선 나를 어느새 붕어빵 아줌마라 칭하였다. 동네에서 인기 스타가 되었다. 붕어빵을 맛보고 맛있어서 멀리서 일부러 차를 타시고 오신 손님도 계셨다.

내가 굽는 붕어빵은 정말 비가 오나 눈이 오나 줄을 서서 먹을 만큼 장사가 잘되었다. 어떤 때 재료가 금방 소진될 정도였다. 더는 팔 붕어빵이 없어 일찍 정리하고 가는 날도 많았다. 그렇게 난 붕어빵 장사로 하루하루 바쁘게 살아갔다. 나의 아픔도, 현실을 부정하는 시간도 점점 사라지는 듯했다. 하지만 시련은 왜 한꺼번에 온다고 했던가? 살아보고자 발버둥 치는 내가 겨우겨우 참는 시간들이었다. 그런데 그런 내게 돌을 던지는 일이 발생했다.

같은 동종 업계에 같이 노점 하는 분들이 나를 시기했다. 붕어빵 장사가 잘되니 나를 관할 시에 민원신고를 넣었다. 내가 졸지에 신고 대상이 되었다. 여기서 장사하면 안 된다고 포차를 당장 빼라고 하였다.

참 세상이 싫었다. 아니 사람들이 무서웠다. 같이 힘들게 장사를 하고 노점이라는 게 하루하루 벌어먹고 사는 서민들이었다. 그런데 나보고 장사를 못 하게 했다. 아니 나보고 살지 말고 죽으라고 하는 소리 같았다. 어쩔 수 없이 그날은 장사를 못 하고 그렇게 접어야만 했다. 난 막막함에 정말 소리조차 낼 수 없었다.

부모님은 자식이 모든 것을 다 잃어서 고향으로 내려와 길 위에서 붕어빵 장사를 한다는 것을 아셨다. 몰래 찾아와 나무 뒤에서 숨어서 울고 가셨다.

차마 딸이 가슴 아플까 이름도 부르지 못하고 몰래 가셨다. 또 그런 딸은 그런 엄마가 나보다 더 아파하실까 봐 보고도 엄마를 부르지 못했다. 정말 세상이 야속할 만큼 싫었다. 그래도 나는 지금의 끈을 차마 놓을 수 없었다. 어떻게든 견뎌야 했고 다시 일어서야 했기 때문이다.

나는 결국 그곳에서 장사를 할 수 없었다. 단속을 피해 다른 곳으로 옮겨가서 장사를 해야 했다. 그렇게 난 또 다른 곳에서 붕어빵을 구웠다. 처음 보는 사람들을 상대하고 그들 앞에 난 힘들어도 억지웃음을 보였다. 내일이란 시간을 오로지 붕어빵을 팔며 보냈다.

그렇게 나는 또 한 번의 시련을 이기는 중이었다. 그렇게 견디면서 장사를 하고 있을 때였다. 큰아이 학교에서 담임 선생님으로부터 전화가 왔다. 시간될 때 학교를 한 번 방문해달라는 전화였다. 나는 놀래서 무슨 일이시냐고 하니 선생님은 와서 얘기를 했으면 했다.

나는 선생님께 장사를 해야 하니 오늘은 안 되고 내일 오전 잠깐 학교를 들리겠다고 했다. 혹시나 무슨 큰일이 아닌지 해서 잠을 설쳤다. 다음 날 학교를 방문해 선생님을 찾아뵈었다.

선생님은 나에게 조심스럽게 말을 아끼는 듯했다. "어머니 ○○이가 친구들과 어울리는 것도 힘들어 하고 사람들과 눈을 안 마주쳐요."라고 했다. 선생님은 이상한 말을 하며 내게 ○○이가 상담 치료를 한 번 받아보는 게 어떠냐는 말을 하셨다. 청천벽력 같은 소리였다.

난 그동안 아이의 학교생활 전반을 선생님께 들을 수 있었다. 한동안 멍하니 아무것도 할 수 없었다. 환경은 갑작스럽게 바뀌었고, 나는 매일같이 아이들 앞에서 슬픈 감정을 내비쳤다. 하루하루 먹고사는 것에 치우쳐 아이들에게 신경을 못 썼던 게 화근이었을까? 우리 큰아이는 결국 상담 치료를 받게 되었고 소아 우울증이란 진단을 받았다.

세상이 참 야속했다. 내가 뭘 그리 잘못했을까 생각했다. 이렇게 아픈 것도 모자라 내 새끼에게까지 세상이 너무 가혹하다는 생각이 들었다. 이런 가혹한 짐을 주시는 하나님이 너무나 원망스러웠다. 아무것도 하기 싫었다. 내가 견딜 만하면 또 한 번 일이 터졌고, 또 견딜 만하면 시련이 왔다.

나는 정말이지 더는 아무 힘조차 나질 않았다. 장사고 뭐고 이젠 나의 미래에 대한 희망이 순식간에 사라진 듯했다. 너무 힘든 현실을 받아들일 수 없었다. 참 너무나 가혹하다는 생각만 들었다.

그러고 며칠을 앓아 누워 장사도 못 하고 있었다. 그런 내게 큰아이가 다가와 "엄마." 하며 불렀다. "왜 그래? 엄마에게 할 말 있어?" 하니 자신 때문에 아픈 마음을 알았는지 "엄마 나 때문에 울지 마세요."라고 했다. "아니야, ○○이 너 때문이 아니야. 엄마가 몸이 안 좋아서 그래." 그러자 아이는 "엄마가 아프면 내가 슬퍼."라고 말했다.

그 순간 눈물이 터져 나왔다. 언제 우리 아들이 이렇게 컸는지 참. 큰아이를 안고 한참을 엉엉 울었다.

"엄마가 미안해, 정말 미안해."라고 말했다. 그런데 아들이 오히려 날 끌어안아주었다. "엄마 미안해하지 않아도 돼." 오히려 날 위로했다. 그날 이후 난 한 가지 독하게 마음먹은 게 있었다. 더이상 아이들 앞에서 약해지지 않기로 했다. 나는 어떤 시련 앞에도 울지 않으리라 다짐했다.

정말 내 아픈 상처로 인해 더는 내가 사랑하는 내 아이들에게 씻을 수 없는 상처를 주고 싶지 않았다. 한편으로는 내 아픈 상처가 고마웠다. 많은 생각이 들었다.

어쩌면 당연하다고 생각했던 내 삶이 당연하지 않았던 것. 그게 내가 앞으로 헤쳐나아가야 할 숙제가 아니었는지 생각했다. 이미 정해진 운명 앞에 더는 약한 모습을 보이지 말라는 신의 당부가 아니었나 생각했다.

그런 아픔과 상처가 지금의 나를 더 강한 엄마로 만들었기 때문이다. 그렇게 어쩌면 난 죽고 싶다는 농담으로 치부될 만큼 간절함을 갈망하며 살고 싶었는지 모른다. 아니 살고 싶었다.

마흔, 나를 잡아준 책 속의 한 문장

"결론에 사로잡혀 있으면 정말 중요한 것들이 사소해진다."

– 허지웅, 『살고 싶다는 농담』, 웅진지식하우스, 23쪽.

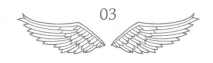

03

나는
어떤 인생을
살고 싶은 걸까?

내가 어릴 적에는 만화 요술공주 샐리가 대세였다. 너도 나도 여자 아이들은 요술공주 샐리가 로망이었다. 나도 항상 샐리처럼 멋진 주인공의 공주가 되고 싶었다. 예쁜 옷을 입고 요술을 부리고 싶었다. 정말 내가 보지 못한 멋진 세상이 펼쳐질 것 같은 생각을 했었다.

그렇게 나는 어릴 때의 순정만화 속 주인공처럼 늘 멋진 삶을 꿈꿨다. 좋은 옷을 입고 좋은 차에 좋은 집에서 살고 싶었다. 남들의 부러움을 받으며 세상을 살아가는 삶이 내가 꿈꾸는 삶이었다.

유년 시절에도 또래들과 공주 놀이를 했다. 난 유독 하녀는 안 하고 늘 예쁜 공주만 하겠다고 고집을 부렸다고 했다. 그래서인지 우리 집에는 미미공주라는 인형이 있었다. 집에 쌓일 만큼 많았다고 했다.

그렇게 난 어릴 때부터 공주 같은 인생을 살고 싶었다. 늘 막내라고 더 예뻐하고, 귀여워해주는 사람들이 많았다. 부모님께서는 넉넉지 않은 형편에서도 부족함 없이 우리 삼 남매를 키우셨다. 남들에게 뒤처지지 않게 자식들에게는 다해주려고 했었다.

나에겐 꿈꾸었던 결혼 생활이 있었다. 아침에 일어나면 모닝커피를 마시고 오후에는 잔디가 있는 마당 벤치에 앉아 우아하게 책을 읽는 그런 하루를 보내는 상상을 줄곧 했었다. 결혼은 현실이고 무덤이라는 말이 왜 나왔는지 결혼과 동시에 알게 되었다. 내가 결혼을 하니 알 수 있는 정답이었다. 지금 내가 길거리에서 붕어빵을 구우며 살리라고는 상상조차 할 수 없었다.

고3 때였다. 아버지께서 갑작스런 실직을 하셨다. 설상가상으로 지인에게 빚보증까지 잘못 서서 우리 가족은 집 한 채 없이 뿔뿔이 흩어졌다. 졸지에 피난민 신세가 되며 살아야 했다.

친척집을 오가며 난 눈치 아닌 눈칫밥을 먹고 지냈다. 집이 아닌 밖으로 나와 떠돌며 모두 잠이 들 때나 들어가곤 했었다. 아마 그때부터 난 집에 대한 큰 갈망이 생기지 않았나 생각했다. 부모님이 힘들게 사시는 것과 고생하는 것을 보고 자라서였다.

유독 좋은 집에 대한 집착이 강했다. 고등학교를 졸업을 하고 대학교를 졸업하자마자 난 돈을 벌겠다는 생각을 했다. 그게 남들보다 취업을 먼저 했던 이유였다.

얼른 돈을 벌어서 성공하고 싶었다. 누군가에 기대는 삶이 아니었다. 오로지 나 스스로 멋진 삶이 되고 싶었다. 대학에서 사회복지를 전공했다. 장애인 시설은 나의 사회생활의 출발점이었다. 누군가로부터 손과 발이 필요했던 장애인들과 함께 살아갔다.

난 그들의 손과 발이 돼주었다. 그때까지만 해도 난 그냥 돈을 무조건 벌겠다는 생각만 한 것 같다. 어릴 때는 순정만화 주인공이 되겠다는 꿈을 한편으로 꾸면서 말이다. 정작 내가 하는 일은 남들이 쉽게 하지 못하는 선한 일이라고 말하는 그 일이었다. 그런데 내가 꿈꾸는 삶과 다르게 가고 있었다. 내겐 점점 그 일이 무의미한 일이 되어갔다.

이 일이 좋은 일인 건 분명했다. 근데 내 꿈과는 달랐다. 큰돈을 벌기란 많은 시간이 필요해보였다. 무작정 서울로 가야 했다. 큰 사람이 되기 위해선 큰물에서 놀아야 하는 법이라고 생각했다. 난 그렇게 고향을 뒤로했다. 서울로 혼자 올라갔을 때 어떠한 생각도 없었다. 뭘 딱히 해보겠다는 생각도 없었다. 그저 돈만 많이 벌면 된다는 생각밖에 없었던 것 같다. 구체적으로 내 삶의 목표도 없었다. 무조건 돈만 많이 벌어서 부자가 되고 싶다는 무모한 생각뿐이었으니 말이다. 그래서인지 난 내가 정확히 어떤 인생을 살고 싶은지 목표도 없었다. 막연한 부자에 대한 욕심만 갖고 건물을 지었던 것 같았다. 이렇게 모든 걸 잃고 나니 비로소 알게 되었다.

나의 인생은 내가 만들어간다. 하지만 꿈을 준비하지 않는 자에겐 기회도 오지 않는다. 행복도 오지 않는다는 것을 알았다. 막연한 생각만으로는 꿈을 이루기 힘들고 안 된다는 것을 알았다. 많은 게 필요하다는 것을 알았다.

붕어빵은 겨울철 한철 장사였다. 따뜻한 봄이 가고 어느새 더운 여름이 왔다. 팥이 쉬고 매출도 절반도 안 될 만큼 손님들이 줄어들었다. 그래서인지 하루에 재료값도 안 남을 만큼 손해인 장사였다. 날씨로 인해 매출은 반 토막이다. 나는 넣 놓고 오지도 않은 손님을 기다리며 붕어빵만 팔며 기다릴 수 없었다. 다른 일자리도 찾아야 했다. 마침 그때 지인이 지나가는 길에 내 생각이 나 들렸다고 했다. "좋은 일자리가 있는데 해볼래?" 하면서 내게 말을 했다. 아침에 회사에 가서 눈도장만 찍고 오면 된다 했다. 그리고 오후 남는 시간에 장사를 하라고 했다.

난 궁금해서 "무슨 일인데요?" 하니 내일 시간이 되면 커피숍에서 잠깐 만나자고 했다. 난 일자리가 급했다. 또 어떤 일인가 궁금했다. 다음 날 옷을 간단히 챙겨 입고 만나는 장소로 향했다. 그곳에선 지인과 어떤 신사적인 남자분이 깔끔한 옷차림을 하고 앉아 있었다. 공손히 인사를 건네니 명함을 주시면서 ○○보험회사 지점장님이라고 하셨다. 지인은 내 얼굴을 보며 당황해하였다. 나에게 보험이란 한마디 말도 없이 데려온 것이기 때문이다.

그 지점장님은 나에게 한 건의 실적만 해도 고소득을 받는다 하였다. 나처럼 힘든 분이 지금 보험회사에 있다고 하였다. 그분은 1년 만에 억대 연봉을 받는다고 했다. 흔히 그 바닥에서 인생역전을 한 분이라고 하였다. 이 바닥에서 톱으로 잘나간다는 말을 하며 나에게 설득력 있게 얘기를 해주었다.

난 단박에 "아휴, 전 영업 못 해요. 영업을 어떻게 해요. 아이고 난 못 해요." 하면서 정중히 거절을 하였다. 그랬더니 그 지점장님은 모두가 처음에는 나처럼 그렇게 얘기들 한다고 하였다. 영업을 못 한다고 했던 분들이 보험회사 와서는 어느새 돈 벌어서 집 사고 차 산다는 말을 하였다. 그 말이 제법 설득력 있게 들렸다. 일단 한번 해보라며 많이 도와주시겠다고 했다. 나에게 강요 아닌 친절을 베풀었다. 난 곰곰이 생각해보겠다고 했다. 그렇게 고심 끝에 생각했다. 두 아이들을 위해서는 벌어야 했다. 찬밥 더운밥 가릴 처지가 안 되었다. 어떻게든 살아야 했기에 처음으로 보험 영업직을 하게 되었다.

난 그렇게 오전에는 말끔히 차려 입고 보험회사에서 사무실로 발걸음을 향했다. 오후에는 한 푼이라도 더 벌 욕심이었다. 장사를 위해 이리저리 왔다갔다 반복하며 벌이를 했다. 난 보험 실적을 위해 생전 연락하지 않았던 사람들에게 어쩔 수 없이 연락을 했다. 내가 어쩔 수 없이 보험 일을 하는 것을 알렸다. 하지만 영업이란 게 결코 쉽지 않다는 것을 알았다. 붕어빵 파는 것과는 차원이 달랐다. 한 달 동안은 내가 힘든 상황에서도 열심히 사는 모습에 지인들이 많이들 도와줬다. 하지만 지인들도 더는 한계였다. 가까운 인맥을 통해 실적을 어떻게든 해보았지만 생판 남인 사람들은 나의 뭘 보고 그 비싼 보험을 쉽게 들어주겠는가?

우울감이 생겼다. 내가 이걸 왜 했을까 하는 생각이 들었다. 다시 인생의 기로에 섰다. 전화를 하고 무작정 찾아갔다. 다들 내가 보험을 하는 사람이란 걸 이미 눈치 채고 있었다. 얼굴도 안 보고 나를 문전박대하는 사람들도 많았다. 다시 한 번 막막함이 몰려왔다.

오늘은 또 어디서 한 건을 찾지? 머릿속에는 도무지 생각이 나는 사람이 없었다. 어쩔 수 없이 매일 허탕을 치기 일쑤였다. 붕어빵 장사를 위해 발걸음을 돌렸다. 힘없이 집으로 옷을 갈아입기 위해 돌아가는 길이었다.

그때 마침 핸드폰 벨이 울렸다. "○○엄마, 나야. ○○엄마 보험회사 다닌다며.", "네, 안녕하세요. 다닌 지 얼마 안 되었어요. 잘 지내시죠? 애기는 잘 크고 있구요? 연락 한 번 드린다는 게 먹고사느라 바빠서 전화 한 번 못 드렸네요."

딸아이 어린이집 다닐 때 단짝 친구 엄마였다. 난 "무슨 일이세요?" 물었다. 전에 보험회사에서 홍보성으로 지인들에게 문자를 일괄적으로 보냈던 적이 있었다. 내 생각이 났다며 그걸 보고 아이들 보험 하나 들고 싶다 했다. 수화기 너머 너무 반가운 소리였다. 난 순간 너무 좋아서 "아

정말요? 언제까지 해드리면 될까요?" 하니 급한 것 아니니 천천히 해달라고 하였다. 나는 연신 반갑고 기쁜 마음에 내일 아침 회사 가면 바로 연락을 드린다고 하였다. 전화를 끊었다. 마른 땅에 단비가 오는 기분이었다.

그렇게 실적을 쌓으며 한두 달은 내가 살아가는 데 보험이 큰 도움이 되었다. 아이들 옷 한 벌을 더 사줄 수 있을 만큼 경제적으로 보험 영업이란 게 꽤 괜찮았다. 정말 많은 도움이 되었다. 하지만 영업에도 슬럼프가 온다고 했던가? 영업이란 게 항상 잘되지만은 않는다. 계약 하나를 따기 위해 장사를 접고 시간을 내서 어렵게 찾아갔다. 결국 보험 상품이 마음에 안 든다고 계약을 안 하겠다 했다. 결국 몇 달을 힘든 사정에 의해 유지하지 못한 고객들 때문에 나는 그야말로 돈을 버는 게 아니었다. 월급이 급기야 마이너스인 달도 허다했다. 무기력해졌다. 영업의 종점인 한계가 서서히 왔다.

처음부터 영업이란 게 자신이 없었다. 그것도 생판 모르는 사람들에게 보험 상품을 판다는 게 자신이 없었다. 먹는 음식을 파는 붕어빵과는 또 다른 영업 세계였다. 점점 마이너스 실적에 결국 나는 보험 일을 1년도 못 하고 그만 접어야 했다. 무슨 일을 다시 해야 할지 몰라 방황하는 어린아이 마냥 갈피를 못 찾았다.

   그렇게 허둥지둥 또다시 시간을 보내야만 했다. 내가 잘하는 게 대체 뭐가 있을까? 나는 어떤 인생을 살고 싶은 걸까? 누가 좀 시원히 내가 앞으로 살아야 할 길을 안내해줬으면 했다. 깊은 고민에 빠진 시간이었다.

   벗어나서 어떻게든 이 어두운 현실에서 도망치고 싶었다. 다시 나아지는 삶을 꿈꾸었다. 하지만 노력이라는 것을 해도 언제나 내 삶은 늘 제자리였다. 내 삶에 나는 묻고 싶었다. 과연 언제쯤일까? 내가 상상했던 그 꿈이 펼쳐질 날을 묻고 또 물었다.

마흔, 나를 잡아준 책 속의 한 문장

"시련은 축복의 전야제이다. 시련은 분명 고통스러운데 곧 내게 닥칠 축복으로 변해 기쁨의 폭죽을 터트린다는 의미이다."

– 이지니, 『아무도 널 탓하지 않아』, 꿈공장플러스, 12쪽.

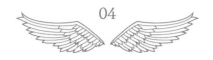

04

정말
죽을 것 같아서
읽기 시작했다

삶에 돌파구를 잃은 듯했다. 어떻게든 살아보려고 했다. 살려고 뭐든
다 해보았다. 하지만 돌이킬 수 없는 지난 과거에만 연연하며 있었다. 후
회하며 지난 과거의 모습에만 집착했다. 아직도 미련 따위를 못 버렸을
까? 늘 뭔가 채워지지 않은 허전함만 들었다. 무기력의 연속이었다.

그저 하루살이처럼 돈을 벌기 위한 무의미한 삶이었다. 그래도 두 아
이들이 있기에 난 그냥이 아닌 정말 억척스런 엄마가 되어야만 했다. 아
니 될 수밖에 없었다.

밥도 굶고 붕어빵이 까맣게 실수로 탄 게 있으면 밥 대신 탄 붕어빵으로 때웠다. 그 가장 큰 이유는 점심값을 아끼기 위해서였다. 그래서 돈이 모이는 족족 한두 푼씩 모았다. 정말 이렇게 칼바람 속에 애들만 둘 수 없었다. 장사를 위해 늘 아이들을 집에 둘 수밖에 없었다. 그런 아이들을 두고 일하러 나올 때는 모진 엄마가 돼 있었다. 정말 이렇게까지 해서 살아야 하나 했다. 마음이 너무 아파왔다. 아이들과 함께 있을 곳이 필요했다. 따뜻한 곳에 우리 아이들을 두고 싶었다. 옆에서 볼 수 있게끔 작은 가게라도 마련하고 싶었다. 어느 순간 나의 간절한 소망이 되었다.

그렇게 한철 장사인 붕어빵도 초여름까지 팔아보았다. 붕어빵 장사는 그렇게 더운 여름이 가고 늦가을에 다시 장사를 해야 했다. 돈이 되는 것은 다 가리지 않았다. 아이들이 학교를 가기 전 빈 시간을 이용해 새벽 5시에 일어났다. 1시간에 2만 원을 준다는 고소득 알바가 있다는 말에 솔깃했다. 남자들도 버겁고, 힘들다는 일이었다. 그 일은 낚시 배 청소였다. 매일 2시간씩 4만 원을 받기 위해 무거운 몸을 털고 일어났다.

새벽에 졸린 눈을 비비며 그렇게 배가 들어오는 항구에 앉아 들어오는 배를 마냥 기다렸다. 어느새 나의 아침을 맞이하는 일상이 되곤 했다. 찬란한 해는 그렇게 매일 같이 떠올랐다. 어느 날부터 나의 하루는 그렇게 배에서 시작되었다. 선장님은 젊은 사람이 대단하다고 했다. 아침에 이렇게 일찍 일어나 남들도 다 힘들어서 포기하며 집에 간다 했다. 그런데 난 이렇게 매일같이 지각 한 번 안 하고 있다고 했다. 그게 놀라웠는지 늘 낚시를 하고 돌아오면 이것저것 잡아온 갈치며 생선들을 마구 주셨다. 나에게는 아낌없이 퍼주셨다.

몸은 고단하고 힘들었지만 마음만은 집처럼 편했다. 어쩜 그 일을 하는 동안만은 세상 편했는지 모른다. 이 일은 누군가가 꺼려하는 힘든 일일 수 있다. 하지만 난 지금 이 시간이 험한 세상을 헤쳐나가는데 밑거름이 될 것이라고 확신했다.

그렇게 청소를 끝내고 "고생하셨습니다." 인사를 하고 가려는데 선장님께서 이리 잠깐 와보라고 부르셨다. 그러더니 "명희 씨. 매일 바다 보니 어때요?" 하며 물었다. 그러시면서 "바다는 거짓말 안 하는 거 알아요?" 난 순간 무슨 말인가 했다. 바다에서 선장님께서는 바다만 바라보며 거의 40년을 바다와 함께 하셨다고 하셨다.

그 40년 동안 바다는 선장님께 단순히 생선을 잡고 지금처럼 손님을 태우고 낚시도 하며 돈만 벌게 해주는 게 아니었다. 수많은 거친 파도 속에서도 모진 바람을 이기고 살아가는 방법을 알려준다는 얘기를 해주셨다.

지금의 고난이 아무리 힘들어도 이 또한 모진 비바람에도 지나간다 하셨다. 스스로 강해지고 정신만 차리기만 하면 살아간다고 했다. 그럼 반드시 비는 그치고 밝은 해는 떠오른다고 했다. 참 좋은 얘기를 해주셨다. 살아보니 인생이 별거 없다 했다. 참으로 가슴이 먹먹했다.

난 지금 살기 위해 몸부림치고 있다. 이내 나에게는 빛이 찾아오고 노력하고 산다면 반드시 좋은 날이 올 것이라 하시며 힘을 주셨다. 그리고 내게 하얀 봉투 하나를 건네주었다. 내가 "이게 뭐예요. 선장님?" 하니 젊은 사람이 너무 열심히 사는 것 같아서 주는 거니 부담 갖지 말고 받으라고 했다. 그리고 집에 와보니 그 봉투 안에는 내 일당의 몇 배인 50만 원이 넘는 큰돈이 들어 있었다.

순간 난 놀라서 이걸 돌려줘야겠다는 생각이 들었다. 다음 날 다시 그 돈을 가져다 드리기로 했다. 하지만 선장님은 나중에 내가 잘 되서 그때 생각나면 돌려줘도 된다는 고마운 말씀을 하셨다. 내 어깨를 툭 치며 힘내라고 하였다. 코끝이 찡해졌다. 너무나 감사한 일이다.

아, 내가 그래도 세상을 잘못 살지는 않았다는 생각이 들었다. 이렇게 좋은 분을 알게 된 것에 감사하며 실패가 꼭 나쁜 것만은 아니라는 생각이 들었다. 오히려 고마웠다. 나를 이렇게 강한 엄마로 만들어줬으니 말이다. 내가 실패하지 않았다면 경험하지 못할 시간들이고 한때는 부정하고 싶을 정도로 이런 현실이 싫었다. 하지만 이젠 감사하다. 내 과거가 나에게 소중한 경험을 가져다주니 말이다.

그랬다. 그렇게 조금씩 내 안에 상처도 나았다. 늘 죽고 싶었던 하루도 그렇게 잊어가던 때였다. 하루 일찍 장사를 접고 오늘은 그동안 조금씩 모았던 돈을 찾고자 은행을 향했다. 그런데 마른하늘에 날벼락이란 말이 이럴 때 나온 말일까? 하늘은 정녕 내 편이 아니었다.

그렇게 밥도 굶어가며 아끼며 한 푼 두 푼 모아서 가게를 얻으려고 했다. 제법 모여 있을 돈을 생각하니 오랜만에 흥얼거리며 콧노래도 나왔다. 아이들과 작은 가게에서 함께 하는 상상을 했다.

매일 고단함 속에도 잊고 그날만 손꼽아 기다리며 버텼다. 이제는 매서운 바람도 없고 추운 곳이 아닌 곳이다. 그저 따뜻한 온기가 나는 곳에서 우리 아이들과 함께할 수 있는 곳을 찾는 것이다.

그런데 은행 직원이 내게 대뜸 돈을 찾을 수 없다는 황당한 말을 하였다. 도무지 믿을 수 없는 말을 하였다. 난 눈앞이 순간 캄캄해졌다. 내가 잘못 들었는지 내 귀를 순간 의심했다. 난 순간 너무 놀라서 "무슨 말이세요? 제 계좌가 뭐라구요?" 하니 은행 직원은 다시 한 번 내게 계좌가 모 채권에 의해 압류가 되었다고 했다.

순간 난 아무 말도 할 수가 없었다. 정말이지 하늘이 노랗게 되는 것 같았다. 그대로 바닥에 주저앉아버릴 수밖에 없었다. 너무 놀라서 아무 눈물도 나오지 않았다. 내가 지금까지 새벽부터 일어나 안 입고 안 쓰고 우리 애들에게 그 좋아하는 치킨 한 마리도 못 사줄 만큼 지독히 아꼈다.

그 고생을 하며 모았던 돈들을 하나도 찾을 수 없다니 정말이지 머리를 둔기로 한 대 쾅 하고 얻어맞은 느낌이었다. 어떻게 해야 할까? 난 정말 앞으로 어찌 살아야 하나 정말 죽을 것 같았다. 심장이 조여오는 느낌이었다. 그렇게 멍하니 거리를 걸으며 배회하며 아무도 없는 공원에 앉았다. 1시간을 소리를 내며 그렇게 펑펑 울었다.

나보고 죽으라는 건지 살라는 건지, 위태롭게 절벽에 서 있는 날 자꾸 살지 말라며 밀어내는 듯했다.

끝도 없이 반복되는 절망에 난 정말 모든 걸 잃은 듯했다. 모든 걸 다시 원점으로 돌려 시작해야 할까? 내가 할 수 있는 게 지금으로서는 아무것도 없는 듯했다. 내 자신이 너무나 바보 같고 한심스러웠다. 많은 것을 바란 게 아니었는데 나에게 이런 끝도 없는 시련과 절망을 주는 신이 너무나 원망스러웠다.

큰아이의 아픔, 신랑의 고통, 내가 선택한 이 아픔이 이렇게라도 짊어지고 가야 할 숙제라면 기꺼이 이겨내고 살아보려 했다. 나는 점점 답이 보이지 않는 절망 앞에 무릎을 꿇고 소리치며 절규해야 했다. 살고 싶다고, 어떻게 살아야 하냐고!

엄마는 강하다고 하였다. 하지만 엄마이기 전에 나도 사람이었다. 모든 것을 이기며 감수해야 한다는 게 점점 지쳐갔고 너무나 삶이 힘들었다. 그래도 여전히 변하지 않는 건 나에겐 토끼 같은 두 아이들이 있었다. 그건 달라지지 않았다.

그래서 어떡하든 난 살아야 했다. 다시 삶의 돌파구를 찾아야 했다. 내가 좋아하는 일을 찾고 싶었다. 내가 잘하는 일이 뭘까? "야, 유명희! 넌 네가 좋아하는 일을 찾아봐. 이대로 죽을 거야?" 내 자신에게 물었다. 정말 이대로 있다가는 얼마 못 가 숨이 막혀서 죽을 것만 같았다.

돈만 좇다가 난 다시 또 돈 앞에서 굴욕을 당한 셈이다. 이젠 내가 좋아하는 일을 하면서 돈을 벌고 싶다는 생각을 했다. 그러다 지인이 사다준 책이 생각났다. 스타 강사 김미경의 『이 한마디가 나를 살렸다』는 책이었다. 내가 이대로 주저앉지 않기 위해서는 버틸 수 있는 유일한 무기를 찾아야 했다. 그래서 나는 정말 죽을 것 같아서 그렇게 책이라도 읽고 읽지 않으면 안 될 것 같아서 책을 읽기 시작했다.

그러다 틈틈이 다른 책을 보고 또 다른 책을 읽게 되고 그렇게 삶에 돌파구를 찾았다. 책 속의 이야기가 나에게 힘을 주기 시작했다. 책을 읽는 동안은 아무 생각 없이 오로지 책에만 집중할 수 있었고 정말 내가 살아있는 것 같았다. 우울해하지 않아도 되고 늘 쫓기는 삶에 불안하지 않아도 되었다.

그렇게 어느 순간 죽을 것 같은 순간에도 항상 내 옆에는 책이 있었다. 지난날의 나의 상처를 조금씩 아물게 해주는 삶의 위로의 메시지 같았고 그 공감에 나는 다시 에너지를 얻으며 힘이 생길 수 있는 작은 휴식 같은 존재로 다가왔다. 그저 하루하루를 버틸 수 있도록 도와주는 목처럼 삶에 무기가 되어갔다.

　매일매일 지옥 같은 하루에 정말 죽을 것 같아 읽기 시작한 책이란 도구가 내게는 이젠 없어서는 안 될 커다란 보물이 되어 내 인생의 길을 안내해주고 있었다. 책을 읽는 동안은 내가 세상에서 가장 큰 부자가 된 거 같다는 생각이 든다.

마흔, 나를 잡아준 책 속의 한 문장

"나는 별거 아닌 야만을 부주의하게 행했을 뿐인데 그에게는 그만 판결이 되고 말았다."

― 헤르만 헤세, 『데미안』, 151쪽.

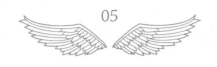

05

책들과 함께
삶에 변화가
시작되다

그렇게 난 늘 시간이 날 때마다 책을 읽었다. 책은 내가 정말 힘든 순간순간 날 위로해주는 친구 같았다. 하루하루 살아가는 데 나에게 생명수 같은 존재였다. 누군가는 내게 말하였다. "먹고살기도 힘들 텐데 책을 읽을 시간도 있고 한가한가 봐요?" 이렇게 말하는 사람들도 있었다. 참으로 무식해 보였다.

한가해서 책을 읽는 게 아닌데 말이다. 그 사람은 책을 한가할 때 심심해서 보는 사람으로밖에 안 보였다. 사람들의 생각이 이상했다. 왜 책을 한가할 때만 본다고 생각하는 건지 모르겠다. 누군가에게 책이 정말 그 이상의 존재일 수도 있다는 것을 모르는 사람들이 많은 것 같은 생각이 들었다.

난 그렇게 책을 만나고부터 우울하고 복잡한 마음이 들 때면 어김없이 책을 찾았다. 하루 종일 물 한 모금이 그리울 때가 많았다. 그런데 시원한 물을 찾는 것처럼 책을 읽으면 그 모든 갈증과 스트레스가 한 방에 날아가는 것 같았다. 아무 생각 없이 책을 읽어내려가면 하루 중 내가 가장 집중하는 시간이 되는 것 같았다. 그렇게 책을 하루에 한 권씩 매일 같이 읽어보기로 하였다. 잠자는 시간을 줄여서라도 하루의 고단함 속에도 책을 읽고 내 머리맡에 두고 자곤 했었다. 그래서인지 내 삶에도 어느새 작은 변화들이 찾아오는 것 같았다.

솔직히 늘 먹고사는 게 삶의 1순위가 될 만큼 돈을 벌기 위해 안간힘 썼었다. 주말에도 아이들을 두고 장사를 해서 몇 만 원이라도 더 벌고 싶어 쉬지 않고 일을 하러 갔었다.

하지만 책이 내 그런 생각도 바꿔주었다. 아이들과 주말에는 돈도 좋지만 함께 해야겠다는 생각이 들었다. 큰애, 작은애를 불렀다.

"애들아, 엄마랑 밖에 안 나갈래?" 아이들은 의아한 표정을 지으며 "엄마 오늘 일 가는 것 아니야?"라고 물었다. "엄마랑 좋은 데 갈래?" 하니 아이들은 밖으로 나가는 게 좋은 건지 내가 일을 안 나가서 좋은 건지 마냥 신나 하며 너무나 해맑은 표정으로 좋아하였다.

이럴 줄 알았으면 진작 아이들과 하루 정도 쉬고 나가서 놀아줄 것을 생각했다. 그동안 함께해주지 못해 아쉬운 마음이 들었다. 아이들은 내내 연신 싱글벙글 웃으며 엄마 어디 가냐고 물었다.

난 아이들의 손을 잡고 집 앞 가까운 서점으로 발걸음을 향했다. 아이들은 서점이네, 했다. 난 아이들에게 "너희들에게 오늘 읽고 싶은 책을 사줄 테니 다 사렴." 하고 얘기하였다.

애들은 너무 좋은지 '야호!' 하면서 본인들이 읽고 싶은 책을 찾으며 이리 갔다 저리 갔다 반복했다. 나도 평상시 읽고 싶었던 책들을 찾으며 서점 한구석에 앉아 책 한 페이지를 읽어보았다. 마음이 두근거렸다. 너무나 행복한 시간이었다. 하루 종일 붕어빵 굽는 가스 매연 속에 코를 막고 힘들어하지 않아도 되고, 내가 제일 사랑하는 우리 아이들과 책들 사이에 함께하는 이 순간이 그 어떤 시간보다 내게 편안한 휴식처럼 느껴졌다.

아이들과 책을 사서 집 앞 커피숍에 앉아 아주 오랜만에 많은 이야기를 할 수 있었다. 큰아이에게 물었다. "○○야, 책 사서 좋아?" 하니 아들은 평소에 너무 읽고 싶었던 책이었는데 그동안 엄마가 돈이 없을까 봐 사달라고 차마 말하지 못했다고 했다. 마음이 아팠다.

난 웃으며 이제 주말되면 동생이랑 같이 항상 엄마랑 주말에 나가자고 했다. "이렇게 책 보러 서점에 자주 올까?" 하니, "정말 엄마? 정말이지?"를 몇 번이나 물어보았다. 난 이게 행복인데 내가 그동안 먹고사는 것에 급급했다는 생각이 들었다. 소중한 걸 놓치고 정말 '돈, 돈, 돈' 한 건 아닌지 아이들에게 한없이 미안하고 너무나 후회스러웠다.

사람들은 나에게 그날 이후 무슨 좋은 일 있냐고 물었다. ○○엄마 혹시 로또 되었냐고 싱글벙글 하는 나에게 좋은 일을 함께 나누자며 말했다. 궁금한지 농담 반 진담 반으로 묻곤 했다. 그랬다. 나는 책을 읽고 난 후 얼굴도 마음도 변하기 시작했다. 나의 미래가 이젠 두렵지 않았다. 내게도 꿈이 생겼기 때문이다. 누군가는 책만 보면 책에 뭔 답이 있냐고 그러겠지만 난 책이 너무 좋았다. 책 속에서 미처 내가 모르는 삶의 지혜도 깨달았다. 앞으로 내가 이 힘든 고난을 극복하며 살아갈 수 있게끔 모든 안내서가 책을 보면 다 알 수 있어서 좋았다.

지난날에 나를 돌아보니 정말이지 난 늘 나사가 하나 빠진 사람처럼 돼 있었다. 늘 얼굴은 삶에 찌든 사람처럼 무기력했고 어두운 내 현실에 항상 우울을 달고 있었다. 세상이 싫었다. 그 모습이 그대로 얼굴에 나 세상 살기 싫어요! 라고 쓰여 있었다. 적나라하게 표출될 만큼 살았다. 뭘 해도 보이지 않는 긴 터널처럼 내 삶의 끝도 보이지 않았던 것이다. 매일 같이 원망 아닌 원망 속에 살았다. 난 내가 왜 이렇게 살아야 하는지도 도무지 몰랐다.

그러나 난 책을 읽은 후 많은 것을 느꼈다. 내가 얼마나 그동안 잘못 살고 있는지를 책을 통해 비로소 뒤늦게 알게 되었다. 주위를 돌아보면 나보다 더 힘들고 고난 속에서도 희망을 잃지 않은 사람이 많았다.

살아보겠다고 오뚝이처럼 다시 일어서 살아가는 사람들이 세상에는 많다는 것을 알게 되었다. "왜 늘 저기 저 사람들은 너무나 행복해서 웃고 있는데 왜 나만 아프고 왜 나만 힘들까?"를 늘 외치던 나였다.

내가 이렇게 힘든 현실 속에서도 책을 찾지 않았다면 어땠을까 생각이 들었다. 책이 아닌 다른 것으로 내 인생에 돌파구를 찾으려 했다면 난 끝까지 행복이란 것을 몰랐을 것이다. 난 사실 술을 좋아한다. 소주를 좋아한다. 소싯적 아가씨 때는 소주 한 잔에도 취해서 못 마시던 내가 이젠 어지간한 남자보다 더 잘 마실 정도이다. 아마 그때부터였을 것이다.

모든 것을 잃어버리고 실패를 하고 고향에 내려 왔을 때이다. 맨 정신으로는 도전이 깨어 있을 수 없을 만큼 힘든 시간에 술을 먹으면 모든 게다 사라지는 것 같아 좋았다. 매일 그렇게 술을 달고 살 정도로 난 하루라도 술을 안 마시면 잠을 못 이뤘다.

심지어 지인들은 내가 그렇게 매일 술을 마셔서 행여나 알코올 중독이 올까 봐 걱정했던 사람들도 많았었다. 괴롭고 너무나 아팠기에 뭐라도 붙잡고 견뎌야 했다. 난 그게 술이 되었다. 그렇게 모두가 잘 때 보이고 싶지 않았던 꼭꼭 숨겨둔 싱크대에 감춰둔 소주를 꺼내었다. 어느 날 술을 마시려는데 소주가 보이지 않았다. 대체 술이 어디 간 거야? 아무리 소주병을 찾아도 찾을 수가 없었다. 그런데 잠시 후 방에서 신랑이 무언가를 들고 나오면서 이것을 찾느냐고 물었다.

순간 난 얼음이 되었다. 우리 신랑은 내가 매일 같이 술을 마시는 것을 보고도 그동안 모른 체하고 있었다. 들킬까 봐, 아이들이 혹 깰까 봐. 난 아무도 모르게 숨어서 마셨었다. 그런데 술을 마시는지 신랑은 알고도 지금까지 지켜보고 있었던 것이다. 난 당황스러워서 화를 내면서 그걸 왜 가져가냐며 소리를 질렀다.

사실 우리 신랑은 술을 나보다 잘 마시는 사람이다. 그런 사람이 나보다 어쩜 더 힘들어 술을 마시고 싶었을 텐데 내가 그렇게 매일 같이 몰래 술을 마시는 것 보고 얼마나 속상했을지 느꼈다.

그러면서 내게 "안주상 받아봐." 하는 말을 하며 "오랜만에 나랑 같이 마실까?" 하는 것이었다. 난 "뭘 같이 마셔?" 하며 비꼬듯이 얘기했다. 그러더니 신랑은 왜 이 독한 걸 늘 혼자 마시냐며 내게 앞으로 술 먹고 싶으면 같이 마시자는 말을 하였다. 가슴속에 무언가 흐르는 것 같았다.

그날 이후부터 난 그렇게 술을 멀리하게 되었다. 내 아픔이 술로 보상되지 않는다는 것을 너무나 잘 알기에 그날 후로 난 술을 먹지 않았다. 아니 마실 수 없던 게 더 정확하다. 내 아픔을 가족들에게까지 더는 보이고 싶지 않았다. 늘 술에 의지하며 세상 다 산 사람처럼 하고 싶지 않았기 때문이다. 참 다행이었다. 내가 책을 만난 게 말이다. 다시 인생을 사는 느낌이 들었다. 책을 만나지 않았다면 내 삶은 어디로 갔을까 생각했다. 어디로 가야 할지 길을 잃고 끝없이 방황하며 살았을 것이다. 다시 인생에 활력소를 얻은 느낌이다.

　그렇게 변할 것 같지 않은 내 삶도 책을 만나 조금씩 달라지고 있었다. 변화되는 게 나 스스로도 보일 만큼 눈에 띄게 달라졌다. 우리 아이들에게 난 지금 돈보다 더 값진 아닌 가장 소중한 것을 알려주려 한다. 그 답은 책을 읽고 책을 알게 되면 얻게 되는 것이라고 말하고 싶다. 또한 책을 통해 삶을 배우고 싶은 이들에게 알려주고 싶다. 삶에 정답은 없는 것 같다. 인생에서 가장 행복한 순간이 지금 책을 읽는 이 순간이라 말하고 싶다.

마흔, 나를 잡아준 책 속의 한 문장

"나 위주로 생각하는 최선, 상대를 보지 못하는 최선, 그 최선은 최선을 다할수록 최악을 낳는다."

— 이유남, 『엄마 반성문』, 덴스토리, 244쪽.

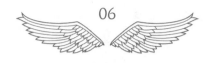

어느 날부터

독서가

우선순위가 되었다

어느 날 일을 하고 집에 왔는데 작은딸의 선생님께서 전화를 하셨다. 이유는 딸아이가 같은 반 남자친구를 이유도 없이 때렸다고 했다. 나는 설마했다. 우리 딸은 이유 없이 친구를 때릴 애가 아니었다. 난 선생님께 "다른 이유가 있지 않았을까요?" 말했다.

그런데 선생님은 분명 딸도 인정을 하였다고 했다. 이유 없이 미워서 친구를 때렸다고 했다. 난 우선 알겠다 했고, 전화를 끊었다. 집에서 딸아이를 기다렸다.

나는 학교에서 온 딸에게 오늘 있었던 일에 대해 자초지종을 물었다. 딸은 선생님 말처럼 친구가 자신과 안 놀아줘서 친구를 때렸다고 했다. 난 그 말을 듣고 너무 화가 났다.

선생님의 전화를 끊고도 난 선생님이 잘못 알았을 것이라 했다. 딸을 믿고 있었다. 친구를 이유 없이 때리는 우리 딸이 아닐 것이라고. 그런데 딸은 정말 친구를 때렸다. 그것도 이유 없이 말이다.

난 너무 화가 나서 아이에게 "네가 깡패니? 친구가 밉다고 친구를 때려? 네가 깡패야?"라는 말을 하며 딸을 윽박질렀다. 딸은 이런 나에게 겁이 난 듯했다.

그러더니 급기야 나에게 겁먹은 표정을 지었다. "엄마가 뭘 알아? 알지도 못하잖아."라는 말을 했다. 난 무슨 말인지 알아듣게 얘기해보라고 했다. 딸은 울면서 말을 아끼듯 나에게 말을 하지 못했다.

난 계속해서 말을 해보라고 계속 윽박지르며 강요했다. 딸은 울면서 엄마는 왜 화부터 내냐고 했다. 딸이 무슨 말을 해도 내가 화를 내니 말을 못 한다고 하였다.

알겠다고 그렇게 화를 안 낼 테니 얘기해보라고 하였다. 딸은 나에게 어렵게 울면서 말했다. 이야기는 이러했다. 친구와 서로 너희 집은 어디 사냐고 물어보다 딸이 어디 어디 산다고 얘기했다고 한다.

그랬더니 친구가 "너희 집은 못사는 집이네."라고 말한 것에 그래도 참았다고 했다. 그런데 친구는 "너희 집은 차도 없고 가난하다."라는 말을 또 했다고 한다. 그래서 너무 화가 나 친구를 뒤에서 밀어버렸다고 했다. 난 그런 내용도 모르고 딸에게 소리 아닌 소리를 질렀다. 아이의 마음을 더 다치게 했다.

아이에게 거듭 엄마가 미안하다고, 네가 말을 안 하니 엄마도 몰랐다고 했다. 다신 앞으로 화부터 내지 않겠다고 딸아이 앞에서 약속을 했다. 그렇게 아이의 마음을 어르고 달래 진정되는가 했다.

그러더니 이번에는 선생님이 아닌 맞은 애 엄마가 내 전화번호를 어찌 알고 나에게 전화가 왔다. 그 애 엄마는 내가 전화를 받자마자 "○○ 엄마~" 하더니 나에게 왜 사과 전화를 안 하냐는 식으로 나에게 말하였다.

난 "무슨 사과요?" 했다. 혹시 선생님의 전화를 못 받았냐고 했다. 난 받았다고 했다. 그 엄마는 "나에게 그럼 사과를 당장 하셨어야죠?" 왜 전화를 자기가 하게 하냐며 다짜고짜 따지는 것이었다.

참 기가 막혔다. 적반하장도 유분수라는 말이 여기서 딱 나온 것이었다. 자기 아이 말만 듣고 쪼르륵 전화를 한 것이다.

일을 이렇게 만드는 선생님께도 너무 화가 났다. 그냥 넘길 일이 아니라고 생각했다. 난 애들끼리 싸우면서 크고 하는 것이라고 얘기했다. 그랬더니 당장 사과를 안 하면 우리 애를 학교 폭력으로 접수를 한다고 하였다.

아이는 엄마를 닮는다고 했던가? 그 엄마의 그 아이였다. 자기 말만 하고 그렇게 끊어버린 것이다. 살다 살다 뭐 저런 엄마가 다 있나 했다. 정말 내가 참아야 하나 했다. 그래도 아이의 친구 엄마니 최대한 인격적으로 대해야 했다.

갑자기 두통이 밀려왔다. 이 상황을 어떻게 해야 좋을지 몰랐다. 어찌되었든 우리 아이가 폭력을 쓴 것은 잘못한 것이기 때문이다. 나는 너무 화가 났다. 머리가 터질 것 같이 감정이 올라와 있었다. 이러다가 학부모

싸움이 될 것 같았다. 아이는 이런 내 모습을 보고 더 불안함을 보였다. 나는 잘 해결될 거니 걱정하지 말라고 딸아이를 타일렀다.

감정을 억누르며 책을 들고 무작정 읽었다. 가까스로 마음을 다잡았다. 책이 없었다면 난 내 모든 감정을 다 이미 쏟아냈을 것이다. 다른 때 같으면 난 벌써 쫓아가고 남았다. 책에서 나온 대로 난 똑같은 사람이 되고 싶지 않았다. 끝까지 난 참아야 했다. 아이를 위해서이다.

아이는 좋은 집이 아니든 차가 없든 그게 중요한 말이 아니었다고 했다. 그래서 한 번은 참았는데 그 아이가 계속 시비를 걸어 화가 났다고 했다. 나도 아이는 그럴 수 있다 생각했다. 그런데 애들 싸움이 어른 싸움이 된다고 했던가?

나는 이 모든 갑작스런 상황에 감정이 최고조로 올라갔다. 난 정신을 차리고 책을 읽기 시작했다. 이렇게 책이라도 읽지 않으면 내 입에서 어떤 말이 나올지 나도 몰랐다.

몇 년 전에 우연히 서점에서 『언어의 온도』라는 책을 산 적 있다. 난 늘 내가 하는 말에 끈기가 없었다. 아니 생각 없이 그냥 내뱉는 스타일이었다. 그리고 늘 뒤에서 말을 하고 후회를 하는 스타일이었다. 아니 그냥 하고 싶은 말은 다 하고 보자는 성격이었다. 난 자아가 미성숙하다는 생각이 들 정도였다. 생각 없이 던진 돌에 개구리는 맞아죽는다는 말이 있다. 내가 딱 그 케이스였다.

나 역시 사람들에게 상처받기를 두려워한다. 늘 따뜻하고 좋은 말만 듣고 싶어 한다. 그런데 정작 나는 그런 생각을 하면서 내가 사랑하는 가족들과 지인들에게 나는 그냥 생각 없이 내뱉고 있었다. 그 말이 얼마나 큰 상처를 주는지를 굳이 알고 있으면서도. 고치고 싶었다. 하지만 잘 안 되었다. 말이란 게 무섭다. 내 의지와 상관없이 그렇게 무섭게 나오는 것이라 생각했다.

그래서인지 유독 그 책에 더 끌렸던 것 같다. 꼭 내게 필요한 책이란 생각에 그 책을 바로 샀다. 그 책에는 이런 이야기가 들어 있었다.

말(단어)이 사람의 입을 통해서 몸 밖으로 나올 때 감정을 싣고 나오는데 그 성질에 따라 온도가 다르다는 것이었다. 예를 들어 '심한 욕설의 경우' 쇳소리를 내는데 차가운 성질을 갖고 있다는 것이고 '사랑해, 좋아해'와 같은 단어는 따뜻한 성질을 품고 입에서 나온다는 것이다.

어떤 말을 입 밖으로 낼 때는 순전히 자신의 선택이며 차가운 말을 할수록 몸은 차가워지고 따뜻한 말을 할수록 몸은 따뜻해진다는 것이다. 따뜻한 말을 하면 할수록 따뜻한 사람이 된다고 했다.

나 역시도 그런 사람이 되고 싶었다. 말이란 게 이렇게 중요하다는 것이 새삼 다시 놀라웠다.

당신은 얼마나 따뜻한 말을 건네고 있는가?
당신은 얼마나 따뜻한 사람인가?

— 『언어의 온도』 중에서

너무도 맞는 말 같았다. 늘 화를 낼 상황이 되면 나는 이런 글귀가 머릿속에 떠올랐다. 그래서 그 책을 펼쳐 들었던 이유였다.

오늘 같은 경우에도 내가 똑같은 상황이 되지 말아야 했다. 이번 딸의 상황도 난 이렇게 책을 통해 마음을 다스렸다. 결국 내가 이긴 것이었다. 하고 싶은 말을 다 뱉을 수 있었다.

하지만 난 따뜻한 말의 온도를 가진 엄마가 되고 싶었다.

그렇게 내 삶에는 독서가 최우선으로 되고 있었다. 독서는 나의 삶에 가장 우선순위이다.

"나의 강점을 찾는 것. 이것이 인생을 멋지게 풍요롭게 만들기 위해 첫 번째로 할 일이다."

– 장진우, 『하루 한 줄 인생 브랜딩』, 마인더브, 26쪽.

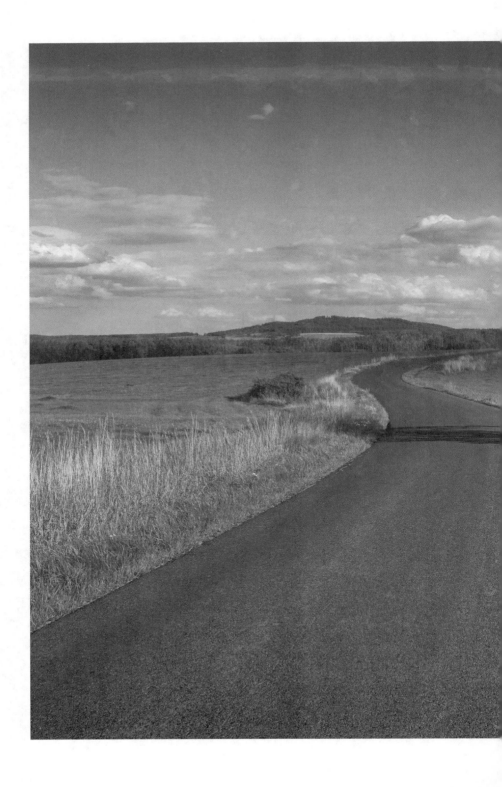

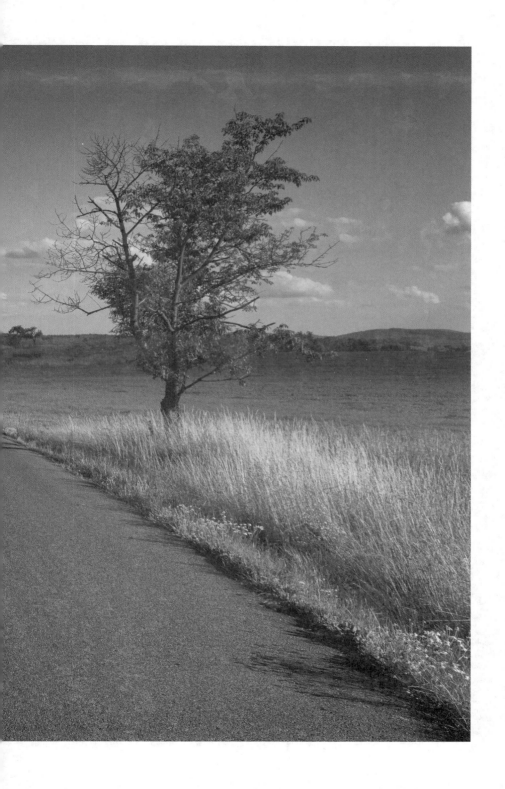

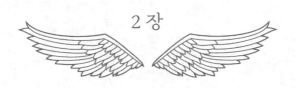

2장

힘들 때마다

내 곁에는

책이 있었다

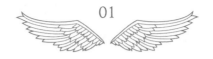

01

책을
악착같이
읽는 이유

나는 성격상 무엇을 해도 금방 싫증을 잘 내는 성격이었다. 그러나 내가 좋아하는 일을 하면 죽기 살기로 그거 하나에만 올인 하는 면도 있다. 학교 다닐 때부터 난 다른 놀이보다 책을 무척 좋아했다. 공부는 꽤나 싫었지만 책은 사서 읽고 소장을 하고 싶은 욕심이 들 정도로 책에 대한 강한 애정이 있었다.

그냥 책이 무엇보다 좋았다. 책을 읽는 동안은 책에 빠져들 만큼 시간 가는 줄 몰랐다. 책을 읽는 시간이 나에겐 가장 행복한 시간이었다. 실패를 하고 나서 난 안 해본 일이 없다. 노점 붕어빵 장사에 심지어 배 청소, 보험일, 길거리에서 심지어 떡도 팔아보았다.

하지만 그 모든 일들이 내 삶을 위로해주고 내 삶에 만족감을 주지는 않았다. 정말 하루하루 먹고살기 위한 수단으로 그저 하루 생계일 뿐이었다. 진정 내가 원하는 삶은 아니었기 때문이다. 난 언제부터인가 너무 불안했고 막연함 두려움이 생겼었다. 거듭되는 실패와 좌절 속에 난 방향을 잃고 정말이지 아이들을 두고도 더이상 보이지 않은 미래에 극단적인 생각도 몇 번 했었다. 그래서 책을 보면 왠지 내가 살아 있는 것 같고 숨 쉴 수 있는 유일한 시간인 것 같았다. 그래서 책에 더 집착 아닌 집착을 했는지 모른다.

사람을 또한 난 너무 잘 믿는다. 심지어 귀까지 얇다. 다른 사람 말에 휘둘려 늘 끌려다니는 삶을 살았던 것 같다. 상대방 말을 무조건 믿고 내 의견은 하나도 없던 삶이었다. "이게 좋아요." 하면 정말 좋은 것이었다. 그런 성격으로 인해 늘 내 삶은 아슬아슬했다.

결혼을 하고 모르는 사람이 내게 다가왔다. 그 사람은 나에게 더 큰 돈 버는 방법을 알려준다 했다. 나는 그래서 한 치의 망설임도 없이 두 말없이 그 사람 말을 전적으로 신뢰했다. 그것은 흔히 우리가 아는 다단계였다. 수백만 원씩 하는 제품을 쌓아놓고 쓰지 않는 물건들이 우리 집 곳곳에 아직도 쌓여 있다. 참 이런 나의 성격이 어느 순간 너무나 싫었다. 왜 나는 바보처럼 이렇게 후회하는 삶을 살까? 왜 나는 이렇게 멍청한 걸까?

이 세상 사람들은 눈에 보이는 것만 믿으려 하는 경향이 있다. 좋은 옷을 입고 좋은 차를 타면 그 사람은 분명 부자일 것이라는 추측을 한다. 반대로 옷도 싸구려 옷을 입고 차도 오래된 차를 타고 있으면 빈곤함이 묻어나 보이는지 궁상맞게 보인다는 생각을 할 것이다.

내가 그랬던 경험이다. 사람들은 내가 실패를 하고 나서 나를 대하는 게 처음과 너무나 달라졌다. 내가 돈이 있을 때는 어떤 옷을 입어도 명품처럼 보인다는 것이다. 하지만 지금은 나의 그런 모습에 관심조차 없어 보였다.

누군가 내게 그랬다. 누굴 원망하고 미워하던 시간에 내가 잘사는 길을 찾으라고. 난 처음에는 그 말의 뜻을 몰랐다. 그런데 지금은 알 것 같다. 맞다. 내가 최고로 잘 사는 게 그 사람들에게 복수하는 길이다. 인정

받고 싶다는 욕심도 버리고 내가 잘 살게 되면 그들이 저절로 인정한다는 것이다. 지금은 내가 뭘 해도 계속되는 실패라는 딱지 속에 인정받기가 힘들다는 것이다. 나는 책을 읽으면 지독한 이 현실에서 벗어날 수 있다고 믿는다.

내가 정작 도움을 필요로 할 때 사람들은 아무도 내 곁에 있어주지 않았다. 오로지 모든 게 내가 헤쳐나가야 할 몫이었다. 내가 이렇게 사는게 마냥 죄인이 되어버린 듯, 내 삶에 아무도 간섭하고 싶지 않은 이유도 있는 것 같다. 정말 돈이 없는 것도 서러운데 날 정말 아프게 한 것은 사람들의 따가운 시선이었다. 살아보려고 뭐든 시작하려고 하면 색안경부터 쓰며 '대체 왜? 또.'라는 부정적인 말부터 늘 내게 들렸다. 그로 인해 나의 자존감은 바닥으로 내려간 지 이미 오래 전이다.

실패를 하고 싶은 사람은 어느 누구도 없을 것이다. 하지만 사람들은 무조건 실패 당사자에게 그 책임을 돌렸다. 아파서 너무 아프고 상처와 힘든 마음으로 얼룩진 그 사람에 대한 마음은 정작 돌아보지 않는 것 같았다. 그게 내가 책을 악착같이 읽으려는 이유다. 책을 통해 나에게 일회성이 아닌 진짜 꿈을 찾고 싶어서이다. 다시는 그 어떤 갈대처럼 흔들리는 삶을 살고 싶지 않고 무성한 잡초처럼 내 존재가 어딘지 무엇인지도 모르게 그냥 무의미한 인생이 되고 싶지 않기 때문이다.

나는 예전에 20살 무렵, 지금으로부터 15년 전 어떤 책을 읽고 너무 설레고 좋아 잠을 못 이룬 적 있다. 책 제목은 『파페포포 메모리즈』란 책이었다. 나의 감성을 자극시킨 한 구절이 눈에 들어왔다. "슬프기 때문에 눈물이 흐르는 것이 아니라 눈물이 흐르기 때문에 슬프다"고 한다.

참 와닿은 구절이다. 한참을 그 책을 읽고도 여운이 남아 쉽사리 책을 덮지 못했다. 그 후 난 책의 매력에 빠져 그 책이 시리즈로 나올 때면 다시 사서 읽고 했었다. 하지만 난 내가 성인이 돼서 어느 정도 부를 가지고 있을 때는 자만심에 책을 찾지 않았다. 찾지 않는 것보다 책을 읽을 시간조차 없다고 생각했던 이유다. 돈을 벌기 위해 흔히 말하는 '돈맛'을 알아 책 따위는 눈에 들어오지 않았다는 게 정확한 표현이라고 말하고 싶다.

그때 내가 돈 버는 것에만 급급하지 않고 책을 볼 조금이라도 여유를 찾았다면 이렇게 후회하는 삶을 살고 있지 않을 것이라고 생각해본다. 그렇게 나는 두 번 다시 실패한 삶을 살고 싶지 않았다. 아니 다시 후회하고 싶지 않아서 난 다시 책을 읽기 시작했다. 책을 읽는 이유가 단지 삶이 힘들기 때문만은 아니었다. 책을 통해 보다 나은 성장을 하고 싶었다. 책 속에는 앞서 말했듯이 내가 모르는 삶의 지혜들이 담겨 있다. 늘 사람들에게 당하고 바보처럼 끌려다니고, 바보처럼 살아가는 엄마가 아닌 책을 통해 똑똑하고 유능한 엄마가 되고 싶다.

나는 우리 아이들에게 사실 표현을 잘 하지 못하는 엄마이다. 특히 힘들어지고 나서는 더더욱 그렇다. 내 아이들에게 사랑한다는 표현이 아닌 늘 삶이 힘들다는 이유로 소리만 지르는 엄마였다. 나도 엄마이기 전, 여자이고 사람인데 스트레스가 결국 폭발하게 되면 어디 풀 데가 없으니 만만한 게 늘 우리 불쌍한 아이들이 되었다. 그런데 책을 읽은 후 내 감정 컨트롤이 될 뿐 아니라 아이들도 책을 읽는 엄마가 신기한지 덩달아 달라지는 모습을 보였다. 그전에 밖에 놀러 나가자고 떼 아닌 떼를 쓰며 나를 힘들게 했는데 이젠 책도 스스로 찾아서 혼자 잘 읽고 나에게 다른 책도 읽고 싶다고 사달라고 한다. 그전에는 그렇게 책을 사다줘도 싫다며 텔레비전만 보며 하루 종일 텔레비전 앞에 살던 아이들이다. 이젠 내가 책 읽는 모습을 보며 배워가고 있다. 아니 달라져가고 있다. 그렇게 나도 우리 아이들도 책을 통해 변해가고 있다.

그냥 어른이 아닌 책을 통해 경험하고 배우고 세상을 지혜롭게 알아가는 진짜 어른으로 말이다. 그래서 책을 그렇게 난 악착같이 매일 읽고 있다. 누굴 위함도 아니고 오로지 내 자신이 승리하기 위해서, 다시는 내가 선택한 이 길에서 후회하고 싶지 않은 삶을 살기 위해 악착같이 난 오늘도 책을 읽고 세상과 싸워나가는 중이다.

마흔, 나를 잡아준 책 속의 한 문장

"슬프기 때문에 눈물이 흐르는 것이 아니라 눈물이 흐르기 때문에 슬프다고 한다."

– 심승현, 『파페포포 메모리즈』, 홍익출판사, 100쪽.

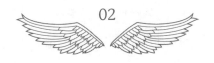

02

사람은 거짓말해도

책은 거짓말

하지 않는다

사람들은 행여나 내가 싫은 부탁이라도 할까 봐 늘 내 앞에서 나도 힘들다며 통곡 아닌 통곡 소리를 내며 죽는 소리를 낸다.

난 차마 내뱉을 수 없어서 "대체 얼마나 힘들다고 저렇게 내 앞에서 죽는 소리를 내고 있을까?" 생각했다. 그래 힘들 수 있다. 당연히 돈 한 푼 없이 힘들어서 나처럼 죽고 싶을 수 있겠지.

하지만 그 사람은 현재 몇 억짜리 집에 외제차도 있고 직업도 다른 사람이 부러워할 만큼 좋은 삶을 누리고 있다. 그런 사람이 내 앞에서 힘들다 하며 죽는 소리를 하니 기가 차고 헛웃음이 나오려 했다.

차라리 "나 돈 빌려주기 싫어. 돈 있어도 못 빌려줘." 그게 날 덜 아프게 했을지 모른다. 정말 힘들고 지푸라기라도 잡고 싶어 어렵게 말을 꺼낸 건데 내 앞에서 그런 소리를 하니 난 그 사람이 순간 너무나 욕심 많은 놀부로 보였다.

사람들은 인생을 살면서 착각 속에 사는 것 같다. 난 항상 힘들게 살지 않을 거야 하는 착각과 늘 그런 삶이 흔들림 없이 유지될 것이라는 생각을 한다.

그런데 한 치 앞도 모르는 게 인생이라는 것을 난 너무나 잘 안다. 당장 내일 일도 모르는 세상인데 부자가 절대 평생 부자로 살 수 없거니와 가난한 사람이 절대 가난하게 살지 않는 것이다.

그러나 사람들은 모르고 사는 것 같다. 아니 착각을 하며 살아간다. 실패를 하고 나니 사람이 구분이 되었다. 내가 가진 게 없어도 정말 날 생각해주며 곁에 있는 사람과 필요에 의해서 날 찾는 사람이다.

실패를 하고 꼭 잃은 것만은 아니었다. 난 많은 것도 터득하게 되었다. 정말 진심으로 내가 좋아서 서슴없이 대하는 사람과 목적과 이유에 의해 날 찾는 사람이다. 그래도 내가 잘살 때 서로 차도 마시며 친하게 지낸 지인이었지만 내가 실패한 이후 내가 전화를 하면 웬일인지 한 번도 내 전화를 받지를 않았다.

그 후 오랜 시간 동안 연락이 되질 않다가 갑자기 뜬 부재중 전화에 전화를 해보면 좋은 일자리를 소개해준다고 했다. 난 단번에 다단계일 것이라는 것을 알고 대답만 하고, 서로 알고 지내는 게 더 독이 될 거란 생각에 그 사람과 연락을 차단했다.

그렇게 내가 힘들 때 날 있는 그대로 대해주는 사람이 정말 내 사람인 것이다. 아마도 그런 사람이 세상 모든 사람에게는 가족이란 존재가 아닐까 싶다. 나 역시 내가 가장 힘들 때 생각난 사람들이 부모님과 내 피붙이 가족이었다.

부모님은 내게 없어서는 안 될 존재이다. 늘 고생만 하신 부모님께 난 정말 커서 아니 살아가면서 정말 잘해야지 생각하며 살았던 것 같다. 그런데 내가 힘든 후부터는 항상 부모님을 뵙고 오는 날에는 뭔지 모를 쓸

쓸함에 마음이 아파왔다. 언제 그렇게 늙으셨을까 하는 생각에 가슴도 저며 왔다.

아무리 못난 부모도 잘난 부모도 내 부모란 말이 있듯 어릴 때는 힘들고 복잡한 집안 형편에 왜 날 태어나게 했을까?

늘 부모님을 원망한 삶이 많았다. 정말 이 세상이라는 곳에 날 태어나게 해준 부모님인데 말이다. 난 어릴 때부터 정말이지 다른 또래에 비해 성숙한 행동으로 애늙은이라는 별명을 갖고 살았다. 그래서인지 사람들에게 막내답게 생긴 외모와 달리 늘 첫째라는 오해도 많이 받았다. 그게 부모님께도 잘하게 된 이유였는지도 모른다.

그런데 정작 내가 이렇게 힘들게 살아가는 자식이 되니 부모에게도 애물단지 자식이 될 수 있다는 것을 알게 되었다.

부모님은 열 손가락 깨물어 안 아픈 자식 있냐고 하신다. 내가 아이 셋을 낳고 이렇게 살아보니 그 말의 의도는 충분히 이해할 수는 있었다. 하지만 그 열 손가락 깨물어 정말 반드시 아픈 손가락도 있고 안 아픈 손가락도 조금 있을 것이라는 생각이 들었다.

난 정말 살아오면서 부모님께 자식으로서 최선을 다하며 잘했다고 생각했다. 그래서 내가 이렇게 살고 있을 때 누구보다 마음 아파하며 내가 조금이라도 기댈 수 있을 것이라는 생각을 가졌다. 그러나 나 혼자만의 착각이었을까? 그런 나의 생각은 처절히 빗나갔다.

자식이 여럿이면 잘 사는 자식이 있을 테고, 못 사는 자식이 분명 있다. 물론 못 사는 자식 때문에 한 번도 마음 편히 쉬질 못하실 것이다. 누구보다 가슴이 아플 것이라 생각한다.

하지만 내가 못 사는 이유가 부모에게는 어떠한 변명도 될 수 없음을 난 마흔이 되기 전에 너무 일찍 알게 되었다. 막상 내가 잘살 때 쏟은 정성들은 지금 이런 현실에 와보니 아무것도 아닌 게 된다는 사실이다. 나는 그렇게 보물단지 딸에서 애물단지 딸이 되었다. 기댈 곳이 사라진 듯했다.

부모님은 내게 똑같은 자식들이란 말을 늘 앞세우며 말씀하신다. 하지만 부모님에게도 열 손가락 중 분명 다른 자식들이 있을 것이라고 생각된다. 가족은 늘 내 편일 것이라는 생각은 나의 큰 오산이었다. 사람이 너무 좋아서 믿고 지낸 시간들은 지금 돌아보니 나에게 후회와 상처만

남겼다. 이게 결론이다. 난 그래서 사람들처럼 거짓말하지 않는 진실한 책이 너무 좋다.

책을 많이 읽게 되면 어느 순간 책 보는 안목도 생기게 된다. 무조건 처음에는 아무 책이나 읽었다. 그러다 이제는 내가 선호하는 책들을 구분해서 읽게 되었다. 그렇게 읽다 보면 어떤 책이 좋은 책인지 별로인지를 알게 된다. 그 기준이란 내가 좋으면 좋은 책인 것이다. 작가가 살아온 삶에서 난 지치고 힘들 때 영감을 얻고 희망의 메시지를 얻어간다.

어쩌면 책은 단순히 독자에게 보여주기 위한 메시지보다는 한 사람의 모든 혼이 깃든 작품이라 표현하고 싶다. 그리고 어떤 해답을 찾지 못하였을 때 책을 읽으면 그 해답이 명확히 들어 있다. 삶에 대한 모든 답이 책 안에 들어 있는 것이다.

정말이지 책은 거짓말하지 않는다는 것이다. 사람은 어떤 핑계를 대고 자기 합리화를 시키며 진실이란 것으로 둘러대며 거짓말로 포장하지만 책은 정말 그대로 솔직하다는 것이다.

돈에 치여, 사람에 치여 내가 길을 잃고 방황하며 삶의 문턱까지 왔을 때 책은 나에게 살아가게끔 새로운 용기와 희망을 안내하였다. 그야말로 내겐 더없이 고마운 존재가 아닐 수 없다.

행복은 돈으로 살 수 없다고 하였다. 누군가는 돈으로 사고 싶은 것, 먹고 싶은 것, 그런 것을 누리고 행복하다고 얘기한다. 뭐니 뭐니 해도 돈이 최고야 하고 자신 있게 말한다. 그 사람은 돈이 있어 행복하다 말하지만 난 책이 있어서 행복한 것이다.

읽고 싶으면 언제든 마음이 시키는 대로 읽을 수 있어서 기쁘고, 그 행복이 책과 함께라서 너무 좋은 것이다. 읽는 내내 또 다른 세상을 얻고 내가 가장 좋아하는 일이란 것을 다시 한 번 알게 된다. 그리고 내가 가장 잘할 수 있는 일이란 것을 책을 통해 얻게 되었다.

마흔, 나를 잡아준 책 속의 한 문장

"현명한 엄마는 자기 성찰을 잘하는 엄마다. 내가 지금 내 아이를 이렇다 저렇다 보는 판단이 모두 투사일 수 있다."

– 윤우상, 『엄마의 심리 수업』, 심플라이프, 43쪽.

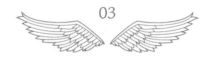

03

고민할 때마다
난 책을
찾았다

정신없이 밀려오는 손님을 보내고 고른 숨을 쉬며 막 물 한 모금을 마
시려는 찰나에 전화벨이 울렸다. 이렇게 바쁜 시간에 누구지? 하며 핸드
폰을 보니 친언니의 전화였다. 평소에 바빠서 연락이 뜸한 언니가 웬일
로 전화를 하지? 난 '무슨 일이야?' 하면서 전화한 이유부터 물었다.

언니의 전화 내용은 이러했다. 아버지가 동네 지인분들과 고스톱을 같
이 치다 그만 싸움이 일어났는데 아버지께서 그 지인을 먼저 심하게 때
렸다고 한다. 결국 아버지도 다치시고 그분도 많이 다쳤다는 언니의 급

한 전화였다. 아버지 친구분 쪽에서 당장 합의를 안 해주면 아버지를 고소해서 감옥에 집어넣는다는 무서운 협박을 했다고 했다.

난 순간 놀라기도 하고 화가 치밀어 오르는 감정에 정말 아버지는 언제까지 자식들에게 이런 짐을 맡기시는지 60세가 넘으셨는데도 늘 사고만 치시는 아버지가 정말 내 머리로는 이해하기가 힘들었다. 언니는 타지역에 살아서 멀리 있는 관계로 바로 올 수가 없으니 내게 얼른 아버지께 가보라고 얘기했다.

난 일을 하는데 어떻게 지금 가냐고 핑계 아닌 핑계를 대었다. 사실 가고 싶지 않았다. 아직도 그 연세가 되셔도 사고만 치는 아버지가 보고 싶지 않았고, 어느새 사고 때마다 늘 뒤처리는 항상 우리 삼 남매 몫이 돼버렸기 때문이다.

아버지는 그런 분이었다. 술을 드시지 않는 날엔 엄마나 우리 삼 남매에게 맛있는 것도 사주실 만큼 세상에서 제일 자상한 아버지이시다. 그런데 술만 드시면 180도로 다른 사람으로 둔갑하며 난폭하고 폭력적으로 변하는 아버지이시다.

어떻게든 사고를 치시는 아버지셨다. 늘 아버지는 술에 취하신 날에는 돌아가신 할아버지를 부르며 원망 섞인 소리를 하셨다. 그것도 동네가 떠나가듯 고래고래 소리를 지르셨다. 당신이 이렇게 된 게 할아버지 때문이라는 말을 노상하셨다.

아버지께서는 중학교를 다니고 싶어서 공부를 하고 싶었는데 할아버지께서는 형편이 어려우셔서 아버지를 결국 중학교를 보내지 못하시고 큰아버지만 가르쳤다는 이야기를 엄마에게 전에 얼핏 들은 적이 있었다. 그래서 아버지는 자신이 공부를 못 하고 이렇게 사는 것이 할아버지 탓이라며 원망하시는 것 같아보였다. 한편으로는 얼마나 그게 한이 되셨으면 늘 술만 드시면 저 말씀을 하실까 하며 아버지가 측은한 마음까지 들 정도였다.

난 곧장 장사를 접고 아버지께로 달려갔다. 아버지는 술을 얼마나 많이 드셨는지 문 앞까지도 술 냄새가 진동을 했다. 다행히 아버지는 많이 다친 것 같지 않아 보였다. 난 엄마에게 많이 다쳤다는 분의 연락처와 성함을 물었다.

그분을 찾아뵙기 위해서다. 어떡하든 원만하게 합의를 해야 했기 때문이다. 난 그분이 지금 병원에 있다는 것을 알고 엄마와 음료수를 들고 찾아뉩기로 하였다. 똑똑 하고 병실 문을 여는데 두 명의 여자분이 하얀 병원복을 입고 누워 있는 남자분 옆에 둘러 앉아 있었다.

난 정중히 "안녕하세요. ○○○ 씨 딸이에요." 하면서 인사를 건넸다. 그 두 분들은 어렵게 인사하는 나를 보며 다짜고짜 "우리 아버지 어떻게 하실 거예요?" 하면서 처음 보는 나를 무섭게 쏘아붙이면서 말했다. 그분의 딸이었다. 아버지 지인분은 예상대로 정말 얼굴이라 볼 수 없을 만큼 온 얼굴에 멍에 코뼈까지 내려앉아서 긴급 수술까지 했다고 했다.

나는 너무 죄송하다며 연신 사과의 말씀을 드렸지만, 그분들은 절대 합의 안 해주니 돌아가라는 말만 되풀이하였다. 난 어떻게 해서라도 합의를 하고 와야 했기에 거듭 머리까지 숙이며 사과를 했다. "정말 죄송합니다. 아버지 대신 저희가 사과를 드리겠습니다. 부디 선처 부탁드립니다."

계속해서 사과의 말을 하였지만 끄덕도 없어보였다. 이대로 그냥 돌아갈 수가 없었다. 엄마도 그 아주머니의 손을 부여잡으며 "○○엄마. 우리 서로 잘 아는데 좋게 넘어가주면 안 될까?" 하며 급기야 눈물까지 보이셨다. 엄마의 애타는 사정과 사죄의 마음이 전해졌는지 그분의 마음이 조금 움직였다. "○○엄마 봐서 내가 이번만 참네요. 정말 ○○아빠 이참에 콩밥 좀 먹이려 했는데 이번만이에요." 하면서 500만 원에 합의를 하자고 했다.

엄마는 고맙다는 말을 하면서 오늘 안에 돈을 가져온다 했다. 난 그 말에 멍하니 엄마를 한동안 바라보며 병실 문을 빠져나왔다. 병실 문을 나서자마자 난 엄마에게 "엄마 돈 500만 원 있어?"라는 말부터 하게 되었다. 오백이 결코 작은 돈도 아니었기에 그리 큰돈이 엄마에게 있을 것 같지 않아서 하는 소리였다.

엄마는 그런 나에게 단번에 "너희들이 마련해봐야지. 아빠 이대로 감옥 가게 할 거냐?"고 하셨다. 난 정말 기가 막혔다. "엄마, 우리가 재벌이야? 돈이 늘 어디 있어? 아빠 사고 칠 때마다 수습하며 마련한 돈들 지금까지 합하면 빌딩도 짓고 남았을 돈이야."라며 나도 모르게 엄마에게 막말을 하고 있었다.

"난 모르겠어. 엄마가 언니랑 알아서 통화해봐. 난 애들 올 시간이어서 얼른 가봐야 해." 하며 혼자 있는 엄마를 뒤로하고 병원에서 황급히 나왔다. 정말 나도 부모이기에 엄마의 그런 말이 납득이 안 갔다. 다른 집은 자식이 속을 썩인다고 하는데 우리 집은 어찌된 건지 늘 부모가 속을 썩여 자식들에게 손을 빌리다니 정말 황당할 노릇이었다. 난 머리가 순간 너무 아파왔다.

수많은 생각들이 내 머릿속을 장악하며 스쳐 지나갔다. 분명 아빠 합의금 문제로 언니에게서 전화가 올 것을 알고 있었기에 걱정이 앞섰다.

내가 경제적으로 그래도 살았을 때에는 문제가 안 된 돈이지만 지금 그 오백만 원은 내게는 너무나 큰돈으로 다가왔기 때문이다.

물론 우리 삼 형제가 나눠서 마련해야 하지만 난 사실 그 나눠서 보탤 돈조차 여유가 되지 않았기 때문이다. 내가 어떻게 말해야 할까? 돈이 없다고 해야 할까 내 힘든 사정 알고 있으니 언니가 나는 빼주겠지 하는 기대도 했었다. 우리 삼 형제는 모두가 가정을 각자 이루어서 살고 있다.

그렇기 때문에 모두 뻔한 형편에 나만 차마 제외시켜 달라는 말을 할수가 없었다. 난 고민에 빠졌다. 이 난국을 어떻게 해야 할까? 조금의 성의 표시라도 할까? 혼자 별 생각을 다했던 것 같다.

아무리 생각해도 답이 나오질 않아 결국 나는 책을 읽으며 복잡해진

머리를 쉬고 싶어졌다. 아이들 밥을 차려주고 집 앞의 서점을 향해 발걸음을 재촉하며 향했다. 난 언제부터 고민거리나 내가 생각해도 도무지 답이 나오지 않을 때는 책을 찾아 읽었다. 책을 읽고 나면 뭔가 해법이 생기듯 해결점이 보이기 시작했다.

예전 같으면 고민이 생기면 당장 해결되지 않을 일에 싸매고 누워서 앓고 있기만 한 나였다. 하지만 이제는 책을 찾아 그 방법을 찾고 있다. 이처럼 나에게 책은 내가 고민할 때마다 내가 어떻게 해야 하는지를 보여주고 알려주는 나의 멘토 스승님처럼 인생의 안내서가 되었다.

마흔, 나를 잡아준 책 속의 한 문장

"중요한 것은 그들과의 관계보다 소중한 나를 소중하게 지키는 것이다."

– 공지영, 『그럼에도 불구하고』, 위즈덤하우스, 162쪽.

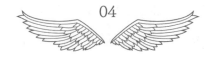

04

늘
삶이 힘들다는
당신에게

어느 단체에서 30~40대 100명을 두고 〈현재 당신의 삶이 행복하나요?〉라는 주제를 갖고 행복 설문 조사를 실시하였다. 그 10명 중 9명은 늘 자신이 행복한 삶이 아닌 힘들고 우울한 삶을 살아가는 것 같다는 조사가 나왔다고 한다.

하나같이 치열한 세상 속에 도태되지 않고 어떻게든 살아남기 위해 경쟁하고 전쟁 같은 삶의 현실을 마주하고 산다고 생각한다. 나 역시도 그런 각박하고 쫓기듯 살아가는 현실에 정말 힘들지 않은 사람은 이 시대에 없다고 생각했던 사람 중 한 사람이었다.

어느 날 문득 그런 생각을 한 적이 있다. 늘 삶이 힘들다 말을 하지만 그 삶이 힘든 것이 아니라 어쩌면 나 자신을 스스로 올가미에 가두며 세상 속에 힘들다고 말하고 있는 것은 아닌지 생각했다.

정말이지 낙관주의자가 아닌 이상 삶이 즐겁다 하는 사람은 보기 드물 것이다. 매일 다람쥐 쳇바퀴 돌리듯 반복적인 일상에 찌들어 싸우는 것은 나 자신에게 지지 않기 위해 끝없는 싸움을 하는 것은 아닌지 생각하게 된다.

그런 삶이 힘들다는 사람들의 표정을 보면 하나같이 늘 세상을 다 산 사람처럼 풀이 죽어 있고 무기력함과 우울감에 젖어 있는 듯 보였다. 그들은 뭘 해도 긍정적인 사고가 아닌 부정적인 사고를 가진 듯 보였다. 그저 해줘도 고마움을 잘 모르고 그저 삶이 힘들다는 말로 자기 자신을 무마시키며 둔갑시키려 하는 게 보였다. 또한 자신의 현재 삶에 결코 100% 만족이 안 되기 때문에 늘 힘들다는 말을 하는 것 같다.

예전에 서울에서 살 때 부부 동반 모임을 한 적이 있다. 강남에서 음식사업을 크게 하는 부부이다. 그 부부는 캠퍼스 커플로 만나 결혼까지 한 케이스이다. 결혼을 하고 더 잘되는 듯 보이는 게 정말이지 값비싼 명품에, 골프채에, 차도 부부가 각각 외제차를 끌고 다니며 과시 아닌 과시를 하며 사는 부부다. 그런 겉모습은 명품 같은 부부인데 늘 부정적인 말투에 인상을 험하게 쓰며 앉아 있는 부부였다.

그들을 만나면 늘 "사업 잘 되시지요?"라고 인사를 한다. 그러면 첫마디가 늘 힘들어 죽겠다는 소리를 연신내며 장사도 더는 못 해 먹겠다는 소리만 반복했다. 늘 만나면 세상 다 산 사람처럼 한숨을 내뱉으며 인상을 찌푸리며 앉아 있기 일쑤였다. 부부는 닮는다고 했던가. 쌍으로 이젠 인상을 쓰며 앉아 있곤 했다.

다른 사람들은 그 부부의 겉모습을 동경하며 앞에서는 장단 맞추며 어울렸지만, 난 그들의 부정적인 삶에 나까지 동요되며 물들고 싶지 않았기에 그 모임에서 바쁘다는 핑계로 빠져나왔다.

어쩌면 겉모습만 보면 너무나 화려하고 우아하고 교양 있어 보이는 그 부부일지 모르지만 자신의 삶에 만족하지 못하는 내면을 비웃는 듯 모두들 하나같이 뒤돌아서며 욕을 했다.

내가 그 부부를 지금 만났더라면 이렇게 말해줬을 것이다. 사업이 힘들면 잠시 쉬고 삶을 돌아보며 책을 보는 여유를 가져보라고 말이다. 그리고 책 한 권을 선물했을 것이다. 그럼 사업도 잘 안 돼서 가뜩이나 힘들고 속상한데 한가하게 무슨 책이냐고 할지 모르지만 정말 힘들면 한 템포 쉬어가면서 충전하면서 삶의 여유를 책 속에서 찾아보라고 얘기해 주고 싶을 것이다.

내가 그렇게 책을 통해 변했기 때문에 나는 자신 있게 말하고 권해줄 수 있는 것이다. 책을 읽고 난 후 정말 기적처럼 내 삶의 많은 변화들이 찾아왔다. 내 감정 하나도 컨트롤하지 못해서 아이들에게 화만 내던 엄마였고, 책이 아닌 늘 돈을 벌기 위해 눈에 불을 켜고 악착같이 살았던 나였다.

언제부터 내 삶에 우선순위는 돈을 벌기 위한 삶으로 변해 있었고, 나는 돈만 밝히고 돈에 찌들어 사는 모습이 내 얼굴에 그대로 도장 찍듯 적나라하게 나타나 있었다.

어느 날 문득 거울 속에 비친 내 얼굴이 참으로 무섭기까지 했다. 그전에 항상 밝고 당당한 내 모습은 온데간데없고 어두운 그늘에 가려져 추하고 어딘가 모르게 비참한 모습이었다. 한심했다. 꿈을 향해 내딛으며 세상을 멋지게 그려나가는 내 모습은 이제 보이지 않았다. 정말 얼굴에는 여유라는 찾을 수 없을 정도로 살아가기 위해 안간힘 쓰는 사람으로밖에 보이질 않았다. 무언가에 쫓기며 살아가듯 표정에는 밝은 모습이 아닌 늘 그늘지며 지치고 힘든 모습이 가득했다.

적어도 내가 책을 다시 읽기 전까지는 나는 그랬다. 누가 나를 보든지 말든지 신경을 쓰지 않았다. 아니 먹고살기 위해 신경 쓸 여유조차 없었던 게 사실이다. 나를 아는 사람들은 한순간에 누추해진 나의 모습에 얼마나 나를 궁색한 사람으로 보았을까 하는 생각도 해보았다. 그러나 그런 생각도 내겐 사치처럼 느껴지는 현실이었다.

지금 생각하니 웃음이 나온다. 좋은 옷에 매일같이 화장을 하고 흐트러짐 없었던 내가 언제부터인가 사람들을 의식하지 않은 채 편한 트레이닝 바지를 입고 화장도 안 하고 사람들을 대하며 살아가고 있다. 추운 겨울 어느 날 얇은 가을 옷을 입고 외출을 하는 나에게 남편은 춥지도 않냐고 했다. 돈이 그렇게 좋냐고 했다.

옷 한 벌 좋은 것 사 입지도 않고 아끼는 내 모습에 신랑은 잔소리를 하였다. 난 그렇게 참고 아끼며 하루하루를 버텼지만 지금 와보니 다 부질없는 일이었다는 것을 뒤늦게 알아버렸다.

사람들은 모두가 바쁘다는 핑계를 대고 사는 것 같다. 일하기도 힘들어 죽겠는데 바쁜데 책 읽을 시간이 어디 있어 하면서 책 읽을 시간에 다른 것을 차라리 하지 하며 말하는 이도 있다.

책이 아닌 다른 운동이나 게임 등 자신만의 취미로 일상에서 받는 스트레스를 푸는 사람이 적지 않다.

정작 그런 돈은 한 달에 나를 위한 투자로 아깝지 않을 만큼 몇 십만 원, 많게는 몇 백만 원 투자를 하는데, 한 달 몇 만 원짜리 책 한 권 읽을 시간이 없다는 핑계 아닌 핑계로 책과 영원히 살아가면서 이별을 하는 사람이 대다수일 것이라는 짐작을 해본다.

물론 읽기 싫은 책을 억지로 읽어간다는 것은 정말 곤욕 중에 최고의 곤욕일 것이다. 그건 처음부터 책을 다 읽으려는 사람들의 강박관념이 책 읽기를 망치는 것 같다. 무조건 책은 학교 교과서처럼 딱딱하고 재미없다는 편견이 처음 책 읽기의 시작을 멈추게 하는 것 같다.

그 편견과 강박을 깨기 위해서는 늘 삶이 힘들다 말하기 전에 내가 왜 이렇게 내 삶이 힘들고 고단한지를 알고 싶다면 정말 속는 셈치고 책을 한 번 읽어보라고 말하고 싶다.

매일이 힘들면 일주일에 단 한 페이지라도 읽는 습관을 꾸준히 가진다면 정말 내 자신이 조금씩 책을 통해 변화되고 달라지는 것을 알게 될 것이라고 말해주고 싶다.

마흔, 나를 잡아준 책 속의 한 문장

"중요한 것은 내 삶의 목적이 어디인가입니다."

– 곰돌이 푸 원작, 『곰돌이 푸 서두르지 않아도 괜찮아』, 알에이치코리아, 60쪽.

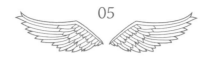

05

나는
명품백보다
책이 더 좋다

우리나라 여성 중 명품을 싫어하는 여성은 거의 없을 것이다. 여성들 선호 1위로 명품은 말 그대로 여자들의 로망이라고 해도 손색없을 만큼 값어치를 한다. 수천만 원이나 하는 고가의 명품은 사기 어렵고, 돈이 없어도 어떻게든 명품 짝퉁이라도 메고 싶은 여자들은 그야말로 명품바라기이다.

왜 이렇게 명품에 목숨을 거는지 난 같은 여자이지만 이해가 안 갔다. 짝퉁이라도 메서 과시하고 싶은 여자들의 욕망 때문인지 이유를 잘 모르겠다는 생각을 많이 했었다.

물론 명품 하나씩 소장을 하면 나쁘지는 않을 거란 생각을 한다. 그것도 경제적으로 여유가 있는 사람이라면 말이다. 자신을 드러내며 빛나게 하는 것으로 명품 이상은 없기 때문이다.

하지만 중독처럼 명품만 찾고 선호하는 흔히 말하는 사람들을 보면 정말이지 한숨이 절로 나올 때가 많다. 어쩌면 명품이라는 게 나 자신을 위한 소모품보다는 다른 사람의 이목에 집중하며 관심을 받으려고 사치 아닌 사치를 부리고 있는 것은 아닌지 생각한다.

나 또한 명품을 싫어하지는 않는다. 그렇다고 좋아하지도 않는 게 사실이다. 결혼을 하고 처음 결혼기념일 생일 선물로 신랑이 그때 한참 유행한 M 가방을 선물로 매고 다니라고 사준 적이 있었다. 가죽냄새도 나고 제법 이름 있는 브랜드라 나쁘게 보이진 않았었다.

흔히 말하는 완전 명품은 아니었지만 그래도 나름 준명품에 속하는 가방이었다. 난 평소에도 그닥 명품에는 관심이 없었던 사람이라 대번에 신랑에게 얼마주고 샀는지부터 물었다.

듣기 싫은 핀잔 섞인 말부터 먼저 했다. 신랑은 뭐 하러 금액을 알려고 하냐며 그냥 사온 거 받으라고 하였다.

난 큰소리로 "대체 얼마에 샀니?" 하며 신랑을 쏘아 댔다. 신랑은 어리둥절하며 그 가방 하나에 50만 원이 넘는다고 했다. 순간 어이가 없고 무슨 이 가방 하나가 50만 원이 넘냐면서 난 황당한 표정을 지었다.

신랑은 메이커가 다 그렇지 괜히 메이커냐며 선물을 사줘도 뭐라 한다며 정색했다. 남편은 "싫으면 다시 바꿔와?"라는 말을 하였다. 난 선물을 사온 신랑의 성의를 봐서 더는 화를 내면 안 될 것 같아 이번 한 번만 받는다며 다음부터는 나에게 꼭 물어보고 사라고 얘기했다.

결국 퉁퉁 나온 입으로 잘 메고 다니겠다고 했다. 고맙다 인사는 형식으로 해야 할 것 같았다. 나는 평소 생일 때면 다른 선물을 받아도 좋지만 무엇보다 책을 받는 것을 무척 좋아한다.

가깝게 지낸 지인들은 내가 책을 좋아하는 것을 다 안다. 내 생일이 되면 여러 책을 읽으라고 택배로 사서 보내주는 지인이 있는가 하면 읽고 싶은 책을 읽으라고 도서 상품권을 보내주기도 한다. 다른 어떤 선물보다 책 선물을 받으면 힐링이 되고 마음이 설레며 기분이 좋다. 내겐 책이 그야말로 명품이다. 아니 명품 그 이상의 의미가 나에겐 책이란 존재 같다. 난 한 번 읽고 감명 받은 책은 두세 번 읽으면서 정독을 한다. 그리고 읽었던 책을 거실 책장에 진열해두며 눈에 잘 보이는 곳에 소장을 해둔다.

언제든 생각 나는 책이 있다면 바로 바로 읽고 싶을 때 찾기 편하게 빼내서 읽을 수 있기 때문이다. 그리고 다른 건 몰라도 책을 함부로 대하는 사람을 가장 싫어한다. 그건 우리 아이들도 예외가 될 수 없었다.

내가 아끼는 책뿐만 아니라 아이들이 읽는 책에 낙서나 찢어짐이 보이면 난 두말없이 아이들을 혼낸다. 물론 모르고 실수로 그런 것은 이해하지만 자신이 읽는 책을 아끼지 않고 함부로 소홀히 했던 것이라 생각되기에 화가 난다.

누군가에게는 한낱 종이에 불과한 책일 수 있겠지만 어떤 이에게는 전 재산처럼 소중한 물건이 될 수도 있다고 생각하기 때문이다.

나 역시 그 어떤 물건들보다 책이 너무 소중해졌기 때문이다. 누군가가 내게 고가의 명품과 책 중에 선택하라고 하면 난 한 치의 망설임도 없이 책을 선택할 것이다. 아니 절대 책을 주지 않을 것이다.

그 책이 있었기에 지금에 내가 있는 것이다. 내가 쓰러져 일어나지 못했을 때 다시 용기를 주고 살게 해준 금보다 귀한 시간을 책이 만들어주었기 때문이다. 그래서 정말 누군가의 명품처럼 난 책을 신주단지 모시듯 아낀다.

여자들은 늘 가방 안에 간단한 생필품이나 화장품을 들고 다닌다. 또한 본인들이 지니고 있는 소중한 물건을 필수품처럼 넣고 다닌다. 나에겐 책이 늘 가방 필수품으로 되어 있다. 덜렁대는 성격에 핸드폰은 늘 어딘가에 두고 잊어버리는 게 다반사이다. 그런 핸드폰은 못 챙겨도 책은 늘 항상 잃어버리지 말자고 생각하며 먼저 챙긴다.

누군가를 기다릴 때도 버스를 기다릴 때도 그 시간도 어김없이 난 책을 펼쳐 읽는다. 언제 어디서나 난 책과 함께하는 것이다.

난 시간을 허비하며 보내는 사람 또한 싫어하는 한 사람이다. 시간의 강박적 사고로 틈틈이 흘러가는 시간도 아까워서 그냥 보내지 않고 난 책을 활용하며 언제 어디서나 책을 통해 인생의 삶을 깨달아가려 한다. 만약 다시 과거로 예전 삶을 준다면 난 그전 삶이 아닌 지금의 삶을 택할 것이다.

비록 지금 경제적으로 풍요롭지도 않고 윤택한 삶은 아니지만은 그때는 책이 내게 주는 모든 희망의 메시지를 미처 알지 못했기 때문이다.

돈이면 모든 게 해결될 것이라는 어리석은 생각들로 가득 찬 삶이었고 누군가를 밟고 올라가야만 내가 살아갈 수 있었다. 늘 바보 같고 자만한 삶이었다. 그런데 지금은 가진 것은 없지만 나 스스로도 놀랄 만큼 명품 같은 시간을 만들고 있다.

비록 고가의 명품백 하나 없지만 난 그 명품백보다 더 귀하고 소중한 책이 있다. 또한 책을 알고 난 후 내 삶을 책과 늘 동거하며 명품으로 만들어가는 중이다.

그냥 대충 대충의 삶이 아닌 책을 통해 더 나아가고 성장하며 나의 삶을 다듬어 명품가방처럼 빛나게 할 것이다. 그 안에는 나의 꿈이 함께 공존하기 때문이다.

이렇게 내 인생을 명품 같은 시간들로 책과 함께 그리고 그 꿈을 그리며 만들어가고 싶다.

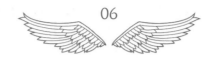

06

책이
밥 먹여주냐고 하는
당신에게

하루아침에 모든 걸 잃었을 때에는 기댈 곳이라고는 나에게는 지금 내 옆에 있는 사랑하는 우리 아이들과 신랑밖에 없었다. 모두들 내가 막상 힘들어지니 하나같이 나를 외면했다. 현실이었다.

지금 실패한 삶을 살아가는 나의 현주소이다. 삶이 변한 거지 내가 변한 것은 아니었는데 사람들은 나를 피하기 시작했다. 상처가 생겼다. 상처를 지우고 싶어도 어쩐지 잘 아물지 않았다. 사람에게 받은 상처는 사람으로 잊는다고 했던가? 난 그 말을 또 믿었다.

사람을 믿고, 또 상처를 받고, 그렇게 이기는 척, 강한 척 아프지 않은 척. 이런 것을 배우며 살아가야 했다. 그런 상처 속에서도 내가 지금까지 견딜 수 있었던 것은 단 하나, 다행히 내 곁에는 늘 책이 있었기 때문이다.

바쁘다는 핑계에도 난 책을 두었다. 한 장을 읽어도 행복했고 세상을 늘 바보처럼 살아간다고 느낄 때에도 다시 쓰러지지 않는 법을 알려주는 게 책이었다.

한 번씩 씩씩하게 잘 버티다가도 걷잡을 수 없이 밀려드는 우울감과 감정이 밑바닥까지 하락할 때에도 어김없이 늘 책을 찾아 읽었다.

하루는 모처럼 도서관에 책을 찾으러 가는데 오랜만에 친구에게서 전화가 왔다. 친구에게 도서관에 책을 빌리러 지금 가는 길이라고 말했다. 그랬더니 친구가 하는 말이 무슨 책을 보냐고 했다. 나를 비꼬는 말투가 분명했다.

난 친구에게 "왜? 난 책을 보면 안 되는 거니?" 하고 역으로 물었다. 그랬더니 친구는 내게 책이 무슨 밥 먹여주냐면서 책 타령하지 말고 자기에게 오라는 이야기였다.

난 기분이 너무 나쁘고 불쾌해져서 책이 밥 먹여준다고 쏘아주고 전화를 그냥 끊어버렸다. 책의 'ㅊ' 자도 모르는 녀석이 오히려 날 가르친다는 생각이 들었다. 무슨 책을 밥을 먹으려고 읽는다는 표현 자체에 너무 웃음이 나왔다. 그날 이후 난 그 친구를 만나지 않고 차단했다. 그 친구가 미워서가 아니다. 난 정말 변하고 싶었다.

내 삶이 책을 읽고 바뀌길 원했다. 그런데 나와 생각 수준 자체가 다른 그 친구를 만나면 나는 그냥저냥 하는 인생이 또다시 변화되지 않고 멈출 것 같은 생각이 들었다. 두렵고 싫었다. 그 친구뿐만 아니라 내가 성공할 때까지는 어떤 친구도 만나지 않으리란 다짐을 하였다.

요즘도 그런 생각을 많이 하는 사람을 봤다. 내가 고등학교 때는 미래에 유망 직종이 교사나 변호사, 의사 등 '사' 자가 들어가는 직업이 1위를 한 만큼 학생들에게도 부모님들에게도 인기가 가장 많은 직업이었다.

아무래도 그 직업들은 돈을 많이 버는 직업이라 그런 것 같았다. 내가 고3 때 담임 선생님이 나를 교무실로 부르며 얘기했다.

너는 가정 형편이 좋지 못하니 부모님을 생각해서 차라리 일찍 취직을 하는 게 어떠냐고 말이다. 말도 안 되는 소리였다. 물론 선생님께서는 집안 형편과 성적을 모두 고려해서 하신 말씀이시다. 담임 선생님으로서 객관적으로 얘기해주신 것은 감사했다.

하지만 난 비록 공부는 못했지만 늘 책을 가까이하며 좋아했다. 글쓰기에도 관심이 많았다. 문예창작이나 국어국문학을 전공해 작가나 소설가가 되고 싶었다.

그런데 선생님은 그런 나의 꿈을 무참히 묵살해버리는 말씀을 하셨다. 너무 속상하고 황당해서 "선생님 저 그래도 대학 갈 거예요. 문예창작과 가서 꼭 작가가 될 거란 말예요."라고 말했다.

선생님은 부모님과 잘 의논해서 다시 말을 해달라고 하였다. 나는 그렇게 속상한 마음을 달래며 부모님이 일을 끝내시고 집으로 돌아오시기만을 오매불망 기다렸다.

아버지가 집에 오셨다. 일을 끝내자마자 들어오신 아버지 바짓가랑이를 잡아당겼다. "아버지 저 대학 가도 되죠?" 하면서 때 아닌 떼를 쓰며 얘기했다. 아버지는 대학을 가고 싶으면 가라고 하셨다.

예상치 못했던 아버지 흔쾌한 반응에 난 너무 기뻤다. 당신이 못 배우신 것이 한이 되셔서 힘들어도 어떻게든 자식들은 끝까지 가르치려는 아버지의 마음이 엿보였다.

그런데 아버지는 "대학 가면 뭐 되려고 하니?" 갑자기 나에게 물었다. 난 문창과를 가서 소설가가 되고 싶다고 말씀 드렸다. 그랬더니 아버지께서는 대뜸 화를 버럭 내시면서 "뭐라고? 무슨 책을 쓴다고?" 하셨다. 책 써서 뭐 먹고 살 거냐는 뜻이셨다.

나에게 좋게 행정직을 가서 공무원 시험이나 보라는 뜻을 비치셨다. 밥벌이도 안 되는 것을 말한다 하였다. 급기야 계속 말 안 들으면 집에 있는 책들 다 빼서 불 싸질러버린다는 말까지 하셨다.

아버지는 가난한 예술가를 빗대시는 말씀이셨다. 난 그런 아버지께 조르며 "아버지, 저 꼭 소설가가 될래요."라고 말씀 드렸다. 아버지는 책이 뭔 밥을 먹여주냐고 책을 들여다보면 돈이 나오냐, 쌀이 나오냐는 식으로 역정을 내셨다. 좋게 공무원 시험이나 봐서 시집이나 갈 생각하라고 하셨다.

나에게 더이상 못 들은 얘기라며 그만하라며 화가 많이 나신 듯했다. 문짝이 부서질 정도로 문을 쾅 닫고 더는 얘기하지 말라며 방으로 들어가셨다. 난 너무 속상해서 그 자리에서 엉엉 울음을 보였다.

그렇게 그 얘기는 묻히게 되었다. 시간이 흘러 난 결국 아버지의 IMF 실직으로 더 힘들어진 집안 형편 때문에 내 고집으로 더는 문창과에 갈 수 없었다.

지금 나는 그때 문예창작과를 선택을 하지 못했던 게 살아가는 내내 후회가 남았다. 그래서인지 더 가슴에 남았는지 모른다. 지금의 나를 더 책으로 단련하며 만들려는 이유도 여기에 있다.

세상은 빠르게 변하는데 예전에 아버지가 하신 말씀이나 친구가 한 말은 구시대적 발상과 표현이란 생각이 든다.

지금 세상에 있는 수많은 직업 중에 돈이 되는 직업은 정말 많지만 과거에는 그런 직업이 흔하지 않았기 때문이다. 책이 밥을 먹여주냐는 생각은 이제 옛말이 된 것처럼 이제 단순히 책만 보는 시대는 끝난 것 같다.

수많은 아이템과 시스템으로 책과 관련된 마케팅 지식과 직업들이 쏟아져 나오고 있다. 이것이 지금 우리 사회의 모습이다. 책 한 권이 주는 놀라운 힘을 잘 모르는 것이라 생각한다.

그리고 책으로 인해 누군가의 의식 변화뿐만 아니라 삶이 완전히 바뀔 수 있다는 것도 난 말해주고 싶다.

당신의 삶이 진정 변화되길 원한다면 하루에 책 읽는 습관을 단 5분이라도 들여보길 권하고 싶다. 그럼 어느 순간에 책이 밥 먹여주냐는 말이 쏙 들어갈 것이라 믿는다.

책은 이제 하나의 종이가 아니다. 점점 각박해지고 변화하는 세상 앞에 책은 현대인에게 꼭 필요한 아이템이라는 생각이 든다. 내가 알고 싶은 모든 정보와 지식이 책 안에 모두 다 들어 있기 때문이다.

그리고 세상이 각박해질수록 상처 받는 사람들은 더 늘어날 것이고 현실에 적응하기 어려운 사람들이 많을 것이라 생각한다.

그때 어쩌면 책 한 권이 당신 곁의 다른 어떤 것보다 큰 위로가 될 수 있다. 책을 접하면 얻을 수 있고 알게 되는 것이라 생각한다.

마흔, 나를 잡아준 책 속의 한 문장

"지나고 나면 그때 참 잘 이겨냈다고 이야기하는 오늘일 것이다."

– 김유은, 『애쓰고 있다는 걸 알아』, 좋은북스, 39쪽.

07

힘들 때마다
내 곁에
책이 있었다

난 추운 겨울에 태어난 12월생이다. 그래서 그런지 유독 더운 여름이 오는 게 반갑지 않다. 차라리 추운 겨울이 낫지 더위는 정말 못 참을 만큼 더위에 약하고 잘 못 버틴다. 더위를 잘 타는 이유도 있지만 여름은 사계절 중 내가 가장 좋아하지 않는 계절 중 하나이다.

비가 계속되는 장마도 싫고 특히 지금은 내가 먹고사는 하루 생계와 관련된 날씨라 그런지 올해 여름은 더 싫게 느껴지는 것 같다. 오늘부터 무더운 초여름이 시작되는 날씨 탓인지 지나가는 사람이 한 명도 없을 정도로 뜨거운 해가 내리쬐고 있었다.

갑자기 더워진 날씨로 인해 재료들은 팔리지 않고 있고 아이스박스 얼음은 이미 더위에 녹아 있었다. 더는 이대로 있을 수 없었다. 아무리 아이스박스에 얼음을 채워둬도 갑작스레 더워진 날씨로 수급해온 재료가 금방 상할 것이라는 생각이 들었다. 장사를 어쩔 수 없이 일찍 접어야만 했다. 이제 곧 날이 점점 더 무더워지는데 장사가 안 될 텐데 걱정이 앞섰다.

더운 여름에 잘 팔릴 만한 장사를 생각했다. 빙수를 팔아볼까? 아이스크림을 팔아볼까? 하지만 그마저도 쉽지 않았다. 다 한철 장사이기에 또 기계를 새로 구입해야 하기 때문이다. 난 깊은 고민을 해야 했다. 당장 먹고사는 게 문제였기 때문이다.

정리를 얼른 하고 집에 가 씻고 하원을 하는 작은딸을 데리러 어린이집에 모처럼 가보기로 하였다. 딸아이는 웬일로 엄마가 자신을 데리러 왔다는 사실에 좋아서 방방 뛰었다.

"엄마 오늘 장사 안 해?" 딸이 내게 물었다. "어. 엄마 오늘 날씨가 너

무 더워서 일찍 왔어. 엄마가 데리러 오니깐 그리 좋아 우리 딸?" 딸은
방방 뛰며 매일 이렇게 내가 데리러 왔으면 좋겠다는 말을 하였다.

마음 한편이 저려왔다. 늘 장사로 바쁜 엄마가 없어도 혼자 어린이집
차를 타고 내리고, 집에 와서는 오빠와 저녁까지 얌전히 엄마를 기다렸
던 착한 딸이었다.

난 순간 아이들에게 너무 미안한 마음이 들었다. 늦게까지 장사를 하
다 보니 출퇴근이 정해진 다른 평범한 직업보다 신경을 더 많이 못 써주
게 되기 때문이다. 주말 같은 경우에도 어쩔 수 없이 나가 돈을 벌기 위
해 장사를 해야 했기 때문이다. 신랑과 이런저런 얘기를 나누었다. 오늘
딸이 내가 데리러 온 것을 너무 좋아했다고 말했다.

그랬더니 대뜸 신랑은 나에게 어린이집 교사를 지원해보는 게 어떠냐
고 하였다. 결혼 전 잠깐 어린이집에서 일했던 경력이 있었다. 그런 생각
을 하며 남편은 내게 다시 어린이집 교사를 넌지시 얘기했다. 주말에도
쉴 수 있다며 자기 의견을 말하였다.

난 "에잇. 이 나이에 어디서 날 받아주겠어?" 하며 신랑 말을 차마 못들

은 척했다. 그러다 잠을 청하려는데 정말 한번 알아볼까 하는 생각이 들었다. 여러 가지로 나쁠 이유는 없었기 때문이다. 그래도 아이들 엄마로서 전문적인 직업을 가지는 게 나을 듯했다.

또한 오래 다니면서 경력이 쌓이면 수입이 괜찮았다. 비록 몸은 고되지만 교사로서 보람도 크고 괜찮은 직업이라 생각하였다. 용기를 내보기로 하고 결국 집 앞 가까운 어린이집에 지원을 하였다. 난 다행히 보육교사 자격증이 있었기 때문에 지원이 바로 가능했다.

서류를 내고 다음 날 지원한 어린이집에서 바로 연락이 왔다. 혹시 다음주부터 출근할 수 있냐는 너무나 반가운 전화였다. 난 "네, 그럼요." 인사를 하며 서류를 준비하라는 말을 듣고 부푼 맘으로 출근할 날만 기다렸다. 새로운 멋진 출발이었다. 이젠 나를 아줌마가 아닌 선생님이라 부르는 직업이었다.

교사로서 정말 멋진 옷을 입고 전문직에 취직이 된 것에 모두들 하나같이 기뻐해주었다. 내 일처럼 축하해주었다. 그렇게 내일이면 첫 출근날이다. 너무 좋아서 잠도 안 오고 이렇게 갑자기 좋은 일이 생긴 것이 뭔가 불안한 예감이 들기도 했다.

역시나 그런 나의 예감은 빗나가지 않았다. 며칠 전부터 딸이 아랫배가 조금 아프다고 얘기했는데 아이가 평상시에도 변비가 있어 변비일 거란 생각으로 곧 괜찮아질 것이라 생각했다. 대수롭지 않게 생각하며 딸아이의 말을 건성으로 들었다.

그런데 출근하려는, 그것도 첫 출근하는 아침에 딸아이가 배가 아프다며 엉엉 우는 것이었다. 난 딸아이에게 배가 대체 어떻게 어디가 아프냐며 아이를 다그쳤다.

첫 출근 시간이 촉박하게 다가오는데 아이는 아프다고 울고 정말 발만 동동 구르는 시간이었다. 어떡해야 할지 도무지 생각이 나질 않았다. 머릿속이 하얗게 되는 것 같았다. 일찍 출근한 신랑에게 전화를 하니 회의 중이라고 전화를 받을 수 없다는 메시지로 돌아가고 난 정말 혼자 속만 새까맣게 타들어가는 듯했다.

어떻게 해야 할지 몰라 안절부절못했다. 우선 아이부터 병원을 데려가야 했다. 집 앞에서 급히 택시를 부르고 가까운 소아과를 데려가 접수를 하고 기다렸다. 아이는 복통에 온몸에 땀으로 적실만큼 고통스러워하고 있었다.

난 이미 출근 생각은 온데간데없고 고통스러워하는 아이에게 온통 신경이 쏠릴 수밖에 없었다. 마침 우리 아이 진료 순서가 되었다. 아이를 진찰하는 선생님께서 다급히 바이러스성 장염이 온 것 같다고 했다. 배가 많이 아팠을 건데 우리 딸보고 어찌 대견히 잘 참았다는 식의 말투였다.

앞으로 열도 많이 날것이라며 빨리 입원 수속을 해서 아이를 입원시켜 지켜보자고 하였다. 난 순간 눈앞이 캄캄해졌다. 며칠 전에 아이의 말에만 귀 기울였어도, 그날 병원만 일찍 데려갔다면 오늘 이런 일도 없었을 텐데 난 정말 엄마도 아니었다.

얼른 아이의 입원 수속을 하고 출근하는 어린이집 전화를 급히 해야 했다. 속상한 마음을 뒤로하고 전화를 하려는 찰나 마침 어린이집에서 전화가 왔다.

"선생님 어디세요? 왜 출근 안 하세요? 무슨 일 있으시나요?"
난 수화기 너머로 아이의 이런 사정을 얘기했다. 아이가 이렇게 입원을 하게 되었는데 오늘은 당장 보호자가 저뿐이라 오늘 출근이 어렵다고 난 너무 죄송하다고 얘기했다.

다행히 어린이집에서는 나의 이런 사정을 알고 내일부터는 꼭 뵈었으면 한다며 통화를 마쳤다.

난 내일은 어떻게든 날 믿고 배려해준 약속이기에 첫 출근을 해야 했다. 아이는 적어도 상태가 호전될 때까지 적어도 일주일은 입원해 있어야 한다고 했다.

난 내일은 갔다 다시 오는 일이 있더라도 꼭 출근을 해야 했다. 그런데 우리 딸을 당장 봐줄 사람이 없었기에 애가 탔다. 친정엄마 생각이 났다. 마침 병원 근처 사시는 엄마라 더 간절했다. 난 일을 하고 있는 엄마에게 부탁을 하려고 어렵게 전화를 했다.

"엄마, ○○가 많이 아파 입원중인데 오늘 내가 직장에 사정 이야기를 하고 못 갔어. 내일은 꼭 출근을 해야 해서 며칠만 엄마가 봐줄 수 있어?" 하며 부탁 아닌 사정을 했다.

애초에 당연히는 정말 없는 걸까? 엄마가 당연히 봐줄 것이라는 큰 기대를 하고 전화를 했지만 그런 기대감은 엄마의 말 한마디에 모두 사라졌다.

엄마는 나도 일을 하는데 어떻게 애를 봐주냐는 것이었다. 다른 사람을 한번 찾아보라는 것이었다. 참 서운하고 막막함이 밀려왔다. 내 편은 정말 아무도 없다는 생각이 들었다. 순간 서러움이 밀려왔다.

여기저기 전화를 해도 다들 바쁘다는 이야기뿐 애를 봐줄 수 없다 했다. 멍하니 병원 창밖을 보는데 하염없이 눈물이 흘러내렸다.

결국 난 어린이집에 출근하는 것을 어쩔 수 없이 포기해야 했다. 일도 중요하지만 난 아이가 무엇보다 먼저였기 때문이다. 마음이 너무 힘들었다. 왜 나는 이런 선택을 늘 해야 하는 건지 열심히 살아보려 해도 기회는 내 편이 아닌 것 같았다. 어린이집에는 죄송하다는 양해를 구하고 출근을 할 수 없다는 의사를 정확히 전할 수밖에 없었다.

속상함에 아이 몰래 아무도 없는 계단에 앉아 한없이 소리 내 울었다. 정말 좋은 직장을 구했다고 생각했는데 출근 한 번 못 하고 이렇게 그만두어야 하는 현실이 참으로 야속했다.
엄마에게 서운한 감정이 이루 말할 수 없이 차올랐다. 나는 아이 병원에 책을 한 묶음 챙겨왔다. 차오르는 서운함 감정을 어디에 두어야 할지 몰라 책을 읽으며 달랬다.

책을 읽고 또 읽으며 서운하고 야속한 생각을 모두 지우고 싶어졌다. 훨훨 날려 보내고 싶었다. 그 또한 내가 받아들여야 할 몫인 것처럼 받아들여야 했다.

스스로 책을 통해 연단(鍊鍛)하려 했다. 병실에서 내내 책만 보며 아이와 보냈다. 그렇게 나는 힘들 때마다 어느새 책과 함께 이겨내고 있었다.

마흔, 나를 잡아준 책 속의 한 문장

"우리에게 절실한 건 우리를 증명할 명함이 아니라 누구에게도 증명할 필요 없는 나 자신이다."

— 김수현, 『나는 나로 살기로 했다』, 마음의숲, 95쪽.

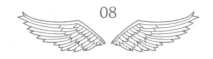

08

결국
독서만이
길이다

나는 어떤 일을 시작할 때는 모든 열정을 다 쏟아 붓는다. 무한 애정을 갖고 시작한다. 하고 싶은 것이 있다면 어떻게든 다 하는 스타일이었다. 그런데 그 열정만큼 참고 오래 하면 좋은데 난 그렇지 못했다. 열정에 비해 결과가 안 보이면 금방 싫증 아닌 싫증을 냈다.

진득하게 참는 성격이 못 되었다. 늘 하다가 중간에 포기를 했다. 그러니 인생이 늘 실패로 점철되었다. 그러다 또 다른 일을 계획하며 후회를 반복하며 살았다.

서울에서 반찬 가게를 운영했을 때이다. 처음으로 하는 장사였다. 그리 힘들 것이라 생각하지 않았던 걸까? 큰돈을 투자해서 시작한 가게였다. 운영을 잘하면 좋았다. 난 늘 이윤보다 하루하루 장사를 한다는 것에 의미를 두었다. 그런 점에 초점을 맞추며 운영을 해서 그랬던 걸까? 비교적 손님이 많았다.

하지만 웬일인지 매출은 늘 마이너스, 적자였다. 그 이유는 한 가지였다. 난 이윤을 보지 않았다. 손님들이 깎아 달라면 이유 없이 깎아주었다. 단골손님들을 위해 늘 파격 서비스를 주며 운영을 했다. 그러니 적자를 면하지 못했던 것이다.

그런 식으로 늘 장사를 하는 나에게 지인들은 하나같이 말했다. 운영의 심각성을 보며 하는 장사는 아니라고, 안 맞으니 차라리 다른 일을 찾으라고 말렸다. 장사는 결국 이윤을 창출하는 것이다.

그런데 장사는 돈을 벌려고 하는 것인데 어찌 손님들에게 매일같이 난 그대로 퍼주고만 있었다. 그걸 옆에서 보는 지인들은 오죽이나 내가 답답했을지 이제 와서 조금은 짐작이 간다. 그때 당시에는 난 내가 장사를 잘할 것이라고 생각했다. 장사를 우습게 본 것이다.

난 정말 장사만 하면 돈을 벌 거란 생각이 들었다. 아니 떼돈을 번다고 착각을 했다. 가게에 손님이 쉴 새 없이 몰려올 줄 알았다. 일명 대박집이 되는 상상도 했다. 지금 보니 참 장사가 쉬운 줄 알았던 건 참 바보 같은 생각이었다. 정말 장사의 개념조차 몰랐다. 내가 장사를 한다는 것을 지금 생각하면 참 웃음이 나온다.

한두 푼이 든 것도 아니었다. 어쩌면 정말 큰 사업인데 지금 생각하니 내가 얼마나 무지했는지 알 수 있다. 창업에 관련된 책만 읽었어도 실패가 적었을지 모른다. 그러면서 난 또 어느새 장사를 하고 있었다.

다른 사람의 인생과는 다르게 살고 싶었다. 너무 어린 나이에 무모하고 겁이 없었다. 빠른 도전들을 하면서 실패도 일찍 겪었던 것 같다. 그래서인지 어쩌면 내 삶이 남들에 비해 더 고단하고 힘들었던 것은 아닌지 생각한다.

인생을 누가 대신 그렇게 살라는 것도 아닌데 말이다. 나 스스로가 원해서 만든 것이다. 그렇게 나는 실패할 때마다 내 잘못이 아닌 다른 사람 탓으로 돌렸다. 마치 내가 선택하지 않은 것처럼 말이다. 남을 원망하는 삶을 살았던 것 같다. 내 젊음이 마치 내 삶에 무기라도 된 듯했다. 나는 그렇게 20대, 30대 청춘을 도전과 실패 속에 온전히 쏟아 부었다. 도전과 실패를 오가며 내 청춘들을 흘려보냈다.

지금 와보니 늘 그렇게 되풀이하며 살았던 것 같다. 도대체 왜 나는 뭐 하나 잘하는 게 없을까? 늘 이런 나를 채찍질을 했다. 다듬어보려 했다. 그러나 그때뿐이었다. 돌아서면 언제나 난 그 자리에서 다시 멈춰 있었다.

학교 다닐 때 공부를 잘하던 언니는 늘 전교에서 1등을 놓치지 않았다. 그런 언니와 다르게 난 공부하고는 담을 쌓은 지 오래다. 꼴등을 가까스로 면했지만 성적은 늘 언제나 하위였다.

하루는 언니가 내 숙제를 검사하면서 꿀밤을 때렸다. "아야 왜 때려?" 언니는 내게 꿀밤 한 대를 더 때렸다. "아 왜 자꾸 때리냐고?" 언니는 "네 머리에 대체 뭐가 들었니? 이걸 틀리고?"라며 말했다.

초등학생 저학년도 맞는 문제를 내가 틀려서 때린 것이라 했다. 쉬운 수학 문제를 틀렸다고 나에게 꿀밤을 연속으로 때린 것이다. 난 공부가 싫었다. 누가 시키면 어떤 핑계를 대면서 더 하기 싫어했다. 그런 내게 언니는 "항상 넌 커서 뭐가 될 거냐?"를 자꾸 물어보았다. 난 아무 생각 없이 부자가 된다고 얘기했다. 언니는 그런 내게 부자도 공부를 잘해야 하는 것이라 말했다. 너 같은 돌머리는 어림도 없다는 식으로 얘기했다.

나는 공부를 정말 머리가 있는 사람이 하는 것이라 생각했다. 기초 지식이 바탕이 되어야 하는 것이라 생각했다. 난 스스로 돌머리라고 생각했다. 그래서 공부는 해도 안 되는 것이라 생각했다. 그래서 악착같이 부자를 꿈꾸며 돈을 벌려고 했다.

나는 빨리 어른이 되고 싶었다. 아니 빨리 돈을 벌어 부자가 되고 싶었다. 어른이 되면 모든 게 그냥 다 수용되고 저절로 이루어질 것이라 생각했다. 그런 착각 속에 살았던 것 같다.

나는 결혼을 하고 좋은 엄마가 되고 싶었다. 아이들에게 가난을 대물리기 싫었다. 돈을 많이 벌고 싶었다. 친정엄마의 삶을 닮고 싶지 않았다. 그래서 남들보다 더 열심히 일했다. 대가 지불이라고 아이들에게는 돈으로 보상해주었다. 먹고 싶은 거 갖고 싶은 것은 다 사주었다. 돈을 벌어야 아이들을 행복하게 해줄 것이라 생각했다. 그런데 아이들은 행복하지 않았다.

세상 모든 게 내 뜻대로 되면 얼마나 좋을까? 내가 생각한 대로 흘러가면 얼마나 좋을까 생각했다. 아이들은 그런 선물이나 맛있는 것보다 늘 함께, 옆에 있는 따뜻한 엄마가 더 필요했던 것이다. 아이들에게 난 책 한 번을 읽어주지 못했다. 잘 때 그 흔한 자장가 한 번을 불러주지 못했다. 아이들은 근데 그걸 기억하며 살았다.

엄마가 있지만 가까이 있어주지 못한 나의 부재를 말이다. 엄마는 늘 바쁘다는 것을 알고 있었다. 아이들에게 난 이제 똑똑한 엄마이고 싶다. 늘 실패한 엄마로 더이상 각인되고 싶지 않았다.

난 정말 40인생을 살면서 잘한 것 하나 없었다. 실패 속에 늘 후회하는 삶 속에 살았다. 하지만 나에게 가장 잘한 일이 있다. 바로 우리 아이들을 낳은 것이다. 아이들에게 지금은 해줄 수 있는 게 없다. 남들처럼 화려한 부자 부모도 아니다. 하지만 난 우리 아이들에게 가장 가치 있는 삶을 주고 싶다는 생각을 늘 가졌다. 그렇다면 내가 뭘 우리 아이들에게 해줄 수 있을지 생각했다. 그건 바로 독서인 것 같았다.

나는 우리 아이들에게 그 어떤 것보다 책에서 얻은 지혜를 물려주고 싶다. 돈이 전부인 세상이지만 돈보다 더 가치 있는 책이란 도구를 알려주고 싶다. 책을 통해 경험하고 행복해지라고 말하고 싶다. 그리고 책을 영원한 유업으로 갖고 살아라 말하고 싶다. 후대에 돈이 아닌 책을 통해 우리 아이들이 깨달음을 얻고 살아가라고 말하고 싶다.

세계 최대 부자인 빌 게이츠는 매년 정기적으로 휴가를 2주 동안 간다고 한다. 어디 좋은 휴양지를 가는 게 아니라 그는 오로지 독서를 위해 외부하고 단절하고 책을 많이 읽는다고 한다. 그는 하버드 졸업장보다 독서가 더 중요하다고 말했다고 한다. 최고의 유산은 독서라고 정말 생각한다. 나의 삶에는 결국 독서가 길이었다. 당신의 삶도 책을 만나 꿈의 길로 안내하는 통로가 되길 바란다.

마흔, 나를 잡아준 책 속의 한 문장

"우리에게 닥쳐오는 운명은 우연이 아닙니다. 나의 선택으로 일어나는 필연이지요."

– 곰돌이 푸 원작, 『곰돌이 푸 행복한 일은 매일 있어』, 알에이치코리아, 117쪽.

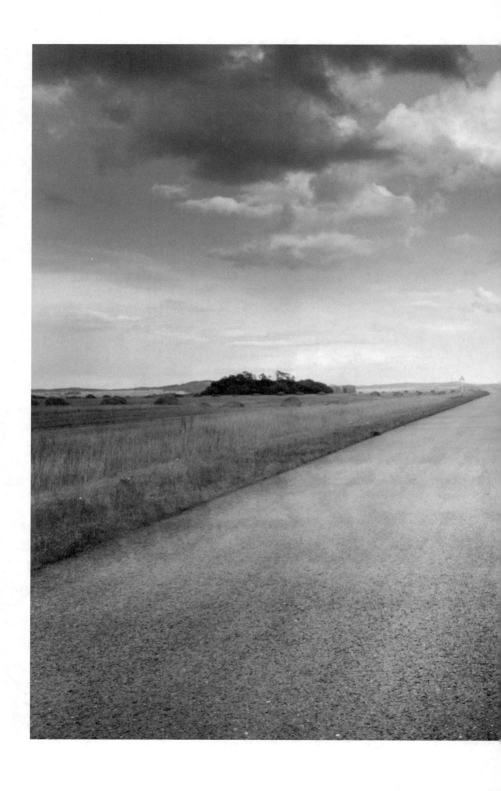

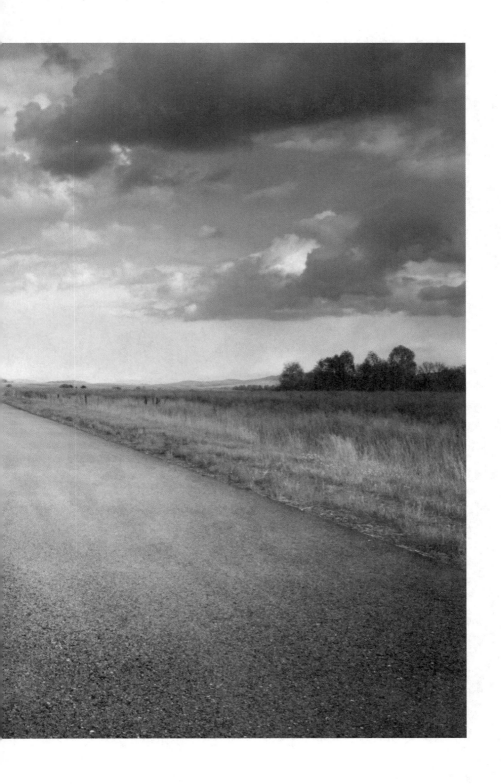

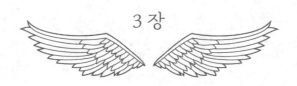

3 장

책을 펼치면
내 인생의
해답이 보였다

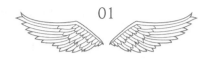

01

책을
펼치는 것만으로
얻게 되는 5가지

나는 책을 통해 내 삶이 변화되길 바랐다. 간절히 책에서 구원을 얻고 싶었다. 시간이 약이라 했다. 그렇게 책을 매일매일 읽고 나는 하나하나 많은 것을 얻을 수 있었다. 왜 우리가 책을 읽어야 하고, 책이 우리에게 어떤 영향을 끼치고, 또 책을 펼치는 것만으로 헛수고가 아니라는 몇 가지에 대해 얘기해보려고 한다.

책은 누구나 처음이 어렵다. 그러나 막상 책을 펼치면 당신의 안목이 달라진다고 생각한다. 사람들은 저마다 책을 펼치는 이유가 다양하다.

자신이 책을 통해 얻고 싶은 것이 있거나 또한 책을 통해 세상과 소통하기 때문이다. 이 두 가지 모두 내가 책을 펼치는 이유였다.

책을 펼치는 것만으로 얻게 되는 것은 너무나 많다. 하지만 이 중 가장 좋은 점 5가지가 있는데, 그 5가지 이유는 다음과 같다.

책을 펼치는 것만으로 얻게 되는 5가지.

첫째, 책을 펼치면 나 스스로와 대화하는 시간이 펼쳐진다. 주위에 아무도 없다고 느껴지면 소스라치게 무서울 때가 있었다. 그냥 이유 없이 누군가를 붙잡고 얘기를 하고 싶었던 날들이 많았다. 하지만 나에겐 아무도 없었다. 그 누구도 내 얘기를 들어주지 않았다. 어쩌면 나 스스로가 견디지 못한 삶의 무게에 대화 자체를 거부했는지도 모른다. 적어도 책을 만나기 전에 내 삶은 사막 같은 공허함 속에 갇혀 사는 한 마리 새 같았다. 내 앞에 있는 건 오로지 커다란 벽만 있을 뿐이었다. 그렇게 책을 읽고 난 내 스스로가 책을 통해 감정을 드러내는 법을 알게 된 셈이다.

책과 강제의 대화인 셈이다. 요즘 사람들은 한없이 자신을 드러내지 않는 경향이 있다. 은둔형 외톨이란 말이 있다. 자신을 세상 속에 드러내지 않고 숨으려는 사람을 뜻한다. 그런데 책을 펼치면 어느새 책과 대화를 하는 자신을 발견한다. 책과 짧게나마 점점 소통이 되는 것 같다. 책은 그렇게 누군가에 소통의 열쇠가 되고 세상 가장 친한 벗이 돼주는 것 같다.

둘째, 감정이 풍부해지고 표현이 폭넓어지는 것이다. 다양한 책을 읽음으로써 사람의 감정은 책으로 인해 180도 바뀌게 된다. 어둡고 우울하고 부정적인 사람이 책을 읽으면 긍정적인 마인드로 바뀌는 경우가 많다. 책을 통해 감정이 폭넓게 되고 표현하는 습관이 만들어지는 것 같다.

셋째, 책에서 무한 가능성을 발견하게 된다. 책을 통해 하고 싶은 것과 폭넓게 할 수 있는 게 많아진다는 것이다. 책을 읽고 꿈을 꾸는 사람도 적지 않다. 강연하는 사람의 책을 읽으면 강연을 하고 싶고, 마케팅 책을 읽으면 정말 진심으로 고객을 대하는 방법을 터득하고 대하게 된다. 어떤 책을 읽든 책에서 무한 가능성을 발견하게 되고 책이 흥미로워지는 것을 알 수 있다.

넷째, 책은 펼치는 것만으로 우리의 의식 수준을 넓혀주고 성숙하게 해준다. 책을 통해서 많은 사람들의 이야기와 정보를 얻고 간다. 그로 인해 삶의 의식 수준을 넓혀주고 우리의 자아를 성숙하게 해주는 것 같다.

다섯째, 꿈을 꿀 수 있다. 책을 펼치는 것만으로 자신이 잊고 있던 꿈을 꿀 수 있다. 그냥 단순하고, 막연한 꿈이 아니다. 정말로 세상에서 간절히 이루고 싶은 꿈을 발견한다. 자신이 이루고 싶은 간절한 꿈을 꾸며 살아가는 것 같다.

마흔, 나를 잡아준 책 속의 한 문장

"불가능할지 어떨지는 일어서 보지 않으면 알 수 없습니다."

– 유자와 쓰요시, 『어느 날 400억 원의 빚을 진 남자』, 한빛비즈, 242쪽.

실패하지 않는

책

고르기 기술

책을 싫어하는 사람은 거의 없다. 다만 선뜻 마음먹고 책을 읽는 게 어려울 뿐이다. 좋은 책을 읽는 것은 영양가 있는 음식을 먹는 것과 같다는 생각을 한다. 그러나 무턱대고 아무 책이나 읽으면 안 된다. 책에 대한 의미를 못 찾게 된다. 책을 고를 때 가장 중요한 게 있다. 바로 책 제목에 끌려 책을 사면 낭패를 볼 수 있다는 것이다. 책의 내부를 들여다봐야 한다. 책의 표지가 아닌 책 내부에 모든 것이 담겨 있다.

그런데 사람들은 책의 앞부분만 본다. 제목만 보고 책 선택을 90% 정도 결정한다. 내부를 보지 않고 표지와 제목을 선택하는 것이다. 그건 마치 영화관에서 앉아서 영화는 안 보고 포스터만 보는 것과 같은 것이다. 나 역시도 책을 고를 때 내용은 보지 않았다. 책 제목을 보고 고르는 게 대부분이었다.

나는 책 중에 만화책을 별로 좋아하지 않았다. 아니 책다운 책을 좋아했다. 그래서 만화책은 한 번도 살면서 읽어본 적이 없다. 누가 줘도 선뜻 읽히지 않았다. 굳이 읽고 싶은 마음도 없었다. 아마도 진짜 책이란 생각을 못 한 것 같다. 한번은 학교에 다닐 때 같은 반 친구가 너무 재미있는 책을 보고 있었다.

"야, 무슨 책을 그렇게 읽니?" 친구는 "히히 호호." 뭐가 재미있는지 신나 했다. 대체 무슨 책인가 너무나 궁금했다. 친구에게 묻자 친구는 "나 만화책인데? 너도 읽어볼래?", "아니 난 만화책을 좋아하지 않아. 너나 실컷 읽어라!!" 친구의 만화책을 보면서 생각했다. 저러니 공부를 못하지! 만화책을 읽는 친구가 왠지 한심해 보였다. 수준 있는 서적이 아닌 아무 내용도 없는 그냥 만화책이라 생각했다.

그런데 몇십 년이 지나서 우연히 그 만화책을 본 친구를 길에서 만났다. 성인이 되어서 우린 만난 것에 너무나 반가웠다. 서로 인사를 하며 넌 요즘 뭐하고 지내는지 물어보기 바빴다. 친구는 미술을 전공해서 디자인 관련 쪽에서 일을 한다 했다. 신기했다. 그렇게 만화를 학교 다닐 때 본 친구였는데 관련 직종에서 일을 한다니.

난 그때 당시 친구를 무시했다. 늘 만화책만 보는 친구가 한심하기까지 했다. 그런데 결국 친구는 자신에게 맞는 책을 본 것이다. 마치 자신의 미래를 알고 있던 것처럼 말이다. 나는 속으로 비웃었지만 친구는 자신의 꿈을 키울 수 있는 책을 읽었던 것이었다.

책을 많이 읽으니 비로소 내 기준에 안 좋은 책은 없다고 생각이 들었다. 나에게 맞지 않다고 모든 책이 안 좋은 책이 아닌 것이었다. 이처럼 실패하지 않은 책을 고르려면 방법이 있다. 먼저 나의 수준에 맞는 책부터 읽는 게 좋다. 처음부터 어려운 책을 읽으려면 흥미가 떨어진다. 아마 책을 반도 못 읽고 덮을 확률이 높다. 내 수준에 맞는 책을 알아보려면 어떻게 해야 알 수 있을까?

서점에 직접 발로 뛰어가 나의 수준에 맞는 책을 찾아보는 게 좋다. 책 표지와 목차를 읽어보면 읽고 싶은 부분을 발견하게 된다. 그 부분을 읽으면 관심과 흥미를 발견하게 된다. 그리고 읽는 속도도 더 빨라진다. 이렇게 한 권씩 읽다 보면 내 수준에 맞는 책을 어느새 찾을 수 있게 된다. 내 수준에 맞는 책을 많이 읽다 보면 어느새 책 고르는 안목도 전문가 수준으로 넓어진다. 똑같은 문제도 다르게 생각하는 수준 차이도 느낄 수 있다.

만화책을 본다고 했던 친구를 난 무시했다. 하지만 그 친구는 가장 좋은 책을 본 것이다. 사람마다 좋은 책의 기준은 다르다. 나에게 좋은 책의 기준은 나의 수준과 맞는 책이다. 타인이 좋은 책이라 해도 내가 어려우면 어려운 책이 된다. 찐빵에 팥 없는 것과 같이 알맹이가 없는 쉬운 책도 어쩌면 나와 맞지 않은 책이 될 수 있다.

처음부터 나와 맞는 책을 찾기란 어려울 수 있다. 꾸준한 독서로 자신에게 맞는 책을 찾을 수 있을 것이다. 요즘 사람들은 메이커가 무조건 좋다고 생각하는 사람이 많다. 그래서인지 사람의 속성에 비춰 책도 인기가 좋은 베스트셀러부터 읽고 싶어 한다. 잘 팔리는 것과 인기가 좋은 것은 아무래도 특별한 이유가 있다 생각하기 때문이다.

책을 고를 때 가장 먼저 베스트셀러 순위를 보게 된다. 기왕이면 좋은 게 좋다 생각했다. 어떤 책이 가장 독자들에게 인기가 좋은지 탐색했다. 내가 책을 고르는 방법은 베스트셀러 코너를 찾는 경우가 많았다. 하지만 독자들이 많이 찾는다고 나에게도 베스트셀러는 아닐 수 있다. 책에 아무런 영감이 없다면 그 책은 나에겐 베스트셀러가 아닌 것이다. 내가 어떤 책을 읽어 감동이 오면 그게 나에겐 베스트셀러가 되는 것이다.

나는 나에게 끌리는 책이 나에게 가장 좋은 책으로 남는다고 생각한다. 나는 평상시 텔레비전을 잘 안 보는 성격이다. 어쩌다 내가 한 번 봐서 끌리는 프로그램만 보게 되는 것 같다.

또한 유튜브도 잘 안 본다. 그러다 우연히 책 검색을 통해 유튜브를 검색하게 되었다. 부자 언니 권마담이란 분을 보게 되었다. 한 번 보았는데 마음속에 그분 말씀이 계속 귓가에 맴돌았다.

그분 말에 큰 동기 부여가 되었다. 이분이 작가라는 사실에 놀라웠다. 책 제목은 『누구나 가는 길은 정답이 아니다』라는 책이었다. 책을 사서 읽게 되었다.

그 책 내용에는 이런 문구가 있었다. "사람은 특별하게 살고 싶다고 생각한다. 그러나 평범하게 사는 사람들이 대부분이다. 그 이유는 무엇일까? 그렇게까지는 간절하지 않기 때문"이라고 했다. 이 책을 읽고 너무나 많은 위로의 메시지를 받았다.

내 안에 있는 내면을 다시 돌아볼 수 있었다. 베스트셀러 책이란 나에게 가장 와 닿는 책이 베스트셀러가 아닌가 생각한다. 사람들이 많이 찾는 책도 물론 베스트셀러이기도 하다. 하지만 정말 최고의 책은 내가 끌려서 그 책으로 인해 감동의 메시지를 전해들은 책인 것 같다.

다양하고 좋은 책은 많다. 그러나 우리가 아직 그 책을 다 접하지 못했을 뿐이다. 현재 베스트셀러보다 숨어 있는 베스트셀러 책을 찾아보자. 어쩌면 더 훌륭한 책이 가려져서 아직 빛을 보지 못한다고 생각한다. 이제는 내가 끌리는 책을 찾아 읽어보자.

책을 고를 때 힌트 3가지가 있다.

1. 저자 소개를 읽어라.
2. 목차를 읽어라.
3. 프롤로그를 읽어라.

책을 고를 때 이 힌트 3가지만 찾아도 당신은 실패하지 않을 것이다.

"열심히 논리 때문에 시간과 열정을 부당하게 착취당하고 싶지 않다."

– 하완, 『하마터면 열심히 살 뻔했다』, 웅진지식하우스, 107쪽.

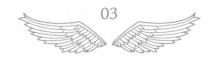

03

매일매일
세끼 먹듯
책을 읽자

나에게 귀한 늦둥이 돌이 안 된 아기가 있다. 특별한 일이 있지 않은 이상 진동 알람을 하고 잔다. 새벽 5시에 기상을 하려 한다. 제일 먼저 내가 눈을 뜨면 할 일이 있다. 아기 젖병을 세척을 하고 소독을 한다.

그다음은 아침에 출근할 신랑과 아이들의 아침밥을 분주하게 준비하는 일이다. 그 기다리는 시간 동안이라도 분주함을 피해 난 책을 읽는다. 한 장이라도 더 읽으려 한다. 나의 잠을 깨울 달콤한 모닝커피와 함께 기분 좋은 아침을 시작한다.

언제부터인가 이렇게 책을 보며 하루를 시작하는 일상이 되었다. 이 새벽이 참 행복하다. 그전 나의 삶은 이런 시간조차 내게 허락되지 않았다. 밤새 다가오지 않을 걱정에 차라리 눈을 뜨지 않았으면 했다. 내일이 오지 않았으면 했던 시간들이었기 때문이다. 너무 내일이 두려워 잠들어버리고 싶었다. 그래서인지 지금은 아무 걱정 없는 이 평온함에 감사할 뿐이다.

지금 이 시간은 아마도 세상 모든 엄마들은 가장 바쁜 아침시간이다. 눈을 뜨면 하루 중 가장 바쁜 시간일 것이다. 나처럼 사랑하는 가족들의 아침 식사를 준비한다. 아이들 학교 준비와 끝도 없는 집안 살림을 한다. 나와 달리 워킹맘으로 시간과 고군분투하며 일을 하는 엄마도 있다. 워킹맘으로, 출근 준비로 몸이 세 개여도 모자란 지경으로 아침을 맞이한다.

나 역시 세상에 가장 바쁜 엄마 중 1명이란 생각이 든다. 아이가 아직 어리기 때문에 책을 펴들고 맘 잡고 읽는 시간조차도 결코 쉽지 않다. 어린 아기를 돌보는 시간은 24시간이 부족하다.

나의 자유는 이미 아기에게 온전한 하루가 다 간 지 오래되었다. 정말 하루가 어떻게 가는지 모르게 간다. 세상에서 가장 바쁜 일상을 살고 있다. 책을 보는 시간이 주어진다는 것은 불투명해진다.

그나마 아기가 잠을 자주는 시간이 내겐 천국이다. 천국을 맛보는 것도 잠시 다시 육아 전쟁이 된다. 책을 앉아서 편히 본다는 게 거의 희박해진다. 이것이 요즘 말로 독박 육아이다.

가장 행복한 육퇴, 육아 퇴근시간은 머나먼 시간으로 보인다. 아직 멀었다. 그래도 난 기다린다. 행복한 육퇴를. 아기가 잠을 자는 동안 어떻게든 책을 읽으려 한다. 무조건 책을 읽는 게 아니라 시간 없다고 대충 읽는 게 아니다.

밥을 세 끼 먹듯 조목조목 읽는다. 좋은 구절은 메모하는 습관도 갖는다. 밑줄도 그어보고 와 닿는 부분은 기억하고 싶어서 다시 한 번, 두세 번 읽어보려 한다. 이렇게 책을 진작 읽었다면 난 문학 박사가 되고도 남았을 것이다. 내가 책을 읽는 이유는 한 가지이다.

다시는 후회되는 인생을 되풀이하고 싶지 않아서이다. 누군가는 책을 읽는다는 자체에 개념을 둔다. 하지만 난 내가 살기 위해 오늘도 내일도 책을 밥 세 끼 먹듯 꼬박꼬박 읽는다.

책에서 인생에 조언을 많이 얻었다. 늘 해결되지 않은 일을 혼자 안고 살았던 시간이 많았다. 책을 좋아하지만 책을 알지 못했다. 나 혼자 해결하면 그냥 답이 나올 줄 알았다. 그렇게 허송세월을 했다. 아무 해답도 나오지 않았다. 그렇게 실마리라도 찾고 싶어 다시 책을 찾게 되었다. 책은 나에게 지침서이다.

이젠 내가 궁금한 것은 책을 통해 모든 해결을 한다. 언제부터인가 책은 나의 정말 오랜 멘토이고 스승이 되었다. 진작 책을 가까이했다면 내 삶이 조금은 일찍 바뀌었을지 모른다는 생각을 가져본다.

난 그렇게 책을 알고 난 후 아침에 일어나 한 번 책을 읽고 또한 아기가 낮잠을 자는 시간에도 한 번 더 읽는다. 점심은 걸러도 책은 빠지지 않고 읽는다. 그리고 큰아이들을 챙겨주고 아기도 자는 육퇴를 하면, 그제야 편하게 책을 읽는다. 매일매일 어느새 난 세끼를 먹듯 책을 챙겨 읽는다.

책을 보면 정말이지 모든 에너지를 받는 기분과 함께 힘이 난다. 내가 밥을 먹는 것과 같은 에너지이다. 누군가는 책에서 돈이 나와, 쌀이 나와 말한다. 책만 들여다보는 내게 하는 소리다. 하지만 난 안다. 정말 책을 들여다보면 돈이 나오고 쌀이 나오는 것을.

밥을 먹듯 책에서 모든 양식이 내게 쌓인다. 마치 재산이 쌓이는 것처럼 지식이 차곡차곡 쌓인다. 난 책을 그렇게 읽어야 내가 하루를 알차게 보낸 것 같은 생각에 사로잡힌다.

책을 읽을 때는 밥을 먹는 시간과 같이 느껴진다. 그 시간에 읽지 않으면 이제는 허기짐을 느낀다. 어떻게든 책을 읽으며 책에서 삶의 양식을 쌓아간다. 이렇게 난 매일매일 독서를 했다. 세끼를 먹듯 책을 빼놓지 않고 늘 찾았다.

후회하는 삶을 다시 살고 싶지 않았다. 언제부터인가 내 삶에는 내 존재를 못 느낄 만큼 무의미한 시간들의 연속이었다. 하지만 이젠 나는 책을 통해 배워간다.

나의 존재를 빛나게 하는 가치는 이젠 책밖에 없다는 것을 알고 있다. 그 책을 이제는 내 삶에서 빼먹을 수도, 놓을 수도 없다. 아니 덮을 수도 없다. 책을 읽지 않는 오늘이란 시간은 내게 없다. 책을 읽는 그 시간만이 내게 존재한다. 내 삶에 울타리를 만들어준 게 책이기 때문이다.

나의 인생에 모든 영양소가 내가 읽는 책에 들어 있었다. 그래서 그 영양소를 매일 채우기 위해 난 책을 오늘도 읽는다. 매일매일 세끼 먹듯 꼬박꼬박 읽는다. 피와 살이 되며 모든 나의 삶에 양식을 말이다. 어쩌다 찾는 디저트가 아니다. 늘 먹어야 할 세끼 밥처럼 책은 나에게 어느새 세끼 밥이다.

"평생의 꿈을 가로막는 건 시련이 아니라 안정인 것 같아."

— 하야마 아마리, 『스물아홉 생일, 1년 후 죽기로 결심했다』, 예담, 34쪽.

04

행복한
독서 삼매경에
빠지다

책을 통해 인생에 많은 변화가 찾아왔다. 엄마인 내가 행복하니 모두 가 행복해 보였다. 난 항상 돈만 밝히는 엄마였다. 돈을 벌어야 했고 살 아남기 위한 생존이었기 때문이다. 그래서인지 아이들은 늘 뒷전이 될 수밖에 없었다. 그런데 일생에 돈이 전부가 아니라는 것을 다시 한 번 알 게 된 시간들이었다. 더는 돈을 보며 일에 쫓기는 삶이 되고 싶지 않았 다.

오랜만에 나만의 시간을 갖고 그동안 챙겨주지 못한 아이들에게 신경을 쓰고 싶었다. 책을 통해 휴식을 얻으며 보냈다. 아이들과 함께 서점을 가기도 하고 도서관에 가서 책을 보며 나름 시간을 보냈다.

평온함이 아주 오랜만에 우리 가정에도 찾아왔다. 남편 일도 점점 안정을 찾아갔다. 이제는 마음이 편한 일만 생겼다. 돈을 좇지 않으니 그런 생각이 들었다. 그 덕분인지 우리 부부에게 기쁜 소식이 찾아왔다. 아기가 생긴 것이다. 그것도 늦둥이 아기 말이다. 큰애와 13년 터울이다. 행복하면서도 한편으론 걱정이 들었다.

아직은 넉넉지 않은 형편이었다. 나이도 마흔이 다 되어 갔다. 노산이었다. 건강한 아기를 위해 노력하였다. 무엇보다 마음이 편안하기 위해 난 독서로 태교를 하였다.

다양한 책을 아기에게 읽어주었다. 다양한 책을 아기에게 들려주기도 하였다. 그래서인지 유독 아기가 발길질을 잘 하는 것 같았다. 책을 읽고 내 평온한 마음이 아기에게 전해지는 듯했다.

나는 첫째 아이와 둘째 아이를 모두 힘들게 낳은 경우였다. 첫째는 조산기가 있어서 대학병원에서 3개월 동안 아무것도 못한 채 꼼짝없이 누위만 있었다. 그러다 결국 둘째는 8개월 만에 조산을 하였다. 인큐베이터 안에 있다 한 달 만에 퇴원을 했다.

이제 두 아이들도 어느새 초등학생 고학년이 되었다. 거의 다 키운 셈이다. 새로운 육아를 다시 시작을 하는 것이 걱정되었다. 그래도 하늘이 주신 큰 선물이라 생각했다. 아기가 생겨 새로운 축복이란 생각이 들었다.

건강한 아이를 출산했다. 아이를 출산을 한 지 2주가 되었다. 아직 몸 여기저기가 붓고 회복이 안 되었다. 늦은 나이에 아기를 낳아서인지 젊을 때 낳은 것과 너무나 달랐다. 온몸이 안 아픈 곳이 없었다.

그래도 몸은 힘들지만 아기 보는 것이 힐링이 되고 새로운 기쁨이 되었다. 2주 동안은 산후 도우미 아주머니가 오셔서 수월했다. 밤에는 독박육아로 밤에 잠 한숨 자는 게 소원이었다. 아기도 나도 새로운 적응에 익숙해지는 과정인 것 같다는 생각을 한다. 산후 도우미 아주머니가 오시는 아침이 나에겐 새로운 천국이었다.

나의 최대 관심은 아기와 우리 두 아이를 어떻게 키울 것인가이다. 사춘기가 시작되는 두 아이들도 신경을 써야 했다. 아기를 보느라 두 애들한테 신경을 쓸 수 없었다. 늘 미안한 마음이 들었다.

이제는 난 '다둥이맘' 세 아이의 엄마였다. 정신을 더 바짝 차리고 살아야겠다고 다짐했다. 그런데 나의 건강에 적신호가 왔다. 아이를 출산하고 배가 이유 없이 아팠다. 극심한 통증에 배가 조여오다, 아니다를 반복했다. 별거 아니라 생각했다.

출산으로 인한 복통으로 가볍게 생각했다. 병원을 가도 아직 출산으로 인한 일시적인 증상이라 했다. 약을 먹으니 많이 좋아진 것 같은 생각이 들었다. 엄마는 아플 수도 없다. 어린 아기를 위해서라도 아프지 말아야겠다는 생각이 들었다.

낮에 산후 도우미 아주머님이 도와주시는 시간은 최대한 나를 위해 썼다. 그 시간을 대부분 나는 잠을 자거나 책을 읽고 보냈다. 어떡하든 내 몸을 회복해야 했기에 몸을 최대한 아꼈다. 몸을 사려야 했기에 움직일 수 없었다. 잠을 자거나 가만히 앉아 책을 읽고 시간을 보냈다. 오로지 날 위한 독서 삼매경에 빠져 보낼 수 있었다. 밤새 잠 한숨 못 잤는데도 난 책을 읽었다.

오로지 책을 읽는 데 시간을 보냈다. 언제 다시 이런 시간이 오기 힘들 것을 알기 때문이다. 특히 난 세 아이들을 위해 아이들을 잘 키우는 육아 책을 많이 읽었다. 인터넷 서점을 이용했다. 육아 책을 찾았다. 아이들을 잘 키우는 엄마가 되고 싶었다. 이제는 초보 엄마 딱지를 벗고 육아의 달인이 되어야 했기 때문이다.

텔레비전에서 뵌 육아 박사님인 오은영 박사님 책이 눈에 들어왔다. 그동안 한번 읽어야지 했던 읽고 싶었던 책이었다. 늘 바쁘다는 이유로 읽지 못했다.

제목은 『못 참는 아이 욱하는 부모』라는 책이었다. 아이들을 위한 책이기도 하지만 날 위한 책이기도 하였다. 그동안 나는 늘 아이들에게 내 감정을 다 쏟은 엄마였다. 화 나면 화를 그대로 내는 엄마였다. 아이에 대한 배려가 하나도 없는 나쁜 엄마였다.

아이가 태어났을 때 정말 세상 부러울 것이 없을 정도로 키웠다. 그런데 환경이 바뀌자 아이들이 변한 줄 알았다. 하지만 환경이 바뀐 게 아니었다. 엄마인 내가 바뀌었다. 내가 변했던 것이다. 그런 줄 모르고 늘 아이들 탓을 했다. 늘 아이들에게 나에 대한 감정의 화살이 돌아갔다.

아이들은 그 화살을 이유 없이 맞아야 했다. 단지 엄마라는 이유로 아무 잘못 없이 정말 난 나쁜 엄마였다. 그런데 난 세상에서 가장 좋은 엄마인 척했다. 아이들 마음을 하나도 몰랐던 엄마였는데 말이다.

그러면서 난 돌아서면 늘 후회를 했다. '내가 왜 그랬을까? 난 엄마도 아니다'를 지금까지 수백 번 했다. 돌아서면 아이들에게 미안함이 몰려왔다. 정말 나는 좋은 엄마가 되고 싶었다. 육아에 관련된 책을 많이 읽어야겠다고 생각했다. 책을 주문을 하고 또 다른 책을 읽고 또 읽었다.

"물고기를 내어주지 말고 물고기를 잡는 법을 가르치라"는 『탈무드』의 가르침.
"최고의 가르침은 아이에게 웃는 법을 가르치는 것이다."라고 했던 니체.
"스스로 자기 교육을 할 수 있게 해야 한다"고 강조했던 철학자 듀이의 명언을 마음속에 새겼다.

똑똑한 엄마가 되고 싶었다. 이제는 과거의 바보 같은 엄마는 없어야 했다. 책을 통해 나는 좋은 엄마의 자리를 이어가는 중이었다. 그렇게 나는 2주 동안의 자유 시간을 책과 함께 알차게 보냈다. 많은 아이들을 위한 육아서적을 읽고 보냈다. 그러다 일이 터지고 말았다.

마음이 책을 통해 편했던 걸까? 책이 내 안에 있는 속까지 다스려줬던 것일까? 오늘은 우리 집에 오신 아주머니가 이제 마지막 일을 끝마치는 날이었다. 아쉬워도 이젠 오로지 나의 몫인 육아전쟁이 시작되었다.

그렇게 아주머니께 고생하셨다는 마지막 인사를 했다. 지금부터는 나의 완전한 독박 육아가 시작되었다. 잘할 수 있을지 눈앞이 캄캄해졌다. 너무나 걱정이 되었다. 두 아이를 키웠지만 다시 처음부터 시작된 육아였다. 뭘 해야 할지 아무것도 생각이 안 났다.

그나마 아주머니가 계셔 행복한 2주를 만끽했다. 다시 못 올 자유시간을 보냈다. 아쉬운 맘을 뒤로 하고 울적한 생각이 들었다. 그런 생각을 한 건지 아주머니가 가자마자 몸이 이상했다.

갑자기 2주 동안 잊고 있었던 복통이 시작된 것이다. 배가 너무 아파 몸을 일으킬 수가 없었다. 신랑에게 급히 전화를 했다. 배가 너무 아파 움직일 수가 없었다. 온몸에 식은땀이 줄줄 났다. 아기가 안아 달라 악을 쓰고 울고 있었다. 앉아서 불구경을 하는 것 같았다. 이러지도 저러지도 못했다. 너무 아파 나는 우는 아기를 안고 배를 움켜잡았다. 신랑이 내게 얼른 119를 부르라고 했다. 이러다 죽겠다는 생각을 했다. 너무 아파 아무 생각이 안 났다. 내내 괜찮다가 아주머니가 가니 바로 고통이 찾아왔다. 당황했는지 복통이 심술을 부렸나 생각했다.

신랑이 곧 도착한다고 했다. 난 119를 부르고 뒤틀리는 배를 간신히 움켜쥐었다. 아기 때문에 소리도 지를 수 없었다. 참고 또 참고 있었다. 정말이지 그 10분이 내게는 10시간 같은 시간이었다.

신랑이 와서 아기를 보고 난 119가 와서 타고 가까운 병원으로 이송되었다. 응급환자로 분류되어 진찰을 받고 바로 검사를 실시했다. 머릿속이 새하얗게 되었다. 아무것도 생각나지 않았다.

이것저것 검사를 하고 결과가 나왔다. 의사 선생님은 내 안에 돌이 들어 있다고 했다. 긴급 수술을 하자고 하였다. 어떻게 참았냐고 하셨다. 나에게 대단하다는 말을 하였다.

그동안 고통이 상당했을 건데 어찌 참았는지 의아한 반응을 했다. 상당한 고통이 있었을 것이라 했다. 난 사실 아무 고통도 없었는데 말이다.

나는 콩팥에 돌이 들어 있는 일명 담석증이었다. 돌이 들어 있어서 엄청난 복통을 일으킨 것이다. 하지만 난 고통을 몰랐다. 집에서 책을 읽고 마음이 편해서 그랬는지 모른다. 독서 삼매경에 빠져 그 고통을 느끼지 못했다. 그렇게 책을 읽는 내내 난 아픈 줄도 몰랐던 것이다. 다행히 수술이 잘되었다. 그리고 빨리 회복을 하였다. 책을 알고 나는 독서 삼매경에 빠졌던 것이다.

조선시대 최고의 학자 다산 정약용은 어렸을 때부터 독서 삼매경에 빠져 때마다 식구들이 그를 찾기 위해 애를 먹을 정도로 학문에 대한 열정을 보였다고 한다.

"여유가 생긴 뒤에 남을 도우려 하면 결코 그런 날은 없을 것이고,
여가가 생긴 뒤에 책을 읽으려 하면 그 기회는 없을 것이다."

– 다산 정약용

난 수술을 하고 입원해 있는 동안도 책을 계속해서 읽었다. 병실에는 내가 읽을 책이 쌓여 있었다. 옆에 같이 있던 분이 내게 물었다. 책을 많이 좋아하나 봐요. 난 밥을 먹을 때도 책을 놓지 않았다. 난 완전히 책에 심취해 있었다.

이젠 알 것 같았다. 책이 극심한 고통을 잊게 해주는 묘약이 될 수도 있다는 것을.

책을 통해 나는 정말 많이 성장해갔다. 책을 읽고 난 아이들에게 엄마이자 좋은 스승이 되었다. 책을 읽고 선한 영향력을 끼치는 사람이 되고 싶다. 책을 읽을 수 있어서 너무 감사하다. 가짜 어른에서 이제 세 아이를 둔 진짜 어른으로 말이다. 책을 통해 난 그렇게 세상을 배워간다.

마흔, 나를 잡아준 책 속의 한 문장

"당신의 삶이 겉보기에 잘 돌아가지 않는다면 내면에서 무엇인가 잘못 돌아가고 있기 때문이다. 그 원인이 바로 '생각'이다."

— 조성희, 『뜨겁게 나를 응원한다』, 생각지도, 24쪽.

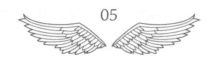

05

인생이
고단할수록
책을 가까이하자

사람은 누구나 인생이 힘들고 지치면 도망부터 치려는 속성을 갖고 있다. 새로운 무언가를 찾기보다 자신을 드러내지 않고 숨고 싶어 한다. 숨는다고 피한다고 해결되는 것은 없는데 말이다. 어쩌면 숨고 싶은 진짜 이유는 누군가에게 관심 받고 싶다는 이유 같기도 하다. 그렇다고 무작정 숨는 것은 좋은 방법은 아닌 것 같다.

힘들 때 나는 만사가 귀찮았다. 내 인생은 왜 이렇게 늘 고단할까? 생각했다. 아니 세상이 귀찮았다. 무엇도 하지 않으려 했다. 생각하기 싫은 날은 그냥 하루 종일 잠만 잤다. 자는 동안은 아무 생각도 안 할 수 있어 좋았다. 삶의 무기력함은 날 끝없이 몰고 갔다.

끝없는 실패의 연속. 출구가 보이지 않은 지독한 나의 미래에도 어떻게든 살아봐야겠다는 결심. 그래도 내일이란 삶에 온전한 내 모든 것을 맡기고 살았던 날들이었다.

어릴 때 엄마는 걱정이 생기시면 교회를 가셨다. 주일에만 가는 교회를 엄마는 시도 때도 없이 가셨다. 교회 가서 하나님께 봉사를 해야 속이 시끄럽지 않다 했다. 난 그 말이 진정 무슨 말인지 어린 나이에는 몰랐다. 무작정 엄마가 가자면 가야 했다. 어쩔 수 없이 나는 엄마 손에 끌려 교회를 가야 했다. 난 영문도 모른 채 그냥 교회만 가면 어린 나이에 모든 게 해결이 되는 줄 알았다.

교회에는 제법 많은 사람들이 앉아 있었다. 난 엄마 같은 사람이 많이 오는 게 교회인 줄 알았다. 쉬는 날 텔레비전을 보는 것도 잠깐이었다. 엄마는 어김없이 주일에도 나와 교회를 가자고 했다.

난 찬송가도 모르는데 그냥 사람들이 부르는 대로 따라 불렀다. 엄마는 신께 기도를 했다. 빌며 또 비는 것 같았다. 난 기도가 소리 내며 흐느껴 우는 소리처럼 들렸다.

엄마의 얼굴은 교회에 가기 전과 교회에서 나온 후에 많이 달랐다. 기도와 찬양을 드린 건데 교회만 가면 엄마 얼굴에 생기가 돌았다. 난 엄마의 고민이 다 해결된 줄 알았다. 기도의 덕분인가 생각했다. 그렇게 나는 성인이 될 때도 교회에 대한 이미지를 그렇게 생각했다.

힘들고 삶이 고단하면 교회를 가는 것이라 생각했다. 하나님이란 신께 위로 받은 마음이 크다 생각했다. 천국이란 곳을 가서 더 행복하게 살고 싶은 사람들 마음 같았다.

사업에 실패하고 많은 사람들이 내게 예수를 믿냐고 했다. 전 교회 안 다녀요! 교회 다닐 시간도 없다고 얘기했다. 사실 그 말도 맞다. 돈을 벌어야 했기에 그런 생각도 할 수 없었다.

그러다 가까이 지낸 지인의 손에 나도 어릴 때 엄마처럼 끌려갔다. 어릴 때 갔던 교회와 성인이 돼서 간 교회는 사뭇 달랐다. 교회 사람들은 내게 예수 믿고 천국을 가자고 했다.

어떡하든 붙잡고 의지하라고 했다. 힘들고 삶이 고단하면 예수님께 무조건 맡기라고 했다. 예수님께서 다 해결해주신다는 말씀을 하셨다.

정말 난 속는 셈 치고 한번 믿어보기로 했다. 아니 내 힘든 맘을 온전히 맡기기로 하였다. 내 고단한 모든 육체를 신앙을 통해 극복하리라 믿었다. 빠지지 않고 교회에 나가 열심히 나름 신앙생활을 했다.

힘들수록 하나님을 더 믿어야 했다. 그러다 내 신앙생활에 금이 가는 일이 생겼다. 교회를 다니는 분들이 재정 헌금을 가지고 다투셨다. 누가 많이 했는지 안 했는지를 두고 말이다.

신을 믿는다는 분들이 교회 안에서 싸우고 서로 욕을 했다. 정말 서로 못 잡아먹어서 난리도 아니었다. 어디 가서나 그런 집단이 존재한다는 것을 알았지만, 교회도 그럴 줄 몰랐다. 정말이지 나는 그게 교회일 것이라는 것은 상상도 못했다. 도저히 나는 이해가 안 갔다. 하나님을 믿는 분들이 헌금 때문에 서로 헐뜯고 싸우는 게 가관도 아니었다.

교회 다니는 사람들은 성품이 모두 온화하다는 편견을 갖고 있었을까? 내 판단이 틀렸다는 것을 알았다. 그때 나는 생각했다. 믿는다는 것은 무엇일까 생각했다. 사람들은 힘들면 지푸라기라도 잡으려 한다. 그때 우리 엄마가 떠올랐다. 우리 엄마도 이렇게 삶이 고단했을까? 그래서 무작정 교회에 간 걸까 생각했다. 그 후로 난 교회에 나가지 않았다.

교회가 싫어서가 아니다. 내가 정말 원하는 신앙을 만들고 싶다. 직접 찾아가는 신앙을 하고 싶다. 누군가에 끌려가서 신을 빌미로 신앙을 하고 싶지 않기 때문이다. 교회에 대한 나에 생각은 그렇게 바뀌었다. 긍정적이지도 않다. 그렇다고 부정적인 것도 아니다. 그때 나는 다시 한 번 책에 대한 나의 간절함을 알았다. 역시나 내 삶에는 책이 있어야 했다.

늘 고단한 삶이지만 한 줄기 희망이 늘 어딘가에 있다는 생각을 갖고 견디었다. 한동안 가입을 했다 들여다보지 않았던 인터넷 페이스북에 들어가 보았다. 누군가 올린 글귀들이 많았다. 하나하나 읽었다. 뭔가 소통이 되는 듯했다. 한 구절이 내 귀에 들어왔다.

인생은 늘 고단하다.
우리가 잘못 살아서가 아니라,
원래 인생이 고단하기 때문이다.

— 글레넌 도일 멜튼

맞다. 우리가 잘못 살아서가 아니다. 원래 인생이 고단하기 때문이다. 늘 자책을 했다. 이런 삶을 내가 만든 것이라고, 내가 잘못 사는 것이라 생각했다. 그런데 이런 명언들을 찾을 때 비로소 내 잘못은 아니라는 것을 알았다. 내 마음에 무언가 흐르는 게 느껴졌다. 왠지 지금 내가 느끼는 마음 같았기 때문이다. 글귀들을 읽고 저장해놓았다. 하나씩 내가 힘들 때 보며 큰 위로가 되었다.

그 글귀 하나가 힘들고 속상할 때 내 마음에 큰 힘이 되었다. 나도 모르게 글귀를 보면 알 수 없는 에너지가 생겨났다. 나와 같이 이렇게 위로받고 싶은 사람이 있어서 다행이었다.

나만 이렇게 삶이 고단하고 아픈 게 아니라는 생각에 크게 공감이 되었다. 괜찮다 괜찮다고 마치 나를 위로해주고 격려해주는 것 같았다. 힘들 때 보려고 휴대폰에 와 닿은 문구를 하나하나 저장해놓았다. 위로 받고 싶을 때 꺼내보았다. 그리고 책에 대한 많은 문구도 찾아서 명언으로 나의 스토리에 담았다.

그러다 누군가 책에 대한 내용을 명언으로 올린 것이 눈에 들어왔다. "내가 상상하는 것들은 현실이 된다."라는 『150억 부자의 부의 추월 차선』의 문구였다.

바로 인터넷에 책 제목을 쳐서 검색해보았다. 저자는 '무스펙' '흙수저'로 창업 8년 만에 150억 자산가가 된 분이었다. 대단한 분이셨다. 어떻게 8년 만에 150억 자산가가 될 수 있는지 뭔가 내게 필요한 책 같았다.

난 너무 궁금했다. 궁금하면 난 못 참는 성격이다. 책을 바로 사야 했다. 서점에 갔다. 책을 찾아서 나는 집으로 가져와 읽었다. 내게 너무나 필요했던 책이었다. 삶이 고단했던 나에게 이 책은 마치 오아시스처럼 느껴졌다.

삶의 밑바닥에서 책이란 도구를 만나 인생에서 가장 멋진 꿈을 이룬 분이셨다. 정말 너무나 존경스러운 마음까지 들었다. 수많은 시행착오와 시련을 견딘 그분에게 박수를 보내고 싶었다. 나 같으면 그랬을까? 얼마나 간절하면 8년 만에 꿈을 다 이루었을까?

나도 저자처럼 살고 싶은 생각이 들었다. 그분의 꿈을 닮고 싶었다. 나같이 힘들고 삶이 고단한 사람들이 봐야 하는 책인 게 분명했다. 선한 영향력을 나누는 그분의 모습을 닮고 싶은 마음이 너무나 간절해졌다.

시간이 된다면 그분을 만나 인생에 조언을 얻고 싶어졌다. 아니 너무 고단했기 때문에 그분에게 희망의 메시지를 받고 싶어졌다. 그분이 성공을 해서 부러운 게 아니었다.

그분이 살아온 인생의 가치를 배우고 싶어졌다. 누구나 인생에서 시련은 온다. 그렇지만 어떤 도구를 만나느냐에 따라 자신의 삶은 달라진다고 생각한다. 인생이 고단하고 힘들다면 책 한 권에서 희망을 찾으라고 하고 싶다. 희망은 결국 내가 느끼는 것이다.

그리고 새로운 삶의 문을 열어주는 독서를 통해 꿈을 이루라고 말하고 싶다. 꿈이 있는 삶과 꿈이 없는 삶은 확연히 다르다. 그래서 꿈이 없는 사람인지라 인생에 고단함을 더 느낄지 모른다는 생각을 한다.

돈이 많으면 좋다. 하지만 꿈은 없고 돈만 많으면 주인 없는 지갑이랑 같은 생각이라 한다. 돈은 많지만 결국 주인이 없어 쓸 수 없는 것이다.

인생에 성공한 사람들을 조사한 결과이다. 그들은 하나같이 자신의 목표가 있고 꿈이 있었다. 자신이 이루고 싶은 꿈이 있었기에 성공을 할 수 있는 것이었다.

마틴 루터 킹은 "꿈이 없는 삶은 죽은 삶이다."라고 말했다. 꿈이 없는 사람은 미래도 없다고 나는 생각한다.

꿈이 있던 사람도 위기가 오면 꿈을 잊고 산다. 나 역시 그런 경우였다. 삶이 고단하니 꿈이 보이지 않았다. 아니 꿈이 잊혀졌다. 돈을 잃고 돈만 쫓아서 살았던 삶이 대부분이었다. 사람은 힘들면 다른 선택을 하게 된다. 결국 벼랑으로 몰리면 있던 꿈도 사라진다. 그만큼 자신의 삶을 꿈을 위해 살게 되지 않는 것이다.

하지만 꿈을 포기하지 않는다면 언젠가 그 꿈을 실현하는 시간이 온다. 반드시 올 것이라는 것을 믿고 있다. 책을 보면 많은 게 인생에 플러스가 되는 것 같다. 고단함이 아닌 이제 책을 통해 즐거움이 생긴다. 책은 그 누구나 읽을 수 있다. 그리고 책을 통해 꿈을 찾을 수 있다고 본다.

자신의 가치를 올려주는 것은 결국 책밖에 없다. 누군가에게 조언을 받을 필요 없다. 책을 읽고 나의 가치를 올리면 된다. 책 속에 모든 삶의 정답이 다 들어 있다.

삶이 고단하다 말하지 마라. 삶이 힘들다 하지 마라. 그건 당신이 책을 아직 만나지 않았기 때문이라 생각한다. 경험하라! 느껴라! 책을 통해 인생의 참맛을 알게 될 것이다. 그리고 책은 당신의 선택을 믿어줄 것이다.

마흔, 나를 잡아준 책 속의 한 문장

"노후가 준비되지 않은 채 오래 사는 것은 재앙이다."

— 김도사, 『150억 부자의 부의 추월차선』, 위닝북스, 166쪽.

06

내가

커피값 아껴서

책을 사는 이유

예전 같으면 사고 싶은 것은 어떤 식으로든 다 샀다. 먹고 싶은 거도 다 먹었다. 그런데 아이를 키워보니 언제부터 나는 뒷전이 된 지 오래다. 늘 사고 싶은 것도 아이들이 먼저다. 먹는 것도 아이들이 늘 먼저가 되었다. 여자이기 전에 나는 엄마다. 그러니 아이가 먼저인 것이다.

한때는 그런 생각을 했다. 궁상맞게 사는 내 모습에 지나가는 내 자신이 쇼윈도에 보였다. 뭘 그리 부자가 되려고 이렇게 안간힘 쓰며 사나 하는 생각이 들었다. '유명희, 너 그리 돈 아껴서 뭐할래?' 돈이란 게 나갈 때도 있고 들어올 때도 있다. 난 너무 잘 알고 있다. 그런데도 나는 어느새 억척 엄마가 되고 있었다.

나는 커피를 참 좋아했다. 다른 것은 다 아끼지만 책과 커피는 날 위해 아끼지 않았다. 유일한 내 삶의 에너지이다. 커피가 좋아서이기도 하지만 커피숍 구석에 앉아 누구의 방해도 받지 않고 오로지 날 위해 책을 읽는 시간이 참 좋다. 커피와 책이 듀엣으로 함께이기 때문이다. 난 커피 마니아다. 특히 커피향이 너무 좋다. 코끝에 전해지는 커피 향기는 모든 세상 시름을 잊게 해준다. 또한 커피를 먹어야 밥을 다 먹은 것 같은 느낌이 든다.

아침에 가장 먼저 일어나서 난 커피 한잔과 오늘 읽을 책을 펴든다. 그게 언제부터인가 내 일상이 되었다. 어떤 책을 읽을지 늘 나는 고민한다. 예전 같으면 하루에 몇 군데씩 맛집으로 소문난 커피숍을 다니며 마실 정도였다.

그런데 요즘은 커피를 마시지 않는다. 그 이유는 커피값을 아껴 더 많은 책을 사서 읽기 위해서다. 커피는 마시면 그때뿐이지만 책은 영원히 소장을 할 수 있는 장점이 있다.

커피숍에 가면 난 꼭 한 권의 책을 사가지고 갔다. 커피를 마시는 동안 그 자리에서 그 책을 다 읽으려는 생각을 갖고 간다. 그런데 요즘 커피값도 책 한 권에 버금갈 정도로 웬만한 가격을 능가한다. 그래서 난 커피를 줄여야 했다. 아니 더 많은 책을 읽어야 하는 이유가 생겼다. 그건 책을 읽고 내게도 봄날 꽃 같은 꿈이 생겼기 때문이다.

커피와 책은 나에게 꼭 필요한 탄수화물 같다. 그 둘은 일맥상통으로 내게 꼭 있어야만 했다. 삶의 에너지이기 때문이다. 그러나 두 가지를 다 할 수는 없다. 한 가지를 포기하는 삶이 되어야 한다. 예전에는 나는 읽고 싶은 책만 읽었다. 내가 좋아하는 에세이나 소설 등을 거의 읽었던 것 같다.

그러나 책을 읽다 보니 다른 책들도 눈에 들어오기 시작했다. 책에 대한 욕심이 생기기 시작했다. 서점에 가면 언제부터인가 눈을 못 뗀다. 마치 쇼핑을 하듯 책에 홀린다. 서서히 나도 이제 책에 중독이 된 듯했다. 어떤 책을 읽을지 고르는 데도 1시간이 넘게 걸린다.

이 책도 사고 싶고 저 책도 읽어보고 싶다. 책을 보면 정신을 못 차릴 정도가 되었다. 그런데 내 호주머니 사정은 뻔하다. 내가 읽고 싶은 책만

다 살 수는 없었다. 이젠 내 책이 아닌 아이들의 책을 사줘야겠다는 생각도 들었다.

어느새 난 세 아이의 엄마가 되었다. 이젠 내 책도 사지만, 아이들에게 읽고 싶은 책도 사주고 싶은 마음도 크다. 커피를 줄여야겠다는 생각이 들었다. 커피 값을 줄여서 아이들에게 책을 선물해줘야겠다는 생각이 들었다. 그 이유는 한가지다.

내 가슴 한편에 작은 바람과 꿈이 있기 때문이다. 아이들에게 늘 해주지 못한 미안함이 남아 있었다. 아이들이 조금 크면 알 것이라 생각했다. 난 아이들에게 돈이 아닌 책을 물려주고 싶은 꿈이 생겼다.

실패를 하고 고향으로 내려와 이사를 했다. 전에 살던 곳과는 너무도 다른 환경에 아이들이 눈물을 흘렸다. 난 그런 아이들에게 아무것도 해줄 수 없는 엄마였다. 모든 것을 버리고 왔다. 새롭게 시작해야 했기에 아이들에게 새로 사준다는 약속을 했다. 그런데 우리 큰애가 이사한 날 손에 무언가를 들고 있는 것이다. 손에 든 게 뭐냐고 물어보았다. 그랬더니 우리 큰애는 내가 처음으로 사준 책이라고 하였다. 집이 좁아 모든 걸 버렸는데 그 책을 버리지 못하고 챙겨온 것이다.

난 아이에게 너무나 미안했다. 그리고 그때 다짐했다. 꼭 다시 좋은 집에서 아이에게 책을 마음껏 볼 수 있는 환경을 주겠다고.

예전 집에서는 거실에 텔레비전을 없애고 거실을 책장으로 채울 만큼 책 공간을 만들었다. 아이들에게 스스로 책을 보는 습관을 주고 싶었다. 그래서인지 아이들도 책과 가까이 하는 것 같았다. 그런데 이젠 책꽂이 놓을 공간도 없이 집이 좁다. 책을 읽을 공간이 안 되니 아이들도 저절로 책을 멀리하게 되는 것 같다. 늘 미안한 맘이 컸다. 그렇게 책을 알고 나는 작은 꿈이 생겼다.

아이들과 지금까지 읽었던 책을 작은 서점으로 만드는 꿈 말이다. 언제든 읽고 싶은 책을 읽고 서점에 가지 않아도 항상 원하는 책을 찾을 수 있는 서점 말이다. 도서관이라 해도 좋을 것 같다. 그게 내가 커피값을 아껴 책을 사는 이유다. 책을 아이들에게 가장 좋은 친구로 만들어주고 싶었다. 성인이 되서도 책을 늘 함께하며 독서를 통해 살아가는 아이들의 삶을 만들어주고 싶은 나의 마음이다.

아이들에게 재산을 돈으로 물려주는 사람이 많다. 하지만 책을 물려주는 부모는 몇 안 되는 것으로 안다. 아이들도 어릴 때부터 돈이 아닌 책으로 교육을 하면 어떨까 생각이 든다. 돈은 언제든 벌 수 있다. 하지만 지식은 벌 수 있다고 바로 생기는 것은 아닌 것 같다

꾸준한 독서 습관만큼 아이들에게 좋은 산 교육은 없다고 생각한다. 꾸준한 독서를 통해 자신의 꿈을 실현할 수 있는 아이들이 되길 원한다.

내가 아낀 그 커피값으로 우리 아이들은 세상에서 가장 큰 지식을 갖고 살아가는 아이들로 자라기를 바라고 또 바란다.

마흔, 나를 잡아준 책 속의 한 문장

"인생에서 너무 늦은 일 따위는 없다는 것."

— 미치 앨봄, 모리 슈워치, 『모리와 함께한 화요일』, 살림출판사, 241쪽.

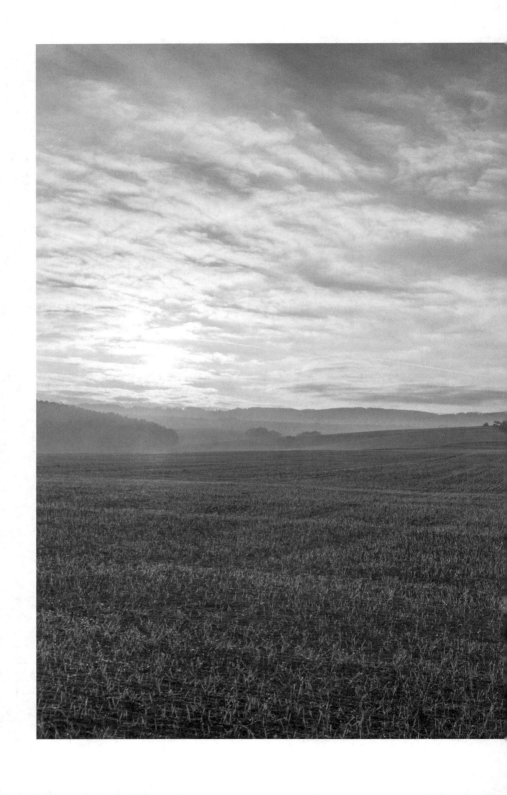

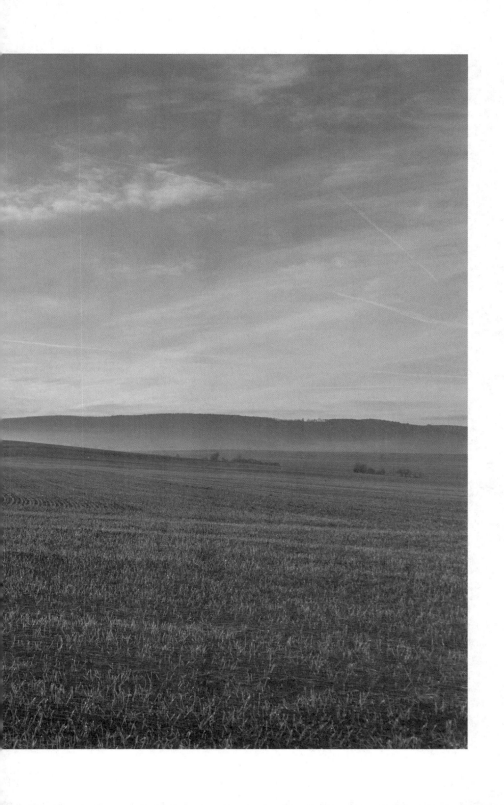

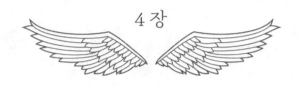

4장

독서는

내 꿈에 날개를

달아주었다

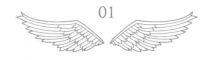

01

나는 밤에

잠이 오지 않으면

책을 읽는다

언제부터인가 내 마음속을 억누르는 무언가에 늘 가슴이 답답했다. 그래서인지 도통 잠을 이루지 못한 날이 많았다. 가슴 한편 깊은 곳에서 아픔이 물밀듯 밀려왔다. 잃어버린 지난 10년이 넘는 삶에 대한 후회들이다. 한 번씩 가슴을 후려치듯 날 아프게 했다. 가족에게 힘든 고통을 떠안겨주었다. 수많은 사람들 눈 속에 나는 죄인으로 낙인찍혀 사는 기분이었다.

내가 왜 그런 선택을 했는지 나 자신에게 수없이 채찍질하며 물었다.

왜 그랬는지 그냥 평범하게 살면 될 것을. 하지만 밤마다 소리 내 숨죽여 울어도 대답은 없었다. 여전히 난 돌아오지 않는 과거를 그리워하며 살고 있었다.

왜 이렇게 잠이 오질 않는 걸까? 여전히 내가 짊어지고 가야 할 수많은 풀리지 않는 숙제들이 남아 있기 때문인 것 같았다. 날 아프게 하고 현실은 냉혹했다. 어느 날 친한 지인은 내게 얘기했다.

"넌 다 좋은데 생각이 너무 많은 게 단점 아닌 단점이야." 정말 나는 생각이 많다. 그것도 아주 생각이 많아서인지 늘 나는 나도 모르게 멍해 있을 때가 많았다.

심지어 늦은 밤까지도 혼자 이런저런 생각에 뒤척이며 잠을 못 이룰 때가 많았다. 모두가 잠들어 있는 시간에 나 홀로 깨어 그 많은 밤을 보낸다는 게 처음에는 너무 울적하고 공허했다.

그러다 누군가 그리워지다 다시 문득 외로워지기도 했다. 잠을 자고 싶었지만 쉽사리 잠은 오지 않았다. 늘 걱정이란 꼬리표가 날 쫓아다니며 늦은 밤까지 괴롭혔다. 내일이란 시간이 오는 게 무섭고 겁이 났다.

차라리 이대로 눈을 감고 잠들어버리기를 바랐던 시간이 한두 번이 아니었다.

아침이 되면 난 새로운 세상과 어쩔 수 없이 마주해야 했다. 허구한 날 빚쟁이들이 독촉했고 행여 집으로 찾아오지나 않을까 노심초사했다. 나의 하루는 수많은 걱정과 생각이 지배하고 있었다.

조금도 나아지지 않는 상황에 너무나 지쳐 있었다. 언제쯤 나는 걱정 없는 아침을 맞이할까 생각했었다. 누군가의 밤은 정신없이 보낸 하루의 고된 일과를 끝내고 휴식을 취하며 내일이란 시간을 맞이하는 편안한 밤이다. 난 늘 이렇게 잠 못 이루는 악몽 같은 밤이 될까? 내게는 우울하고 모든 게 멈춰버린 밤이었다.

난 어떻게든 잠을 청해야 했다. 차라리 눈을 감고 잠이라도 자면 그 어떤 생각을 안 하니 한편으로 편한 생각이 들었다. 아무 생각하고 싶지 않았던 게 맞았다. 잠이 오지 않아도 난 눈을 감아야 했다. 어차피 내일이란 시간은 올 것이라는 것을 알기에.

우리 가족이 모든 걸 다 잃고 내려왔을 때 내 손에는 단 몇 백만 원밖에 없었다. 그것도 나에겐 감지덕지로 큰돈이었다. 그 돈으로 우선 작은 집이라도 구해야 했다. 대출 길은 막히고 어떻게든 아이들을 데리고 살아야 할 방을 얻어야 했기 때문이다. 그런데 돈이 부족했다. 아니 턱없이 부족했다. 어떻게 해야 좋을지 몰랐다.

깊은 고민에 빠졌다. 그리 큰돈을 어디서 구해야 할지 막막함이 몰려왔다. 부모님께 말해볼까? 아니야 부모님이 돈이 어디 있어? 언제까지 불효를 할 거야? 아님 사채를 써볼까? 내 머릿속에는 수많은 생각이 스쳐 지나갔다. 살아야 했기에, 아이들이 있었기에 어떻게든 집을 얻어야 했다.

그러다 난 며칠째 뜬눈으로 잠 한숨을 못 잤다. 아니 잠이 오질 않았다. 시간은 다가오는데 내가 참 바보 같았다. 왜 이렇게 무능력한 건지 내 자신이 참 한심스러웠다. 그러다 친언니에게 나의 힘든 지금 현실을 사실대로 털어났다. 언니는 답답해했다. 하나뿐인 동생이 이렇게 산다는 게 언니로서 너무 속상한 것 같다. 언니는 나에게 집을 구하라고 돈을 보내줬다.

정신 차리고 살고 다신 이런 일로 전화를 하지 말라는 뼈 있는 말을 전

했다. 다행히 언니 덕에 집을 구해서 살 수 있게 되었다. 하지만 난 그때 알았다. 내가 참 바보같이 산다는 것을. 나는 어른이었지만 내가 할 수 있는 것은 아무것도 없었다. 비참함에 눈물도 사치라는 것을 알았다.

난 그렇게 그날 이후 모든 걸 이젠 내 스스로 해결하고 헤쳐가리라 다짐했다. 누군가에 기대는 것은 정말이지 더이상 내 사전에는 없다고 생각했다. 어떠한 고민이 생길 때마다 이젠 나 스스로가 이겨내려 하고 있다. 난 그렇게 고민이 있거나 무작정 잠이 오지 않으면 잠을 청하기 위해 부단히도 노력을 한 것 같다. 우유도 마시고 스트레칭도 하며 나름 잠이 쉽게 드는 방법을 찾았지만, 이미 걱정이 몸에 배듯 습관이 돼버린 건지 잠이 쉽게 오지 않았다. 난 책 한 권을 찾아 펼쳐 들었다. 『죽고 싶지만 떡볶이는 먹고 싶어』라는 책이었다. 지인이 시간 날 때마다 읽어보라고 내게 건넨 책이었다.

책 내용은 제목 그대로 수년간 우울기분장애로 약물 치료와 정신과 치료를 하며 겉은 멀쩡해도 속은 상처와 얼룩으로 곪아 병처럼 인식되지만 그렇다고 우울한 것도 아닌, 행복한 것 같지도 않은 이 시대를 살아가는 내 나이대 청춘의 이야기였다. 참 많은 공감이 갔다. 어쩐지 지금 나의 울적한 마음을 아는 것처럼 느껴졌다.

책을 통해 내가 이렇게 공감할 수 있다는 게 행복했다. 나처럼 이렇게 잠 못 들며 삶이 막 우울하지도 그렇다고 너무 행복하지도 않은 기분장애를 가진 사람들이 새삼 많다는 것을 책을 통해 다시 알게 되었다. 나는 그날 이후 잠이 오지 않는 날에는 누군가에게 의지하지 않고 이젠 책 한 권을 펴며 밤을 지새우곤 했다. 예전과는 다르게 정말 걱정 따위를 떨치려고 책을 보는 게 아니라 이제는 나의 하루에 끝엔 늘 책 한 권이 있었다. 그러다 어느 순간 책과 함께 나도 모르게 잠이 드는 날이 많았다.

어느 순간 불면증은 사라지고, 난 책을 읽으며 또 다른 나를 알아갔다. 내가 힘들 때 나는 아무도 없다고 생각했다. 힘들고 지칠 때 누군가의 따뜻한 한마디를 들으면 모든 고단함과 아픔이 사라질 것 같았다.

그런데 정말이지 내 곁에 아무도 있어주질 않았다. 그래서 내일이란 시간이 나에겐 더 큰 장벽처럼 거대하고 힘든 벽처럼 다가왔는지 모르겠다. 내가 책을 좀 더 빨리 접했더라면 이런 후회되는 삶이 아닌 그 전보다 훨씬 더 괜찮은 삶을 살아가지 않았을까 생각했다.

책은 언제부터인가 나에게 없어서는 안 되는 친구이자 가족처럼 따뜻하게 내 마음을 적셔주었다. 책을 읽는 동안은 정말 아무 걱정도 잡생각도 들지 않았다. 오로지 방해하는 사람 하나 없이 나만의 책을 위한 행복한 시간이 되었다. 그전과 너무나 다른 시간이다. 매일 밤, 잠이 오지 않으면 난 술을 찾아 의지했다. 정말 혼술을 마시며 모든 걱정을 잊어버리고 싶을 만큼 죽어라 마셨다. 취하고 싶어 몸부림을 쳤다. 맨 정신에 내가 할 수 있는 건 걱정뿐이 없었으니 말이다.

책은 정말 마법 같은 것이었다. 내가 잠이 오지 않는 밤에 나의 걱정을 잊게 하고 깨워주는 종이 한 장의 놀라운 기적이었다. 하루의 끝에 모든 것이 감사해졌다. 특히 걱정 없는 하루가 내게 찾아오는 시간이 너무나 감사했다.

마흔, 나를 잡아준 책 속의 한 문장

"현이 하나 끊어졌지만 나머지 세 현으로 연주를 계속해나가는 것, 이것이 바로 인생이다."

– 린야, 『착하게 살았다면 큰일 날 뻔했다』, 센시오, 43쪽.

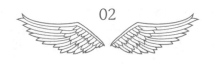

독서는
'양'이 아니라
'질'이다

나는 무조건 책을 많이 읽는다고 진정한 독서광은 될 수 없다는 생각을 한다.

일명 독서광이라는 사람이 한 달에 100권 이상의 책을 읽는다고 생각해보자. 상식적으로 우리 일반 사람들이 보았을 때에는 정말 그 사람은 너무도 대단한 사람 같다. 책을 너무 사랑하는 독서광일지 모른다. 하지만 나는 그 사람이 과연 그 많은 100권의 책 중 얼마나 많이 소화시킬지 의문이 든다. 물론 그 많은 책을 읽으며 소화를 시킬 수 있다는 가정 아래 난 책을 그렇게 한 번에 다독하는 진정한 의미가 무언인지 한 번 묻고 싶다.

학창 시절 내 짝꿍은 외모는 모범생 스타일이지만 늘 나보다 성적도 낮고 공부도 그렇게 잘하는 편이 아니었던 친구였다. 그런데 그 친구는 평상시 늘 책을 손에 들고 다니며 읽을 정도로 책을 잘 보는 친구였다.

거의 매번 독후감 대회에서 1등을 하는 친구가 바로 내 짝꿍이었다. "늘 너는 무슨 책을 그리 보는 거니? 나도 좀 볼까?" 하면 내 말에 물어봐도 콧방귀를 뀌며 들으려고도 하지 않았다. 그래서 하루는 담임 선생님께서 그 친구가 어김없이 상을 받아오자 독후감을 잘 쓰는 비결을 물어보며 친구들 앞에 나와 발표를 하게 하였다.

그 친구는 독후감을 잘 쓰는 비결을 묻는 질문에 책을 무조건 많이 읽으면 된다는 아주 단순하고 간단한 답을 했다. 늘 궁금했던 나는 어떤 대답이 과연 나올까 했었다.

그런데 친구는 내 예상과는 전혀 다른 대답을 했다. 솔직히 난 놀랐다. 뭔가 남다른 비결이 있으리라 생각했기 때문이다. 난 그때부터 짝꿍 말처럼 정말 책을 많이 읽으면 무조건 글을 잘 쓰는 거구나 하는 생각을 가졌다. 그래서 나도 짝꿍처럼 하루에 한 권이라도 책을 무조건 읽어보는 습관을 가져야지 생각했다.

나도 짝꿍처럼 독후감을 써서 상을 받고 싶었기 때문이다. 그런데 생각처럼 다양한 책들을 많이 읽는다는 것은 결코 쉬운 일이 아니었다. 내가 읽고 싶고 좋아하는 분야의 책들은 술술 잘 읽히는 데 비해 억지로 여러 책들을 많이 읽는다는 것은 곤혹스러움 그 자체였다. 결국 나에게 도움이 안 되는 시간 낭비일 뿐만 아니라 원래 독서의 본질마저 흐리게 되어버리는 결과였다.

사람들은 참 이상한 것 같다. 참된 본질을 따지는 것보다 양과 속도에 목숨을 걸고 하는 것 같다. 누군가가 어떤 행위에 속도를 내며 도달했을 때 후자는 불안하고 마음이 급해진다. 나도 모르게 경쟁 심리를 부추기는 것이다.

이솝우화 "토끼와 거북이"가 있다. 토끼는 늘 자신이 거북이보다 빠르다는 생각을 갖고 느림보 거북이가 자신을 이길 것이라는 생각은 단 한 번도 해보지 못했을 것이다. 그러다 오늘도 내가 이긴다는 자만심에서 낮잠까지 자는 바람에 거북이에게 결국 지고 말았다.

거북이는 늘 속도를 높이고 안간힘을 쓰며 토끼를 이기려했지만 항상 결과는 패였다. 하지만 토끼가 낮잠을 자는 것을 보고 기회는 이때다 했을 것이다. 전력질주를 함으로써 속도를 내고 거북이가 경주에서 토끼를 이기는 이변이 일어났다.

아마도 거북이는 매번 경주 때마다 늘 속도 아닌 속도를 내며 죽을 힘을 내며 달렸지만 항상 제자리이고 늘 결과는 패가 나왔을 것이다. 어쩌다 토끼의 방심함에 한 번은 운이 좋게 승리를 얻었을 거란 게 나의 추측이다. 누군가를 추월하고 싶다면 상대방을 모방하기보다는 자신만의 방법이 있는 것 같다.

속도를 내는 것도 타이밍이 있다는 것을 말하고 싶다. 이솝우화에서 보는 것처럼 지금 세상은 속도 경쟁이라도 붙은 듯이 저마다 더 더 빠르게 더 많이를 외치고 있다. 모두가 경쟁자가 되어 쉼 없이 한 치 앞도 내다보지 않고 살아가는 것 같다.

이런 듯 책을 결코 '빨리 많이 읽는다'고 해서 그 사람의 지식이 더 확장

되는 것도 아닌 것 같고 책을 읽는 그 사람의 의식 수준도 빠르게 올라가지 않는다 생각한다. 책을 통해 내가 얼마나 느끼고 알아가는지 본질이 중요하다는 말을 하고 싶다.

책을 이렇듯 무조건 많이 읽는 게 독자의 좋은 습관은 아니라는 생각이 든다. 한 권의 책을 읽더라도 속도보다 얼마큼 그 책에 시간을 투자했는지가 더 중요한 것 같다. 정말 빨리 읽는 것이 중요한 것이 아니라, 어떤 책을 어떻게 읽고, 내 삶에 그 책을 얼마큼 적용했는지가 더 중요한 게 아닐까. 아무리 좋은 책을 많이 읽어도 내 것이 되지 못하고 소화를 시키지 못한다면, 그 책은 당신에게 결코 좋은 책이 될 수 없는 것 같다. 먼저 당신이 독서의 참 의미를 알아야 하고 찾아야 한다고 생각한다.

내가 독서를 하는 이유도 모른 채 책을 읽는다는 것은 눈을 감고 책을 읽는 것이라 표현하고 싶다. 결코 책을 읽었다 할 수 없는 것이라고 생각한다. 또한 책을 갉아 먹는 행동이라 생각된다.

나는 책을 접하기 전에는 어둡고 우울한 내 삶에 늘 한탄을 많이 했었다. 그런 나의 돌파구는 오로지 책뿐이었다. 그렇다고 무턱대고 아무 책이나 읽고 고르지 않았다. 내 감정이 그러한 날이면 나는 삶의 소중함을 일깨워주는 에세이를 많이 읽었다. 인간관계에서 오는 어려움 등을 이겨내기 위해서 나 스스로가 그런 책 종류를 찾아 읽었던 것 같다.

물론 많은 도움도 되었고 해결점도 찾을 수 있어서 난 책을 더 가까이했는지 모른다. 사람들이 책을 읽는 이유는 책을 보면 결과적으로 이롭기 때문이다. 그런데 책의 질은 따지지 않고 무조건 양을 중요시하고, 이로움을 찾는다고 읽으면 오히려 역효과가 나올 것이라 생각한다.

양만 채우는 독서는 독서의 본질을 제대로 알지 못하고 책에서 느끼는 생각 따위는 배제된 채 책장만 넘기기 바빴을 것이다. 물론 책을 많이 읽다 보면 책을 보는 안목과 능력이 생긴다.

하지만 내 상황과 감정에 맞지 않은 책을 무조건 많이 읽는다 한들 그 책이 나에게 무슨 효과와 의미를 가져다 줄 수 있을까? 독서는 결국 양이 아니라 질이 중요하다는 것을 말해주고 싶다. 한 권의 질 좋은 책을 읽는 것은 삶에 많은 변화뿐만 아니라 당신의 삶에 책을 통해 얻게 되는 것들이 무한대로 펼쳐질 것이라 생각한다.

진정 당신의 삶이 책을 읽고 변화되길 원한다면, 아직도 양을 채우기

위한 독서를 하고 있다면 오늘부터라도 독서의 진정한 의미를 깨닫고 양

보다는 질적 독서를 해야 한다는 것을 말해주고 싶다.

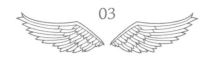

03

책은 끝까지
다 읽지 않아도
괜찮다

한때 나는 오늘 구입한 책은 어떻게든 오늘 안에 다 읽었다. 마지막까지 읽고 끝장을 봐야 한다는 생각을 갖고 책을 대하며 읽는 적이 많았다. 그러다 어느 순간 책을 읽는 흐름이 끊겼다. 어떻게든 책을 다 마지막까지 읽으려는 욕심이 생겼다.

마지막에는 내가 어떤 부분을 읽었는지 모르게 책의 의미도 퇴색될 만큼 책에 대한 강한 강박증마저 보였다. 아마도 책에 담긴 모든 내용을 알고 싶고 단시간에 기억하려고 하는 나의 욕구에서 오는 것 같았다.

아마도 한국 사람은 성격이 급한 면도 있지만 대부분의 사람들이 책을 읽으면 나처럼 책은 끝까지 다 읽어야지 생각을 하는 것 같다. 그래야 책을 다 읽었다고 착각 아닌 착각을 하는 것 같다. 사람들은 책을 다 읽었다고 생각했을지 모르지만 실상은 읽은 게 아니라 눈으로만 글씨를 외우고 있지 않았나 생각이 든다. 굳이 외우지 않으면 끝까지 읽을 이유도 없기 때문이다.

나 역시도 책을 끝까지 읽으려는 습성에서 마지막 페이지를 덮는 순간에 그 희열과 통쾌를 느끼고 싶었고 책을 끝까지 읽지 않으면 뭔가 다 완성되지 못하는 찜찜함에 사로잡혀 있었다.

그렇게 책을 단시간에 끝까지 읽으면 역효과로 책을 억지로 읽게 되는 것 같다. 이제는 급기야 책에 대한 흥미마저 고갈되는 상황까지 오게 된다. 점차 내가 어떤 내용을 읽었는지도 모르며 다시 처음부터 책을 다시 읽어야 한다는 생각까지 들기도 한다.

책의 내용이 뭔지도 모른 채 얻는 것 하나 없이 책만 붙들고 있었던 셈이다. 결국 시간만 낭비한 셈이라고 생각한다. 한 번은 우리 작은애가 밖에서 친구들과 놀고 온다 해서 그럼 정해준 책을 다 읽고 친구를 만나라고 한 적이 있다.

그런데 우리 딸이 책을 읽은 지 5분도 안 돼서 "엄마 나 책 다 읽었어요. 밖에 나갔다 와도 되죠?"라는 말을 하는 것이었다. 나는 "어떻게 책을 그리 빨리 읽을 수 있어? 그냥 책장만 넘긴 것 아니야?"라고 딸에게 잔소리 아닌 잔소리를 했다.

딸은 억울한지 "정말 다 읽었는데⋯." 하며 풀이 죽은 목소리로 말하였다. 난 딸의 말에 이해가 안 갔지만 딸의 말을 우선 존중해주기로 하였다. 정말 딸이 책을 끝까지 다 읽었을까 의문이 계속 들었다.

그렇게 난 우리 아이들한테 항상 책을 펼쳤으면 앉은 그 자세에서 책을 다 끝까지 읽고 자리에서 일어나라는 말을 늘 하였다. 잘못된 주입식 독서 습관을 우리 아이들에게 하고 있었다. 아이들은 내 말에 순응하며 무조건 몇 시간 동안 앉아서 책을 끝까지 한 번에 읽어야 했다.

지금 와서 보니 어린아이들이 읽기 싫은 책을 끝까지 봐야 하는 부담감에 얼마나 곤혹스러웠을까 하는 생각이 든다. 아무 내용도 기억 못 했을 텐데 말이다. 흰 것은 종이요, 까만 것은 글씨라 생각했을 것이다. 무조건 빨리 읽으려는 생각밖에 없었을 것이라 생각한다.

책은 무조건 다 좋다? 책이라면 다 좋다는 구시대적 사상과 선입견과 편견을 버려야 한다. 책이라고 무조건 다 좋은 책은 아닌 것 같다. 물론 개인의 성향과 관점에 따라 달라지는 게 사실이다. 똑같은 책을 두고 볼 때 그 책이 A 독자에게는 좋은 책이 될 수 있지만 어떤 B 독자에게는 내용적인 면을 볼 때 최악의 책이 될 수 있기 때문이다.

책을 처음 고를 때 독자들은 80%가 제목과 표지에 끌려 책을 구입한다고 한다. 나 역시도 독특한 제목과 표지에 끌려 책을 대부분 선택했다. 내용은 대충 훑어보고 앞부분의 제목만 보고 책을 구입한 경우가 많았다.

그런데 막상 제목만 보고 책을 구입했는데 내가 생각했던 책과는 내용이 너무나 달랐다. 기대를 너무 많이 한 나머지 내 기대와 다른 책의 내용에 흥미를 점점 잃어갔다. 결국 책을 반도 못 읽고 덮어버릴 때가 많았다. 결국 그 책은 반도 읽지 못하고 책꽂이 어딘가에 있는지 모른 존재로 돼버리는 것 같다. 언젠가는 읽을 수 있겠지 하는 무용지물 책으로 말이다. 책이 한순간에 어딘가에 처박히는 헌신짝처럼 돼버렸다.

이럴 땐 정말 책을 과감히 덮는 게 맞다고 생각한다. 굳이 내가 생각한 책의 내용이 너무나 다른데 계속해서 책만 붙잡고 있은들 그 책이 좋아 보일 리 없다. 이미 내 눈과 머릿속에 떠난 책이라 생각한다. 이렇듯 책을 읽다가 좋은 책인지 안 좋은 책인지가 구별되는 게 생긴다.

솔직히 좋은 책을 읽을 시간도 우리에게는 부족하다. 내용도 전혀 도움도 안 되고 좋지도 않은 책을 읽기 위해 내 소중한 시간을 굳이 낭비할 필요는 없는 것 같다. 책을 읽다가 별로 도움이 되지 않는다고 생각된다면 끝까지 읽을 필요 없이 과감히 책을 덮어도 좋다.

또한 너무 어려운 책인데 이해하려고 몇 날 며칠 책만 붙들고 읽고 또 읽어도 그 책은 여전히 나에게 어려운 책이 된다. 책을 읽는 속도 또한 더딜 것이고 이미 내용에 흐름이 끊긴지 오래일 것이다. 책이 어렵다 느끼면 한 번에 책을 읽기란 낙타가 바늘구멍을 통과하는 것처럼 어려운 일이 될 수 있을 것이다.

그때는 그냥 책을 덮어도 된다고 생각한다. 이런 실수들을 줄이기 위해 난 이제 책 제목을 보고 꼭 책을 사기 전 작가의 프롤로그와 책 초반부의 내용을 읽어보고 그 책이 내용이 어떤 내용인지를 짐작하며 책을 고른다. 두 번의 책 선택에 실수를 하지 않기 위해서이다.

또한 책은 무조건 끝까지 다 읽어야 한다는 강박관념에서 벗어나려면 먼저 자신이 좋아하는 분야의 책을 먼저 접하며 독서를 해보는 게 좋을 것 같다는 생각을 한다. 아무 분야의 책을 읽는다면 처음부터 책이 어렵게 느껴질 수 있고 재미가 없다는 생각을 하게 된다.

아마도 책을 보는 자체에서 거부감과 함께 책을 결국 반도 읽지 못하고 덮어버리는 일이 생길지 모른다. 그렇다고 너무 자신이 좋아하는 책만 읽다가는 자칫 독서 습관이 편향된 독서로 이어지게 될 수도 있다. 내가 좋아하는 책 외에 관심 밖의 책도 읽어야 한다고 생각한다.

그 분야의 책을 재미있게 묘사하여 쉽게 풀어낸 책도 요즘은 많이 나와 있다. 결국 자신이 보기 쉬운 책부터 보길 권한다. 그러다 보면 책을 강박적 성향으로 끝까지 다 읽지 않아도 내용을 쉽게 스캔하는 기술도 생긴다. 책을 끝까지 읽지 않으면 내용을 모르는 일은 생기지 않을 것이라 생각한다. 책을 통달하는 수준까지 올 것이고 무조건 읽는다는 강박적인 생각도 차츰 버리게 될 것이다. 결국 자신이 책을 보는 안목도 두터워지고 책에 대한 스킬 또한 생길 것이라 생각한다.

책은 그냥 단순히 폼으로 읽는 게 아니라고 생각한다. 아마도 독자들은 책을 통해 얻고 깨달으며 내가 생각하며 미처 경험하지 못한 것들을 책에서 찾고 싶어 책을 선택하는 이유라 생각한다. 무조건 어렵고 두꺼운 책을 읽는다고 나의 지식이 깊어지고 지혜가 넓어지는 게 아니라고 생각한다. 내가 얼마큼 수용할 수 있고, 나와 성향이 맞는 책들을 읽다 보면 의식 수준도 향상되고 어느새 독서의 달인이 되지 않을까 생각한다.

마흔, 나를 잡아준 책 속의 한 문장

"불을 켜면 어둠이 사라지듯이 내면의 부정적인 감정을 다스리고 싶다면 긍정의 말을 많이 해야 한다."

– 연화민서, 『오늘부터 행복한 사람이 되는 법 가르쳐드립니다』, 굿웰스북스, 102쪽.

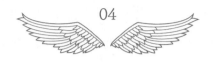

04

복권을
사지 말고
책 한 권을 사자

경제적으로 형편이 기울어지자 남편은 늘 얘기했다. 항상 나에게 우리
가 경제적으로 힘든 상황이 되니 월급만으로는 언제 돈을 모아 부자가
될 수 있겠냐 하면서 매주 천 원을 투자하여 내게 복권을 사보라고 강요
아닌 강요를 하였다.

한 번은 매스컴에서 찢어지게 가난한 일용직의 사람이 복권으로 인생
역전이 된 것이 보도되었다. 그걸 보고서 남편은 자신도 복권을 사야 한
다면서 소리를 질렀다. 남편은 일명 벼락부자가 되고 싶은 것이었다.

난 그걸 보면서 "그 사람이 운이 좋은 거지." 하며 분명 복권에 당첨된 사람치고 예후가 잘된 사람은 아무도 못 봤다고 말했다. 그리고 남편에게 꿈을 깨라고 얘기했다. 누구나 복권을 사서 당첨이 되면 다 복권을 사겠다고 말했다. 난 사실 남편의 성향과 너무나 달랐다. 사람이 노력을 해서 돈을 벌어야지, 쉽게 거머쥔 돈은 반드시 날아간다는 것을 이미 난 경험했기에 그렇게 말할 수 있었다. 두 번 다시 그런 경험은 알고 싶지도 느끼고 싶지도 않기 때문이다.

물론 큰 부자가 되려면 많은 시간과 노력이 필요하다. 짧게는 몇 년, 길게는 몇 십 년의 노력이 필요하다는 것을 잘 안다. 하지만 정말 부자가 되고 싶다면 그 돈으로 난 복권이 아닌 무언가를 하든지 사든지 나 자신을 위해 투자를 해보라고 말하였다.

"여보, 매주 복권을 사서 1등이 될 확률은 누군가가 지나가다 벼락을 맞는 것과 같은 가능성이라고, 그만큼 희박하다고 하는데 그걸 기대하고 매주 사는 사람이 바보 아니야?" 난 이렇게 남편에게 얘기했다.

그러자 남편은 "어떻게 아니? 그럴 확률이 우리에게도 생길지."라고 했다. 난 남편의 그 말에 어이없는 웃음이 나왔다.

난 벼락부자도 기대도 하지 않을 뿐만 아니라 복권을 살 마음도 없었기에 더욱더 남편이 한 말에 쓴 웃음이 나온 건지 모르겠다. 남편은 그런 나의 성향을 알고 있지만 계속적으로 나에게 복권을 사보라고 부추기려 했다. 결국 나에게는 씨알도 안 먹히는 소리이다. 난 그런 돈으로 차라리 책 한 권을 사서 보는 게 낫지 않을까 하는 말을 남편에게 했다. 남편은 그럴 때마다 복권은 취미로 산다는 소리를 하였다. 난 그 소리에 정색을 하며 복권 사는 돈도 그렇게 매일 사면 쌓이는데 큰돈 아니냐며 남편에게 소리를 질렀다. 아니 퍼부었다.

어쩌면 복권을 사는 행위도 난 도박과 같은 중독성이 강한 사행성 행위라 생각하기 때문이다. 물론 한 번은 재미로 살 수 있다고 생각한다. 하지만 마치 복권에 인생 승부를 거는 것처럼 끊지 못하고 그 행위를 계속 멈추지 않고 한다는 게 문제인 것 같다. 매주 투자를 하며 자신도 모르게 벼락부자가 될 것이라는 착각과 함께 인생이 한 방에 달라질 것이라는 생각을 갖고 있기 때문에 그런 것 같다. 난 그런 생각 자체가 싫고 거부감이 든다.

사람들은 누구나 부자를 꿈꾼다. 특히 가난하고 열악한 환경에서 사는 사람들은 가난을 벗어날 도구가 없기에 그 탈출구를 어쩌면 인생 한 방이라고 말하는 도박이나 복권을 사서 의존하는 사람이 적지 않다고 한다. 난 그렇다고 복권을 이용해 부자를 꿈꾸는 사람들을 보면 이해가 되지 않고 참 바보 같은 생각이 든다. 안 되는 것을 될 것처럼 굳게 믿으며 매일같이 목숨 거는 사람처럼. 나의 아버지가 그러셨다. 엄마에게 없는 돈을 달라며 어린아이가 돼서 없는 돈을 내놓으라며 떼를 썼다. 아버지 성화에 못 이겨 결국 엄마가 돈을 주면 그제서야 웃음을 보이며 몇 배로 따서 다시 가져다주신다고 하셨다. 결국 도박을 하고 따오신다는 말씀이셨다. 엄마는 그런 아버지와 허구한 날 돈 때문에 싸우셨다.

아버지는 결국 어머니가 우리 교육 자금으로 모아둔 비상금마저 도박으로 다 날리셨다. 정말이지 그렇게 돈을 다 잃은 날은 당신 몸을 지탱하지도 못할 만큼 술을 드시고 온 동네가 떠나가도록 소리를 지르셨다.

너무나 창피했다. 날이 갈수록 도박으로 인해 엄마를 힘들게 하고, 돈을 다 잃은 게 마치 엄마 탓인 것처럼 엄마를 괴롭혔다. 쌀도 떨어졌는데 쌀을 살 돈으로 아버지는 그 돈마저 도박을 하려고 가져가서 결국 다 잃으셨다고 하셨다. 그날 밤 엄마가 우리 남매 몰래 부엌에서 서글피 우시는 걸 보았다. 그렇게 난 아버지의 그런 모습을 보면서 정말 도박을 하는 사람들이 세상에서 제일, 경멸할 만큼 싫어졌다. 그런 유년 시절을 보고 자라서인지 난 공짜 인생을 바라고 쉽게 돈을 벌려는 사람들이 더욱 싫게 다가온 건지도 모르겠다.

아버지는 술을 드시지 않는 날에는 정말 자상하고 한없이 부드러운 아버지이셨지만 도박을 하시고 술에 찌들어 들어오신 날에는 정말 아버지를 피해 숨어서 자는 척을 해야 할 정도로 싫었다.

남편은 이런 나의 유년 시절을 차마 알지 못해 나에게 복권을 사라고 얘기할 수 있는 것 같다. 남편의 잘못된 한탕주의 사고를 고치고 싶었다. 책을 통해 조금이라도 남편이 바뀌길 바랐다.

남편에게 한 가지 제안을 했다. 복권은 일주일에 한 번만 사고 매주 책 한 권을 사서 읽어보자는 제안을 했다. 그러자 남편은 "책은 당신이나 좋아하지. 내가 책 볼 시간이 어디 있어? 피곤해 죽겠는데." 하며 퉁퉁거리며 얘기를 하였다.

난 남편 말에 말문이 막혔다. 그럼 내가 책을 사다줄게. 하루에 한 장이라도 읽어보자고 얘기했다. 남편은 마지못해 "당신 알아서 해."라며 한 번 좋은 책 있음 사오라고 얘기를 했다. 완전히 싫지는 않은 것 같은 반응이었다. 난 그 길로 쇠뿔도 단김에 빼랬다고 곧바로 서점으로 향했다. 한참을 남편에게 어떤 책이 필요할까를 고민했다. 남편은 우리 가족이 경제적으로 이렇게 힘든 밑바닥까지 왔을 때에도 단 한 번도 싫은 소리도 나에게 힘들다는 내색도 하지 않은 착한 남편이었다.

그런데 남편은 늘 피곤한 몸을 일으키며 도살장에 끌려가듯 회사를 갔다. 남편은 늘 지쳐 있었다. 다람쥐 쳇바퀴 돌듯 반복적으로 돌아가는 회사생활에 그만 이력이 났는지 늘 그만둘까 하는 소리를 나에게 반복적으로 하였다. 아마도 이제 지칠 대로 지치고 힘들고 몇 년 동안 똑같은 직장을 다닌 40대 아빠들의 공감대가 아닐까 싶다.

위에서 치지, 아래서 올라오면 자신이 늘 다 수용해야 하는 가장의 비애와 만년 샐러리맨들의 고달픈 비애를 말이다. 그런 신랑은 늘 회사를 그만두고 사업을 하고 싶어 했다. 불안정한 시대에 회사 말고 안정되고 좋은 직업은 늘 없다고 난 얘기했지만 소용없었다.

곧장 남편은 남자로 태어나서 사업 한 번 해보고 죽어야지 하는 소리를 했다. 난 대번에 남편에게 사업도 밑천이 있어야 하는데 큰돈이 있냐는 말부터 꺼내게 되었다. 남편은 그럴 때마다 얼마 되지도 않은 퇴직금

이야기를 꺼내곤 했다.

난 장사든 사업이든 사람이 계획을 세우고 사업할 밑천을 마련해놓고 그만두든지 해야 하는 게 아닌지 설명하였다. 어린아이처럼 마냥 사업이 생각하는 대로 뚝딱 된다고 생각하는 남편의 의식 또한 개선하며 바꿔주고 싶었다.

난 그래서 마침 책을 고르다 눈에 띄는 제목에『부자 아빠 가난한 아빠』라는 경제책이 내 시야에 들어왔다. 이 책을 읽으면 남편의 마인드와 경제 개념 등이 조금은 바뀔 것이라 기대를 해보았다.

내 생각대로 남편에게 그 책을 매일 한 장이라도 읽어보라고 권했고 남편은 어느 날 내게 이런 얘기를 했다. 내가 항상 힘들게 살 수밖에 없었던 이유를 드디어 알았다고 했다.

그 책을 읽고 남편이 달라졌다. 생각이 바뀌어갔다. 아이들에게 더는 가난을 물려주지 않는 아빠가 되겠다는 말을 하였다. 그리고 책을 한 장이 아닌 이제 매주 읽어보는 아빠가 되겠다는 얘기를 하였다. 정말 남편은 이제 매일 복권을 사는 아빠가 아닌 책 한 권을 사는 남편이 되었다.

정말 인생이 답답하고 풀리지 않을 때는 복권이 아닌 책 한 권을 사라고 말하고 싶다. 그 책 한 권이 당신의 인생을 변화시켜줄 탈출구가 될지 모르니.

마흔, 나를 잡아준 책 속의 한 문장

"지금 마음속에 가장 소중한 것이 없다면 평범의 신호가 우리를 평범하게 만들고 앞으로도 평범하게 만들어나갈 것이다."

— 정주영, 『하버드 상위 1퍼센트의 비밀』, 한국경제신문사, 168쪽.

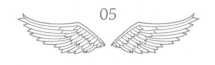

05

가장 좋아하는

분야의

책을 보자

나는 책을 좋아하는 한다. 그렇다고 모든 책을 처음부터 끝까지 좋아하지는 않았다. 학교 다닐 때는 책 내용은 보지도 않았다. 특히 무겁고 큰 책은 학교에 두고 다녔다. 그런 책들은 늘 나에게는 관심 밖의 책으로 분류되었다. 늘 교과서 외에 책들은 도서관에서 읽고 싶은 것을 빌렸다.

그런데 거의 그런 책들은 내가 읽기 좋은 사이즈가 작은 시집이나 수필집 같은 책뿐이었다. 학창 시절에 책을 고르는 나의 안목은 딱 그 정도였던 것이다.

나는 그러다 나보다 공부도 못하는데 늘 책을 읽고 있는 짝꿍이 옆에 있었다. 그리고 매번 독후감 대회에서 상을 받아왔다. 나는 궁금해졌다.

대체 어떤 책을 읽어서 매번 상을 타는 건지? 넌 글을 잘 쓰는 비결이 뭐니? 해도 짝꿍은 쉽사리 알려주지 않았다. 그냥 옆에서 보기에 평범하게 고를 수 있는 책을 읽는 것 같아 보였다. 결국 선생님을 통해 다양한 책들을 많이 읽는다는 것을 알았다.

다양한 책들을 읽는다고? 그렇게 나도 짝꿍처럼 아무 책이나 골라 읽어볼까 했다. 하지만 막상 내가 좋아하는 책이 아니어서 금방 흥미가 떨어졌다. 읽고 싶은 마음이 사라졌다.

결국 절반도 읽지 못하고 책을 덮어버렸다. 내 수준하고 안 맞는 책이었다. 이렇게 어려운데 어떻게 읽어? 아 재미가 없었다. 막상 책을 선택하려니 책을 고르는 게 쉽지 않았다. 아니 책을 고를 수가 없었다. 그래, 책이라고 무조건 다 읽는 게 아니었다.

난 학교 다닐 때 과목 중 책을 좋아해서인지 국어 과목을 유독 좋아했다. 그리고 내가 책을 사랑하게 된 이유도 아마도 국어 선생님의 시 낭독 때문이었다. 시를 너무나 멋있게 표현하는 선생님 모습에 홀딱 반했다. 중학교 때 국어 선생님께서는 박노해의 시인의 「나무가 그랬다」를 학생들 앞에 시인처럼 낭독해주셨다. 난 그 모습이 너무나 멋있게 느껴졌다.

비바람 치는 나무 아래서
찢어진 생가지를 어루만지며
'이 또한 지나가리라' 울먹이자

나무가 그랬다.
정직하게 맞아야 지나간다고
뿌리까지 흔들리며 지나간다고

시가 내 마음속에 한 구절 한 구절 파고들 듯 와 닿았다. 그리고 지금까지도 내가 가장 좋아하는 시가 되었다. 그렇게 시를 사랑하게 되었다.

허구한 날 나는 덜렁대는 성격에 늘 도시락을 깜빡하고 다녔다. 그런데 시집만큼은 늘 가방 속에 담고 다녔다. 걸어가도 앉아 있어도 시집을 늘 읽고 다녔다. 난 한 번 무언가에 빠지면 한동안 헤어나기 힘들 정도로 푹 빠지는 스타일이다. 그러면서 싫은 것은 절대 또 안 하는 고집이 있다.

하루는 학교를 다녀오는데 가방을 두고 집 마루에 쉬고 있었다. 집 마루에 누우려는데 아버지가 오시더니 내게 대뜸 그러셨다. 언니, 오빠처럼 나도 태권도를 배워보라는 말씀이셨다. 난 단번에 싫다고 말을 했다.

아버지는 왜 태권도가 싫으냐는 의아한 표정이셨다. 태권도는 아버지 친구분이 운영하시는 데였다. 언니 오빠는 하기 싫은 태권도를 아버지 때문에 반 강제로 해야 했다.

건강하고 튼튼하라는 아버지 뜻은 잘 안다. 하지만 거의 모두 남자들 사이에 끼여 소리 내며 하는 태권도가 그냥 싫었다.

"차라리 아버지 저 발레하고 싶어요."라고 얘기했다. 아버지는 무슨 발레냐며 춤을 추면 집에서 쫓겨날 줄 알라는 말씀으로 날 위협했다. 난 태권도를 하라 하면 발레를 차라리 한다고 고집을 부렸다. 아버지께서 태권도를 말씀하시기 전에 이미 난 발레를 너무나 하고 싶었다.

그러나 가정 형편에 차마 무용학원을 보내달란 말을 하지 못했다. 아버지는 끝까지 단호하셨다. 안 된다는 것은 죽어도 안 되는 분이셨다. 난 그래서 학원은 못 다니니 집에서라도 춤을 추며 꿈을 키우고 싶었다.

아버지가 없는 시간을 이용해 집에서 학교가 끝나면 음악을 크게 틀어 놓고 무작정 음악에 맞춰 춤을 췄다. 정말이지 춤을 추는 동안은 내가 세상에서 가장 멋진 발레리나가 된 듯했다.

그러다 어김없이 그날도 춤을 추다 그만 아버지께 들키고 말았다. 아버지는 "이놈의 가시나." 하면서 하지 말라는 춤을 춘다고 화를 내셨다. 그러더니 부엌 구석에 있는 대 빗자루를 가져와 날 사정없이 때리셨다. 난 순간 너무 놀라서 도망을 갔다. 어떻게든 아버지를 피해야 했다. 그대로 있단 맞아 죽을지도 모른다는 생각을 했다.

화를 내시며 아버지는 그 연세에 도망가는 나를 죽어라고 쫓아왔다. 정말 있는 힘을 다해 전력 질주를 하면서 난 달렸다. 아버지를 피해 나는 동네에 친구 집에 몰래 숨어 다행히 위기를 모면할 수 있었다.

그렇게 나의 발레리나 꿈은 그날 이후로 아버지로 인해 묻고 살아야 했다. 한 번만 더 춤을 추다 들키면 호적을 파버린다는 아버지의 단호한 말씀이 있으셨다.

정말 아버지는 그러고도 남을 분이셨다. 그 꿈을 아직도 못 이룬 게 내

내 살면서 한쪽 가슴에 미련이 남아 있는지. 언젠가는 꼭 이루고 싶은 간절함이 있다. 그래서 나의 버킷리스트에는 발레를 한다는 목록이 들어 있다.

좋아한다는 것은 어떤 의미일까? 난 세상에서 가장 행복한 사람이 자신이 가장 좋아하는 일을 하는 사람이라고 생각한다. 그런데 자신의 뜻대로 좋아하는 것을 하지 못하고 돈을 벌기 위해 어쩔 수 없는 선택이란 명목 아래 살아가는 사람이 주위에는 너무 많은 것 같다.

참 안타깝게 느껴진다. 내 의지와 다른 일을 하며 온갖 스트레스에 시달린다. 싫어도 해야 하는 일들이 우리에겐 너무 많다. 그게 세상을 사는 어쩌면 숙제이기 때문이다.

사람은 생각하는 대로 되는 것 같다. 나 역시 그런 것처럼 독서도 처음에 어렵다 생각했다. 그래서 학창 시절에는 내가 좋아하고 무조건 가벼운 책만 들고 다녔던 것 같다. 그런데 정말 어렵다 생각하면 어려운 책이 되고 쉬운 책이라 생각하면 쉬운 책이 되는 것이다.

그래도 책이 어렵게 느껴진다면 먼저 책의 여러 분야를 알아보자. 그리고 나와 가장 잘 맞는 책을 찾아봐야 한다. 평소에 관심 있는 분야의 책이면 더 좋을 것 같다. 나는 결혼을 하고 재테크에 관심이 많았다. 그래서 재테크와 부동산 달인이 되기 위해서 책을 보며 공부했다.

그 덕분인지 책을 통해 공부하고 내가 좋아한 분야인지 남들보다 더 쉽게 건물주가 되었다. 내가 학창 시절에 시집과 수필집만 계속 선호했다면 난 그 어린 나이에 건물주는 절대 못 되었을지 모른다.

물론 실패를 했을지 모르지만 난 그래도 책을 통해 남들보다 빨리 성공도 맛본 게 사실이다. 하지만 내가 결국 실패를 하고 그 분야의 전문가가 못 된 것은 이유가 있었다.

내가 좋아하고 관심 있는 분야가 있어도 책 한두 권 읽고 그 분야에 마치 전부를 안 것처럼 행동한 것이다. 좀 더 세밀하게 그 분야에 깊숙이 들어가 지식을 습득하지 못했던 것이다.

재테크 책이라면 다양한 그 분야의 책들이 많이 있다. 자기계발서, 주식, 경매 등 한 가지 좋아하는 분야를 선정하기보다 관련된 콘텐츠 책도 함께 보길 권한다. 남들이 많이 읽고 찾는 책들은 잠시 뒤로하자. 정말 내가 가장 좋아하고 관심 있는 분야의 책을 읽자. 그리고 독서를 함으로써 스스로가 최고의 독서 수준으로 이끄는 사람이 되자.

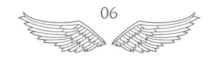

06

행복 바이러스
베스트셀러 작가가
되겠다는 꿈

나는 늘 현실이란 벽 앞에 고민했다. 내 삶은 어디로 가는 걸까?

나는 어떤 인생을 살고 싶은가를 늘 고민했다. 실패라는 그늘 속에 책
을 만나 지금 나는 작가라는 꿈을 꿀 수 있었다.

나는 미래에 대한 불안과 현실이라는 장벽에 마주 앉아 내 삶과 늘 전
쟁 아닌 전쟁을 하며 살았다. 다행히 책을 통해 나는 많은 것을 알았고
간절한 꿈을 향해 지금 내딛고 있다.

앞으로 미래에 태어날 내 자식에게는 이 가난을 대물림하고 싶지 않았다. 돈이 없어서 정작 내가 하고 싶은 것을 못 하는 삶이 아닌, 평생 돈 걱정 없이 부자로 살면서 나와 사랑하는 내 가족에게 어떻게 하면 뭐든 해줄 수 있을까 하는 생각으로 늘 고민하였던 것 같다.

그래서 책을 무작정 읽었고 책이 없으면 하루의 의미가 사라질 만큼 책은 어느새 내 삶 깊숙이 자리 잡고 있었다.

난 학창 시절 다른 아이들이 과제를 할 시간에 집에서 외려 책을 읽었다. 학교 쉬는 시간에도 친구들이 수다 떨고 뛰어다닐 시간에도 난 항상 책을 읽었던 것 같다.

그냥 책이 좋았다. 책을 보는 그 시간에는 다른 잡념 따윈 들지 않았기에 난 아마도 그걸 즐겼던 것 같았다. 친구들은 나를 이름이 아닌 책벌레라고 별명을 부르는 이유였다.

실패를 한 후에 난 정말 어떻게든 아이들이 있었기에 견디어야 했던 시간들이었다. 수없이 방황하고 아팠다. 나도 다시 일어날 수 있을까? 나에게도 희망이 다시 올까?

어떤 인생을 살고 싶은 걸까 늘 고민했다. 그러다 난 책을 매일 같이 읽게 되었고 작가란 꿈을 꾸며 여러 책 쓰기 과정을 알아보았다.

24년 간 250권 책을 쓰고 9년간 1000명의 작가를 배출한 분이라고 했다. 먼저 비결을 알아보기 위해 카페에 가입을 하였고 그분이 하는 1일 특강을 접수해서 들어보고 결정하기로 하였다.

1일 특강을 듣고 정말 아주 오랜만에 내 가슴이 뛰기 시작했다. 나도 작가가 될 수가 있을까 했던 의문이 도사님의 특강 강의를 듣고 한 방에 사라지게 된 시간이었다.

꿈이 생겼다. 그냥 막연한 꿈이 아닌 명확한 꿈이었다. 내 이름으로 된 책이 나오는 엄청난 작가가 되는 일 말이다. 〈한국책쓰기1인창업코칭협회(이하 한책협)〉은 단순히 책을 써서 작가만 만들어주는 곳이 아니었다. 나의 의식을 바꿔주고 내 삶을 변화시켜주는 곳 같았다.

나는 생애 첫 책이 나오면 그 후에도 1년마다 2권 이상의 책을 내서 꼭 베스트셀러가 될 것이라는 목표와 꿈이 생겼다. 퍼스널 브랜딩을 해서 내 책을 홍보하고, 1년에 2권씩 책을 출간하는 목표를 반드시 이룰 것이다. 책 쓰기에만 멈추는 삶이 아닌 더 넓은 무대로 나아가 강연가로 강단에도 서보고 싶고 코칭 전문가도 해보고 싶다.

　정말 간절한 내 꿈이 현실화되는 상상만으로도 기분이 너무 좋고 이미 이룬 꿈같아서 가슴이 설레고 행복해진다. 책이 나에게 기적처럼 다가와 선물이 돼준 것처럼 나도 누군가에게 이 행복 바이러스를 전파하며 안겨주는 희망적인 베스트셀러 작가가 되고 싶다.

마흔, 나를 잡아준 책 속의 한 문장

"반드시 성공한 행복을 누리겠다고 스스로를 압박하지 말자. 나를 탓하기 전에 내가 어디쯤 서 있는지 돌아보자."

– 김희영, 『그 순간 최선을 다했던 사람은 나였다』, 문학공방, 57쪽.

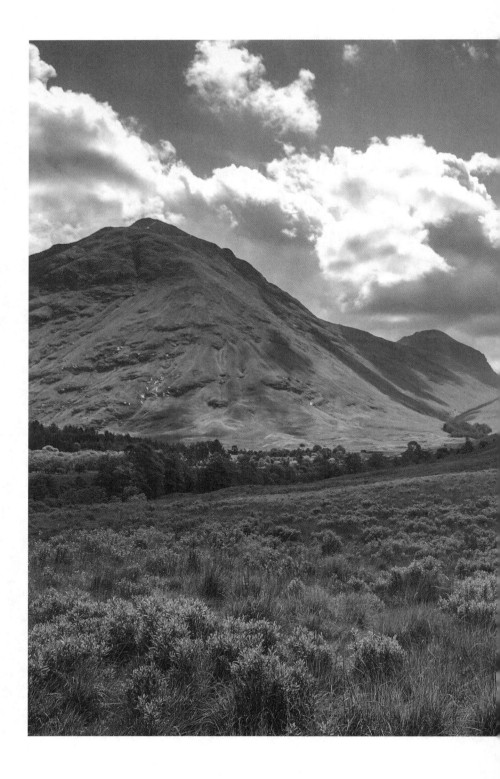

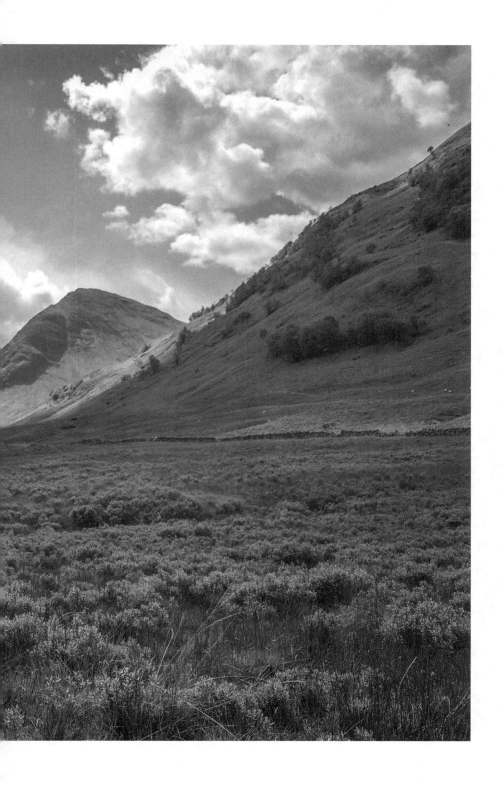

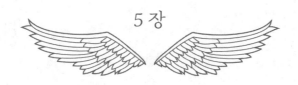

5장

나는 이제

작가가 되어

꿈을 이루었다

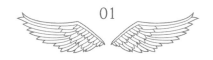

01

독서는

꿈을 이루는

인생의 나침반이다

남들처럼 집안이 부유한 '금수저'가 아닌 난 '흙수저'로 태어났다. 거기다 학벌도 낮고 좋은 스펙도 없었다. 오로지 성공한 부자가 되리라는 마음밖에 없었다. 누군가는 동아줄이라도 타고 삶이 바뀌기라도 한다. 하지만 나에게는 그런 동아줄조차 없었다. 오로지 나 스스로 일궈야 했다. 내가 만들어야 하는 삶이었다. 평범함 삶을 거부했다.

오로지 내가 이루고 싶은 삶을 원했다. 졸업을 해서 전공을 따라 취직했다. 하지만 그 길도 내 미래의 길은 아니었다. 무작정 서울로 갔다. 서울만 가면 부자가 될 것이라는 착각에 말이다.

하지만 내가 생각하는 서울의 삶과는 정말 달랐다. 모두 살기 위한 전쟁터였다. 20대의 젊은 나이에 나는 남들이 경험해보지 못한 일들을 많이 이루고 살았다. 그 나이에 젊은 건물주라는 지위도 얻어보고 사업을 통해 사장님 소리도 꽤 듣고 살았으니 말이다. 그래서 지금 와보니 빚진 장사는 아니었다. 내가 비록 실패는 했지만 지금이라도 많은 것을 깨달았기 때문이다.

그때는 정말 오로지 성공을 해야겠다는 욕심만 가졌다. 앞뒤 다 잘라서 늘 돈만 생각했다. 어떻게 해야 부자가 되는 걸까? 어떻게 해야 돈을 벌까? 돈이 있어도 끝없는 욕심만 가득했다.

늘 그 궁리만 하며 살았던 것 같다. 나는 돈만 생각하며 욕심만 가득했다. 쉽게 벌려 했다. 끊임없이 생각하지 않았다. 그냥 앉아서 편하게 돈이 들어오는 방법만 생각했다. 누구에게 물어보지도 않았다. 오로지 내 주관적인 생각으로 돈이 나올 것이라 믿었다.

내 이름으로 된 부동산을 갖고 싶었다. 그럼 난 정말 부동산에 박사가 되었어야 했다. 부동산에 최고가 되었어야 했다. 그런데 전문 지식은 뒤로하고 관련된 책 한 권도 보지 않았다. 그냥 성공한 사람 말을 더 믿었다. 참 지금 와보니 무모하다 못해 어리석은 결과이다. 나는 정말 내 자신이 똑똑한 사람인 줄 알았다. 하지만 세상에 이런 바보는 없었다. 수없이 자책하며 시간을 돌리고 싶었지만 이미 현재라는 시간에 멈춰 있었다.

방황했다. 내가 왜 이러고 살아야 하는지 몰랐다. 그래도 내겐 아이들이 있었다. 어떻게든 견디는 삶의 이유였다. "그래, 밑바닥부터 다시 일어나는 거야." 굳게 마음먹었다. 젊음이 무기였다. 아직 늦지 않았다 생각했다. 닥치는 대로 안 해본 것 없이 다해봤다.

그런데 금방 포기하고 다른 길을 택했다. 여전히 삶이 불안했다. 초초했다. 좀처럼 나아지지가 않았다. 난 어떻게 살아야 할까? 너무 갈급했다. 삶에 아우성쳤다. 내 길을 누가 알려줬으면 바랄 게 없었다.

그때마다 나에게 길을 안내해준 건 다름 아닌 한 권의 책이었다. 한 번씩 나도 모르게 고질병처럼 찾아오는 후회와 상처들이 불쑥불쑥 날 괴롭혔다.

책을 통해서 치유가 되었다. 하나하나 모든 것이 힘든 상황이 나에게 만 일어나는 일처럼 너무나 견디기 힘든 시간이었다. 내가 이렇게 사는 것에 그저 나에게는 더이상 아무도 없다는 생각만 나를 차오르게 했다.

큰아이의 우울증 상담 치료를 하면서 부모 상담을 같이 병행하였다. 상담 박사님께 인사를 건넸다. 선생님은 나를 뚫어지게 쳐다보았다. 그 러더니 내게 "어머니, 우울하세요?"라고 물어보았다. 난 놀라서 "아니 요?" 숨기고 싶어서 거짓말을 했다. "왜 그러세요?" 내가 선생님께 되물 었다.

선생님은 사실 내 마음을 정확하게 맞받아쳤다. 난 우울했다. 아니 아 이처럼 마음이 너무 아팠다. 선생님은 내게 엄마가 웃어야 아이가 웃는 다는 말을 했다. 내 아픈 정곡을 콕 찌르듯이 얘기했다. 선생님은 긴 상 담이 끝난 후 나에게 책 한 권을 읽어보라고 내게 건넸다. "엄마에게 꼭 필요할 것 같아서 드립니다." 라는 메시지도 함께 써 있었다. 책 제목은 『엄마에겐 오프 스위치가 필요해』였다.

난 감사의 인사를 건넸다. 집에 와서 그 책을 펼쳐보았다. 내용에 소름 이 돋았다. 꼭 내 얘기를 하고 있는 것 같았다.

"내 삶은 어느 날은 더없이 완벽했고.

어느 날은 더없이 불완전했다.

행복과 불행의 반복이었던 출근길

냉탕과 온탕을 오갔던 부부사이

때때로 사막 같았던, 내 마음

그리고 그사이에 누구보다 아름답게 성장한 아이들."

늘 나는 결혼을 하고 아이들에게 돈으로 보상했다. 아이들이 정말 뭘 원하는지 잘 몰랐다. 그저 돈이면 다 되는 줄 알고 키웠다. 한 번도 아이들의 마음에서 보지 못했다. 늘 아이들이 삶의 우선이라 여겼다.

하지만 난 그 돈을 벌기 위해 아이들의 마음을 아프게 했다. 정말 난 그런 엄마였다. 대한민국에서 난 가장 모성애가 강한 엄마라 생각했다. 하지만 가장 아이들의 마음을 아프게 한 엄마였다. 늘 미안함만 있었다. 아이들에게 난 좋은 엄마가 아니었던 것이다.

이 책을 읽고 난 다시 한 번 가슴을 쓸었다. 아이들은 내 삶의 전부이다. 그런 아이들이 있어서 견디는 시간이었지만 어떤 순간은 내 몸 하나도 지탱하기 힘들어 모든 걸 포기하고 싶은 순간이 있었다.

심지어 아이들도 버거웠다. 그냥 혼자 도망가고 싶을 정도로 너무 힘들기 때문이다. 그때마다 난 책을 통해 마음을 부여잡았다. 아마 책이 없었다면 난 아직까지 이 힘든 세상을 원망하는 사람이 되어 있을 것이다.

"피할 수 없으면 즐기라는 말이 있다. 더이상 힘들다는 것을 애써 인정하고 싶지 않았다. 아니 더는 직면하고 싶지 않았다. 즐겨야 했다. 사람들은 살다 보면 나처럼 인생에 기로에 서게 된 경우가 있다. 어디를 가야 할지 어떤 삶을 살아야 할지." 삶의 이정표를 분실하고 산다.

속도는 다시 잃으면 따라 가면 된다. 하지만 방향을 잃으면 다 잃어버리는 것과 같은 것이다.

그런 삶에 독서는 정말 나침반과 같은 존재이다. 나 역시 책을 읽는 것만으로도 인생의 전환점이 되었다.

그전에는 정말 내 생각대로 살았던 것 같다. 내가 길을 헤매고 있을 때 독서를 만나 삶의 새로운 나침반으로 삼았다. 삶이 주는 고통도 이겨내는 법을 난 알았다. 인생의 신호등이 빨간불이면 잠시 멈춘다. 그러다 다시 파란불이 켜지면 난 달린다.

책이 그렇게 나에게 알려준 삶의 이정표이다. 난 그렇게 책을 통해 인생의 길을 가고 있다.

마흔, 나를 잡아준 책 속의 한 문장

"가장 중요한 것은 내가 무엇을 할 때 아는 것이다."

― 이혜선, 『엄마에겐 오프 스위치가 필요해』, 호우, 20쪽.

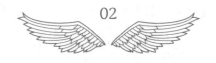

02

직장인의
최고의 재테크는
책 쓰기이다

오래전부터 우리나라는 고령화 시대로 접어들었다. 노령인구가 계속 늘어나고 있다. 그래서인지 요즘은 100세 시대라고 말한다. 하지만 요즘 정년은 너무도 짧다. 아마도 직장에서 30년 넘게 일하는 사람 중 가장 고민이 되는 것은 은퇴 후 자신의 삶이라 생각한다. 보통 회사원이라면 미래에 대한 걱정과 불안으로 은퇴 이전에 노후 대비를 해놓고 싶어 한다.

우리나라 통계에 따르면 국내 회사원들은 평균적으로 약 59세 정도에 은퇴를 희망한다고 한다. 그렇기 때문에 많은 사람들이 은퇴 전 유망 직업 노후 대비를 위한 자격증을 따며 준비를 한다. 제2의 인생을 결코 헛되게 보내고 싶지 않은 이유이다.

노후 준비가 정말 필요할까? 현재 우리나라의 50세 이상의 인구 중에서 경제 활동을 진행하고 있는 사람은 전체 인구의 1/5이나 된다고 한다. 풍요롭고 즐거운 노후 생활을 즐기고 싶기 때문인 것 같다. 나 역시 한때 신랑이 직장을 은퇴하는 나이가 되면 '우리는 뭐 할까?' 고민한 적이 있었다. 평생 일해서 나온 퇴직금을 생각했었다. 커피숍을 차릴까 아님 편의점을 하며 남은 생을 보낼까 얘기했다.

돈의 가치는 하락한다. 반대로 소득은 증가하지 않고 소비는 늘고 있다. 생존의 위협을 받고 있다. 결국 금융의 패러다임이 변하고 있다. 그래서 직장인들은 자신의 월급에 만족을 못 한다. 노후에 삶만 의존하는 현실이 되는 것 같다.

몇 십 년 동안 한 직장에서 일해도 월급은 월급일 뿐인 것이다. 늘 월급은 한정되어 있는데 매달 나가는 것은 마이너스 적자인 것이다. 각종 자녀들 교육비, 의식주 생활비에 물가는 매년 오르는데 월급은 항상 똑같다. 그래서 모두들 제2의 월급을 만드는 재테크를 꿈꾼다.

신랑이랑 결혼을 하고 처음 신랑이 첫 월급을 내게 가져다주었다. 그때는 신랑이 오래 회사를 다녔기에 월급이 꽤 많을 것이라 기대했다. 그런데 신랑 월급을 보자마자 10년 차 월급이 너무 작아 놀랐다.

신랑은 월급쟁이가 다 그렇지 하고 말했다. 난 곧 아이도 태어나는데 걱정이 앞섰다. 이 돈으로 생활이 과연 될까 했다. 난 사실 씀씀이도 있고 내가 사고 싶은 게 많았다. 사고 싶은 것은 어떻게 하든 사고 마는 스타일이었다. 그래서인지 유독 신랑의 월급이 그 당시 적게 느껴졌던 걸까? 솔직히 그 당시 그리 적은 월급도 아니었다. 하지만 난 계획이 있었다.

얼른 아이가 태어나기 전에 내 이름으로 된 부동산을 소유하고 싶었다. 하지만 신랑 월급으로는 감히 내가 하고 싶었던 재테크는 꿈도 못 꿀 판이었다.

지금도 그렇지만 한때 너도 나도 직장인들 사이에 주식 열풍이 대단한 적이 있다. 금리는 제로지, 월급은 뻔했다. 그래서 주식만큼 재테크로 좋은 게 없다는 생각 때문이다. 아마도 직장인의 최고 재테크는 주식이 될 만큼 주식은 열광 그 자체였다.

하지만 주식도 함부로 잘 알아보지 않고 손을 대다 큰 낭패를 보는 사람이 적지 않다. 말대로 재테크가 아닌 투자에만 목숨을 걸었던 것이다.

많은 사람들이 재테크라 하면 돈이라 생각한다. 인터넷에도 검색에도 재테크는 투자, 목돈 불리기 등 돈에 대한 개념 검색으로 나온다. 그래서인지 독서는 책 이미지 때문에 재테크라 생각 안 한다.

책은 책일 뿐인 것이다. 돈과 관련이 없다고 생각한다. 단연 재테크라 생각을 못 하는 것 같다. 단순 돈을 벌어 이익을 창출하는 게 재테크란 강한 인식이 박혀 있기 때문이다. 사람들은 자신의 삶이 업그레이드되는 삶을 원한다. 그러나 사람들은 물질에만 의존하는 노력을 한다. 정작 자신의 삶은 다듬어볼 생각을 못 하는 것 같다. 돈이 아닌 자신의 삶을 돌아보고 재테크를 해보려는 하는 사람은 거의 없다.

그러면 내 삶을 재테크 하려면 어떻게 해야 할까? 그건 독서를 통한 재테크 방법 같다. 꾸준한 독서로 자신의 삶을 한층 업그레이드하는 것이다. 독서는 자존감을 올려주고 내적 성장을 도모해준다. 자신의 삶을 마이너스가 아닌 플러스를 만들어준다. 요즘 직장인들은 퇴근 후 자신만의 시간을 갖고 스트레스를 푼다. 스트레스는 푸는 방법은 다양하다.

대부분이 운동을 하거나 게임을 하면서 보낸다고 한다. 책은 언제 읽으세요? 물으면 하루 종일 일하고 와서 피곤한데 언제 책을 읽냐는 식으로 얘기한다. 퇴근 후 30분도 책을 읽을 시간이 없다는 말이다.

또 다른 수익을 창출하기 위해 주식은 목숨 걸고 하는데 말이다. 살면서 돈이 인생에서 꼭 필요한 것처럼 독서도 우리 인생에 꼭 필요한 시간이 온다.

많은 직장인들은 제2의 소득과 월급을 바란다. 당장은 눈앞에 보이지 않으니 모를 수 있다. 하지만 당신이 책을 든 순간 알게 될 것이다. 독서로 당신의 삶은 이미 재테크가 되어가고 있다는 것을. 그것도 삶에 가장 큰 소득 가치를 올려주고 있다.

또한 독서가 당신의 삶을 윤택하게 해줄 것이다. 일명 '책테크'가 되는 것이다. 당신의 삶에 많은 것이 창출될 것이다.

독서를 통한 재테크는 장점이 많다. 누구나 쉽게 할 수 있다. 또한 언제든 마음먹으면 시작할 수 있다. 또 큰돈 드는 것도 없다. 하루에 마시는 커피값만 줄여도 살 수 있다. 하루에 1권 퇴근 후 책 재테크를 통해 삶이 달라질 것이다.

처음이 어렵지 꾸준한 습관으로 최고의 독서 재테크가 될 것이다. 누군가는 책을 사는 그 돈마저 아깝다 생각하는 사람이 있다. 하지만 책은 결코 당신이 선택한 그 재테크에 실패를 주지 않을 것이다.

커피 담배 등 내가 매일 찾는 기호 식품에는 아깝지 않아 한다. 한 끼 밥값을 능가하는 커피는 그야말로 이젠 직장인들의 달콤한 휴식 속 단골식품이다. 하지만 정작 책 한 권은 비싸다 생각하며 꺼리는 이유는 뭘까? 책을 사서 읽겠다는 의식이 부족해서이다. 누굴 위한 게 아니고 오로지 나 자신을 위한 투자인데 말이다.

책은 투자라 생각하지 않은 게 문제인 것 같다. 책을 매일 읽는 사람들은 책 안에서 인생의 정답을 찾아간다. 내가 살아가면서 알지 못한 궁금증을 얻어간다. 나 역시도 그렇게 책을 통해 얻었다. 난 책이 내 삶에 가장 큰 재테크라 생각한다.

돈이 아무리 많고 부자여도 자신의 삶을 성장시켜야 행복한 삶을 살 수 있다. 성공한 부자들은 하루 중 늘 독서를 잊지 않는다고 한다. 부자들의 습관에 독서가 있기 때문에 부자일 수밖에 없는 생각이 든다. 그들은 책 속에서 많은 경험을 얻어가고 살아가는 방법을 터득한다. 아무리 돈이 많다 한들 책을 가까이하지 않는다면 그 사람이 정말 올바른 삶을 사는 것이라 말할 수 있을까?

책을 사느라 쓴 돈은 결코 손해가 아니라 하였다. 훗날 오히려 만 배의 이익을 얻게 되는 게 책이라 하였다. 사람들은 독서의 중요성을 알고 있다. 알면서도 독서를 못 한다는 말을 한다. 시간이 없다는 핑계로, 책을 읽으면 잠이 온다는 핑계로 둘러댄다. 그 핑계가 그런 사람에게는 평생 책 한 권을 못 읽고 사는 삶이 될지도 모른다.

난 말해주고 싶다. 당신이 고른 책 한 권이 당신을 살릴 수 있다. 또한 당신의 자아를 죽일 수 있다는 것을. 살면서 인생 최고의 재테크가 되든가 아니면 인생의 낙오자가 되는 것이다. 그건 책을 읽는 당신의 습관에 달려 있다는 것을.

아마 지금은 깨닫지 못할 수 있다. 책 한 권의 습관이 쌓여 당신에게 훗날 큰 재산이 되고 피와 살이 된다는 것을. 단연 최고의 재테크는 더도 말고 독서를 통한 책 쓰기 재테크라 말하고 싶다. 불안한 미래, 안정적이

지 못한 투자를 독서를 통해 깨닫고 책 쓰기를 해보자.

향후 미래에 이젠 주식 열풍을 떠나 직장인들에게 책 쓰기 열풍이 오는 시간이 오지 않을까 생각한다.

마흔, 나를 잡아준 책 속의 한 문장

"습관을 조절할 수 아는 사람이 자신의 삶도 조절할 수 있다."

– 모치즈키 도시타카, 『내일을 바꾸는 3분 습관』, 비즈니스북스, 12쪽.

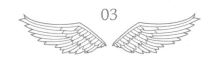

03

평범한

사람일수록

독서는 필수다

　나는 태어날 때부터 남들과 조금 다른 모습으로 태어났다. 속설에 임신했을 때 먹으면 안 되는 음식이 있었다. 그중 오리가 포함되어 있었는데 엄마는 나를 임신했을 때 오리고기를 먹고 말았다. 미신일 것이라 믿은 것이다. 그런데 난 정말 그 이유 때문인지 정상인의 발가락 개수가 아니었다. 기형의 육 발가락이라는 12개의 발가락을 갖고 태어났다.

　그 육 발가락 때문에 난 초등학교 6학년까지 한여름에도 양말을 벗을 수 없었다. 내가 육 발가락인 것을 아는 친구들은 별로 없었지만 결코 발을 보여서 놀림의 대상이 되고 싶지 않았다. 그리고 항상 다른 아이들보다 볼 사이즈 때문에 큰 신을 신어야 했다.

그런데 일이 생기고 말았다. 볼이 큰 신발을 신어야 하는 불편함에 신발이 커서 그만 달리다 신발과 함께 양말이 벗겨지고 말았다. 그걸 마침 지나가던 다른 반 아이가 보고 말았다.

내 발이 이상한 걸 보고 "너 발가락이 왜 그래?" 하며 괴물 보듯 나를 뚫어지게 쳐다본 것이다. 그날 이후 순식간에 아이들 귀에 괴물 발가락이라 소문이 퍼졌고 난 놀림이 대상이 되어 늘 아이들 비웃음거리가 되어야 했다. 학교가 너무 가기 싫었다.

모두가 싫었다. 부모님은 왜 날 이렇게 태어나게 했을까? 언니, 오빠는 안 그러는데 왜 나만 이럴까? 다른 친구들처럼 평범하게 태어나게 하지 못한 것에 부모님을 한없이 원망했다. 항상 콤플렉스로 발을 감추며 다녀야 했다. 결국 초등학교 6학년 때 대수술을 했다.

지금은 다른 사람과 같이 정상적인 오 발가락이다. 그때는 정말이지 나만 다르고 특별한 내 발이 세상에서 가장 싫은 내 인생의 오점이었다.

늘 가슴 깊이 남들처럼 평범함 모습과 똑같길 원했지만 내 삶은 평범함이 아닌 철저히 다른 삶을 꿈꿨다.

난 어쩌면 그렇게 태어났을 때부터 평범하기를 거부했던 걸까? 남들과 다른 삶을 살기 원했던 걸까? 세상을 지금껏 살아보니 의도치 않게 생기는 특별한 일들에 문득 그런 생각이 든다.

학창 시설 가난이란 테두리가, 그저 평범한 삶이 지극히 싫었다. 평범함이 얼마나 고마운 건지 모르면서 아니 평범함 자체가 뭔지도 몰랐다. 그냥 다른 사람과 똑같은 삶이라 생각했다. 그래서 난 어른이 되면 평범한 사람이 아니라 특별한 사람이 되고 싶었다.

사람은 살면서 누구나 이렇게 평범한 사람이 아닌 남들보다 더 나은 삶을 싶어 하는 것 같다. 단 한 번뿐인 삶에서 평범한 인생이 아닌 화려하고 멋진 인생을 꿈꾼다.

인생에서 사람에게 기회가 3번 온다는 말을 들은 적 있다. 그 기회를 잘 찾는 사람이 있다. 반면 기회를 기회라 생각하지 못한 사람도 많다. 그 기회로 평범한 사람이 확연히 삶이 달라지기도 한다. 텔레비전에서 한 유명한 연예인이 불의의 사고가 났다. 촬영을 하다 사고를 당한 것이다. 그는 사고가 나기 전 자신이 최고의 스타일 것이라 생각했다고 한다. 그런데 사고를 당하자 자신을 한탄하며 저는 이제 스타가 아니고 평범한 사람이라고 했다. 난 그 말에 감춰진 의미를 생각했다.

원래부터 평범한 사람은 없다는 생각을 가져본다. 자신이 만든 생각과 의식의 차이인 것이다. 차이가 만든 양상이라 생각한다. 지극히 평범해 보인다. 그러나 자신이 평범하지 않다고 외친다.

도대체 평범이라는 게 뭘까? 그게 뭐기에 그렇게 되지 않기 위해 애쓰는 걸까? 사전적 의미는 이렇다. "뛰어나거나 색다른 점 없이 보통이다."

뛰어나다는 것이 눈에 보이는 재능이나 성과를 의미한다면 그렇게 되기는 쉽지 않을 것 같다. 그렇다면 색다름은 어떨까? 그런데 사람들은 평범한 것이 왜 나쁘다고만 생각하는 걸까? 아마도 타인과 똑같다는 느낌 때문일 것이라고 생각한다. '조금은 다른 사람과 다르게.'라는 생각 때문이다. 튀고 싶다는 말이 정확한 것 같다.

나는 20대에 건물주란 지위를 얻었다. 그래서 성공도 해보고 실패도 맛보았다. 나 역시도 평범한 사람이 되고 싶지 않았던 것이다. 남들과 너무도 다른 삶을 살아보고 싶었던 것이다. 그런데 지금은 흔히 말하는 정말 튀지도 않고 뛰어나거나 색다른 사람도 아니다.

내가 이렇게 남들이 평범하다고 하는 삶을 살아간다.

예전 같으면 평범함을 강하게 저항하는 내 삶이었을 것이다. 그런데 예전과는 다르게 나는 지금 너무 행복하다. 남들과 똑같이 숨을 쉰다. 똑같이 밥을 먹고 하루를 보낸다. 하지만 나에게는 평범함 속에 특별함을 지닌 게 있다. 매일같이 독서를 하면서 평범한 사람이 아닌 남들보다 떠뛰어나고 명석한 사람이 되어 간다. 왜? 내 꿈이 있기 때문이다.

차도 있고 집도 있는 정말 모든 것을 갖춘 친구에게 "넌 꿈이 뭐니?" 물은 적이 있다. 친구는 "그냥 난 평범하게 살다 죽을래."라는 말을 했다.

아무 꿈이 없이 살아가는 친구가 문득 가여웠다. 난 지금 정말 평범하다. 뛰어난 직장도 없고 단지 꿈을 위해 노력하며 책을 읽는 게 다다.

하지만 내 삶은 3년 후에 완전 바뀔 것이다. 평범한 사람에서 대한민국

최고의 작가가 될 것이다. 난 그렇게 믿는다. 평범한 사람일수록 왜 책을 더 가까이해야 하는지를 알았기 때문이다.

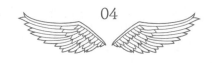

04

내가
책 읽기를 통해
얻게 된 것들

지인이 내게 그랬다. 너는 왜 이리 삶이 복잡하냐고. 나만 보면 머리가
아프다고 했다. 내 삶은 내가 생각해도 정말 복잡했다. 한 가지가 풀리면
또 다른 일이 생겼다. 숨 좀 쉬자 하면 또 다른 내일이 내 앞을 가로막고
있었다. 절망의 연속이었다. 대체 내 삶의 끝은 어디일까 늘 생각했다.

지금이야 이렇게 내가 글을 써서 사람들에게 말할 수 있다. 사업이 실
패한 후 난 모든 것을 체념했다. 살고 싶은 의욕조차 없었다. 정말 너무
힘들어 그 누구하고도 소통하고 싶지 않았다. 폐인처럼 살았다. 온종일

집안에만 갇혀 살았다.

아이들에게 가장 미안했다. 엄마로서 해준 것도 없는데 더 못난 모습만 보였다. 더는 약한 모습을 보여주지 않으리라 생각했다. 그런데 내 의지하고는 다른 감정에 매일같이 아이들 앞에 눈물을 쏟아야 했던 시간이었다. 밥을 먹어도 눈물이 나고 누가 툭 하고 치기만 해도 눈물이 터져나올 것 같았다.

그러다 창밖을 보니 햇살이 너무나 아름다웠다. 문득 나는 이렇게 힘든데 세상은 이렇게 밝다는 생각이 들었다. 더는 내 앞날에 빛이 보이지 않았다. 아무런 희망이 오질 않을 것 같았다. 그대로 내려놓고 싶었다. 살아야 할 이유를 몰랐다.

신랑은 밖에 나가고 자는 아이들을 깨웠다. "○○야, 일어나. 엄마랑 나가자"고 했다. 아이는 엄마 어디 가냐며 졸린 눈을 비비며 자꾸 어딜 가냐고 했다. 난 엄마랑 좋은 데 가자고 했다. 아이는 내 표정을 보더니 금방 알아차렸다.

다른 날은 신이 나서 가자고 했을 텐데 눈치가 빠른 아이였다. 싫다는 말로 내 손을 뿌리쳤다. 난 "왜 안 가?" 하고 엄마랑 가자고 재촉하며 얘기했다. 결국 아이는 내 앞에서 울음을 보였다.

"엄마 미워." 밉다고, 아이는 밉다는 소리를 지르며 방으로 들어갔다. 난 그대로 풀썩 주저앉아 한없이 울었다. 가슴을 손으로 멍이 들 때까지 후려쳤다.

왜 이렇게 아파야 하는지 내가 뭘 그리 잘못을 했는지 목 놓아 울었다. 아이들 때문에 함부로 죽을 수도 없었다. 그렇게 삶의 끝에서 나는 다시 한 번 소리쳤다. 제발 살고 싶다고 아이들 위해 제발 다시 길을 주라고.

한번은 그렇게 힘든데 내색 한 번 안 하던 신랑이 내게 말했다. "우리 언제까지 이렇게 살아야 해?" 그 말에 난 머리에 번개가 내리치는 줄 알았다. 정신이 번쩍 났다. 너무나 가슴이 아파 왔다.

그런데 난 내색할 수 없었다. 신랑의 그 말에 난 "뭘, 우리가 어때서? 더 힘든 사람도 많아. 금방 좋아질 거야."라고 말했다. 아니 해야만 했다. 나도 힘든데 신랑은 얼마나 그동안 힘들었을까? 생각했다. 사실 나만 힘들고 모든 고통을 나만 안고 산 줄 알았다. 가슴이 너무 아팠다.

나는 내 삶이 늘 불행한 삶이라 생각했다. 남들은 평생 겪어보지도 않을 일을 난 어린 나이에 너무 많은 것을 겪고 살았기 때문이다. 불행한 가정환경에 결혼을 하고도 어려운 형편은 늘 나를 불행하게 했다.

가장 사랑해야 할 내 자신을 증오하면서 살았다. 차라리 태어나지 말았어야 했다는 생각에 수없이 자책할 때쯤 나는 지인의 추천으로 우연히 『지선아 사랑해』란 책을 읽게 되었다. 책을 읽고 난 내가 얼마나 행복한 사람인지를, 감사한 삶을 살고 있는지를 알게 되었다.

『지선아 사랑해』란 책은 이 책의 작가가 평범한 대학생일 때 불의의 사고로 삶이 송두리째 바뀌는 내용이다. 지극히 평범한 날 음주 운전자가 낸 7중 추돌사고로 전신 55%에 3도 중화상을 입고 살 가망이 없다며 의료진도 치료를 포기한 상황이었다.

저자는 7개월간의 입원, 30번이 넘는 고통스러운 수술을 받고 재활 치료를 받았다. 녹아버린 눈 지방으로 인해 눈은 감을 수가 없고 귓바퀴는 녹아 없어지고 눈썹마저 없어져 이물질이나 물이 여과 없이 들어가고 입은 다물어지지 않았고 손가락 관절이 사라져 손을 굽힐 수 없었고 발가락이 붙어버려 걸을 수가 없었다.

나라면 차라리 죽여 달라고 소리쳤을 텐데, 아니 난 스스로 생을 포기했을 것이다. 그러나 작가는 그러한 고통의 시간을 벗어나 삶과 학업에 대한 열정을 품고 미국으로 어학연수를 가서 보스턴대학에서 재활상담 석사학위를, 컬럼비아대학에서 사회복지 석사학위를 취득하고 UCLA사회복지 과정에 합격했다.

정말 어떻게 이런 사람이 있을 수 있나 생각했다. 난 이렇게 건강한 모습으로 힘들다고 늘 한탄했었다. 그러나 작가는 너무나 큰 고통도 자신의 삶이라 여기며 받아들였다. 그러한 구절에 눈물이 핑 돌았다.

나 같으면 이런 상황에 어떤 생각을 가졌을까, 생각했다. 내가 얼마나 잘못 살았는지 알았다. 무엇을 잘못 생각했는지 말이다.

"누군가가 제게 물었습니다. 예전의 모습으로 사고 나기 전 그 자리로 되돌려준다면 어떻게 하겠냐고. 바보 같다고 할지 모르겠지만 제 대답은 '되돌아가고 싶지 않습니다.'였습니다. 왜냐하면 정말로 중요하고 정말로 영원한 것은 눈에 보이지 않는 것 안에 있다는 사실을 깨달았기 때문입니다. 예전에는 몰랐던 사랑을 알게 되었고, 은혜를 맛보았기 때문입니다. 지금 제 안에 담겨 있는 고난이 가져다 준 축복의 보물들은 정말 무엇과도 바꾸고 싶지 않은 것이기 때문입니다…."

책의 구절들이 내 가슴을 울렸다. 정말 이 책을 통해 나 자신을 다시 돌아보는 시간을 가졌다. 책을 통해 나는 다시 희망을 얻었다. 매일 고군분투하며 책을 읽었다. 책을 내 벗 삼아 매일같이 읽고 또 읽었다. 그랬더니 어느새 책을 통해 난 달라져 있었다. 내 얼굴에는 핑크빛 생기가 돌았고 의욕이 생겼다.

사람들은 내게 묻는다. 무슨 좋은 일이 있냐며. 나는 이제 책과는 떨어져 살 수가 없게 되었다. 왜냐하면 내게 책이 없다면 내 삶도 존재하지 않을 것이기 때문이다. 책을 통해 난 단순 지식만 얻은 게 아니다. 삶을 다시 찾았다. 책을 통해 어느새 내 아픔도 상처도 잊히고 있다. 그전에는 내게 다시 희망이란 시간이 찾아올 것이라고 생각 못 했다.

내 삶은 영원히 멈춰 있을 거란 생각만 하고 살았다. 삶이 힘들어지니 난 전혀 다른 사람이 되어 있었다. 늘 웃고 당당했던 나의 모습은 이미 오래 전에 사라졌다. 아이들에게는 화만 내고 짜증만 내는 엄마로 바뀌어 있었다. 삶에 의욕을 찾아볼 수 없었다. 하지만 난 꾸준히 책을 읽고 이런 게 내가 그리던 삶이 아닌 것을 알게 되었다.

다시 변화되어야 했다. 책은 나에게 많은 것을 알려주었다. 내가 잘못 걸어왔던 길도 책을 통해 난 다시 걸어갔다. 책은 다시 잘 걸어가게끔 안내하듯이 내게 알려주었다.

모든 사람이 나처럼 책을 통해 변화되고 치유되길 바란다. 우리 인생은 상처투성이 같다. 때론 넘어지기도 하고 때론 누군가로부터 상처로 곪기도 한다. 그 상처를 치유해준 것이 사람이 아니라 책이 되길 바란다.

마흔, 나를 잡아준 책 속의 한 문장

"지금 당신 앞에 놓인 시간 속에서의 상대를 바라보며 살아가세요."

– 정영욱, 『나를 사랑하는 연습』, 북크럼, 143쪽.

05

책 속에
결국 내 인생의
모든 답이 있었다

어디까지가 내 불행의 끝일까를 생각했다. 실패를 하고 나는 모든 걸 체념했다. 나의 일상은 어느새 무기력함과 우울로 바뀐 삶이 되었다. 웃어도 웃는 게 아니었다. 나는 행복하고 싶었고 부자가 되고 싶었다. 그러나 생각만으로 이루어진 것은 아무것도 없었다. 그저 나에겐 막연한 생각 따위밖에 없었다. 무작정 내가 생각하는 대로 좇아서 삶을 살려고 했다. 그게 내가 살아가는 삶이란 착각 속에 말이다.

나는 인생에서 가장 아픈 30대를 보냈다. 누군가는 가장 빛난 30대의 시간이었을지 모른다. 하지만 나에겐 오로지 절망과 고통의 나날이었다. 누가 제발 인생의 방향을 알려주었으면 했다. 가도 가도 끝이 보이지 않은 긴 터널을 끝없이 헤매고 있는 것 같았다.

누구라도 붙잡고 싶었다. 하지만 내 곁에는 아무도 없었다. 내 마음을 터놓고 지낼 사람도 없었다. 그래서 더 외롭고 삶이 고단했다.

결혼을 하고 신랑이 내게 말했다. 신랑은 일명 '불알 친구'라고, 만날 친구들도 꽤 많았다. 그런데 나에겐 친구가 별로 없었다. 신랑은 어찌 넌 친구도 없냐고 했다. 친구를 만나는 것을 한 번도 못 봤다는 신랑의 말이었다. 사실 나는 친한 친구들을 다 잃었다. 어떤 이유로 친구가 떠나갔는지 아직도 그 이유를 난 잘 모른다. 그저 나에게 늘 문제가 있다고 생각하고 살았다.

그래서 난 사람들과의 관계가 제일 어렵다. 사람들을 좋아한다. 하지만 여전히 난 사람들과의 관계가 어렵게 느껴진다. 늘 그 이유가 무엇일까 생각했다.

그래서 나는 삶에 모든 답들을 얻고 싶었다. 아니 꼭 찾아야만 내가 살아갈 수 있을 것 같았다. 그냥 살아도 살아진다. 그런데 이렇게 해결되지 않은 것들에 대한 궁금증이 나를 더 힘들게 한 것 같았다.

어릴 때 난 궁금한 게 있으면 엄마는 꼭 아빠에게 가서 물어보라는 말을 했다. 그러다 아빠에게 가면 엄마 얘기를 하셨다. 어린애가 공부나 하지 그런 것은 왜 물어보냐는 말이었다. 늘 이러한 궁금증은 나에게 해결되지 않은 문제로 남았다. 그때 누가 나에게 책 속에 답이 있다는 말을 해주었다면 내 인생이 조금은 달라지지 않았을까 생각했다.

지금이라도 다행이었다. 적어도 내가 지금까지 책을 만나지 않았다면 내 인생은 그야말로 시궁창 인생이었을 것이다. 매일 같이 살기 위해 책을 읽었다. 알아야 했다.

모르는 게 있으면 또 읽고 나를 단련시켰다. 행복해지고 싶었다. 부자가 되고 싶었다. 그러나 그때는 나는 방법을 몰랐다. 그저 나의 생각이 삶의 방향이라고 믿고 갔다. 그러나 그 길은 나에게 답을 주지 않고 계속 맴돌기만 한 삶이었다.

삶은 늘 불안했다. 열심히 살아도 여전히 답은 나오지 않았다. 두려움을 극복하기 위해 나는 책에 매달려야 했다. 다시 일어나고 싶어 삶에 소리쳤다. 나는 어릴 때부터 가난한 삶이 싫었다. 그 어린 나이에 나는 벌써 돈 맛을 알고 세상으로 나아갔다. 그래서인지 세상은 나를 거부했다. 제대로 된 삶을 찾으라고 말하고 있었다. 지금 와보니 결국 내 인생에 모든 답이 있었다는 것을 알았다. 책을 빨리 보지 못한 게 아쉽다. 하지만 지금이라도 만나 너무나 다행이다. 늦었을 때가 가장 빠른 것이니까 말이다.

마흔, 나를 잡아준 책 속의 한 문장

"삶의 모든 면을 긍정하고 세상이라는 무대의 주인공의 된 당신의 모습을 그려라."

– 이지성, 『꿈꾸는 다락방』, 차이정원, 59쪽.

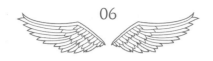

06

이젠

독자를 넘어

작가가 되었다

이제는 인생의 길을 정해야 했다. 다시 되풀이되며 포기하고 실망하는 삶이 반복되면 안 된다! 다짐했다. 언제까지 이렇게 늘 헤맬 수 없었다. 나의 길을 정해야 했다.

나는 책을 좋아한다. 나의 재능을 시험해보고 싶었다. 브런치 작가 공모전에 응모를 했다. 정말 내가 재능이 있다면 그 길로 정하고 싶었다. 신이 내게 이 길을 허락해줄 거란 믿음이 생겼다. 어쩌면 내 인생에 마지막 동아줄 같은 생각까지 들었다.

어쩌면 더는 내 자신을 잃지 않고 싶었던 게 더 큰 이유였다. 더이상 수 많은 상처와 아픔으로 얼룩진 나를 더는 잃어버리고 싶지 않았다. 되찾 아야 했다. 뭔가를 해서라도 잃어버린 내 모습을 찾아야 했다.

일단 마음을 비우고 가입을 했다. 매일매일의 일상을 빠짐없이 글로 써내려갔다. 솔직히 마음을 비우고 있었다. 욕심은 없었다. 그저 글을 쓰 고 싶었다. 나의 힘든 마음을 누군가 알아주길 바랐다. 위로 받고 싶었 다. 뭔가 한다는 데 의의를 두었기 때문이다.

그렇게 바쁜 하루를 보내는 일상 중 기쁜 소식이 전해졌다. 카카오 브 런치 작가에 선정되었다는 소식이다. 나는 너무 기뻐 신랑에게 전화를 했다. "됐어. 당첨이야 당첨." 그랬더니 신랑은 "복권이 됐어?" 하며 나에 게 물었다. "작가 공모전 말이야. 이제 나도 작가야!"

다시금 아주 오랜만에 내 가슴이 뛰었다. 나도 정말 잘하는 게 있었어!

학창 시절, 나는 공부는 늘 하위권에 머물며 잘하지 못했다. 그래도 신 은 한 가지라도 재능을 꼭 주신다고 했다. 책을 좋아했다. 그래서인지 독 후감을 곧잘 써 상을 받아왔다. 선생님은 나에게 곰도 구르는 재주가 있다 했다. 늘 꼴지를 면하며 공부는 바닥이었다. 선생님은 너는 글쓰기에 소질이 있다며 칭찬을 처음으로 해주셨다.

난 그렇게 브런치 작가가 되었다. 매일매일 내 글을 사람들이 보는 것이었다. 설레고 육아에 글까지 함께 하는데도 힘들지 않았다. 그냥 이런 시간이 마냥 행복했다.

오랜만에 지인에게 전화가 왔다. "요즘 뭐하니?" "응, 언니 나 요즘 인터넷에 글 써." "어떤 글?" "응, 취미 삼아 하고 있어. 브런치 작가야." 지인은 내게 내가 뭐라도 하고 있어서 다행이라고 하였다. 늘 힘없이 의욕도 없이 축 처져 사는 내 모습에 안타까워했던 지인이다.

지인은 내가 책을 좋아하는 것을 알고 있다. 평소 글에 관심 있어 하는 것도 알고 있었다. "그러지 말고 ㅇㅇ엄마야, 넌 책도 그렇게 좋아하고 글도 잘 쓰니, 정말 작가를 하는 게 어떠니?" 하고 물었다.

"언니, 나 작가 하고 있잖아?" "아니, 그 작가 말고 진짜 너의 책을 써봐." "어, 내가? 아니 나 그 정도 실력은 안 돼. 어떻게 내가 책을? 어휴 난 못 해." 나는 지인의 말을 가로 막았다. 그런데도 지인은 내게 넌 할 수 있을 것이라는 강한 힘을 주었다. 그런 지인이 참 고마웠다. 전화를 끊고 한참 동안 많은 생각이 스쳐갔다. 정말 불현듯 꿈이라는 생각이 머릿속에 맴돌았다.

아주 오래전 그때의 생각이 떠올랐다. 나는 언젠가 학교 앞 서점을 지나갔다. 서점에 의자에 앉아 책을 여유 있게 보는 주인 아주머니가 너무 부러웠다. '나도 나중에 내가 좋아하는 책이나 읽고 저렇게 살아볼까?' 했다.

좋아하는 일을 하며 시간을 보내는 사람이 내 눈에 제일 멋있어 보였다. '그래, 네가 좋아하는 일을 이제 하고 살아봐.' 가슴 속에 누군가 외쳤다. 너도 할 수 있어. 내 안에서 작은 불씨가 타오르는 것 같았다. 정말 책을 써보고 싶었다. 너무 힘들어서 오로지 책만 붙잡고 살았다. 이젠 책만 바라보는 내가 아닌 책을 쓰는 작가가 되어보고 싶었다. 난 책을 통해 기적처럼 삶의 희망을 찾았다. 나와 같이 삶이 힘든 사람들에게 희망의 불씨를 나눠주고 싶은 생각이 들었다.

인터넷에 무작정 책 쓰기를 검색해보았다. 수많은 책에 관련된 콘텐츠가 눈에 보였다. 책에 대한 블로그도 많았다. 글을 쓰고 싶은 사람이 많았다. 또한 책을 쓰고 싶은 사람이 이렇게나 많이 있었다는 데 난 놀랐다. 꿈을 위해 이렇게 노력하는 사람이 많을 것이라 생각조차 못 했기 때문이다. 나는 정말 눈을 불을 켜듯 검색을 하여 알아보았다. 책을 쓰려면 정말 전문가에게 배워야 했기 때문이다. 사기를 당한 적이 많아 신중하게 알아보고 또 알아봐야 했다.

유튜브를 검색했다. 책 쓰기를 검색하니 제일 먼저 김도사라는 이름이 들어왔다. '김도사? 족집게인가?' 문득 그런 생각부터 들었다. 자세히 알아봐야 했다. 유튜브 강의를 들었다. 성공해야 책을 쓰는 게 아니라 책을 써야 성공한다는 내용이었다. 뭔가 의미심장한 말이었다. 김도사는 〈한책협〉이란 곳의 대표였다. 무일푼에서 시작해 행복한 백만장자가 된 분이라 하였다.

정말 책을 써서 백만장자가 가능한가? 놀라웠다. 〈김도사 TV〉를 매일 들었다. 더 궁금해졌다. 250권을 낸 분을 직접 뵙고 싶어졌다. 〈한책협〉에 문의를 했다. 나는 너무 궁금해서 마침 열리는 1일 특강에 바로 참여한다고 했다.

용기를 내어 1일 특강을 들었다. 도사님께서 지금까지 24년 동안 책 쓰기를 하며 있었던 일 등 많은 작가를 배출했던 일, 책 쓰는 노하우를 알려주셨다. 난 도사님을 줌 화상강의로 처음 뵈었다. 그런데 처음 1일 특강을 듣고, '이거다!' 했다. 내가 원하는 과정을 찾은 순간이었다. 난 바로 책 쓰기 과정을 신청했다. 5주 동안 내가 책을 쓰는 게 정말 실감이 났다. 정말 리얼했다. 왜 사람들이 책 쓰기를 하면 김도사, 김도사 하는지 이제 알게 되었다. 5주라는 시간이 어떻게 갔는지 모르게 순식간에 지나갔다.

나는 작은 불빛 하나에 의존하며 글을 썼다. 아니 나의 꿈을 매일 밤마다 기록하였다. 여기서 멈추면 앞으로 내 인생은 없다는 각오를 다지며 글을 썼다.

더이상 내겐 눈물도 없다는 생각을 했다. 오로지 작가의 삶으로 다시 태어나고 싶었다. 그러더니 정말 이제 작가가 되었다. 내가 글을 쓰는 작가라니 상상만 해도 가슴이 뛴다. 이런 시간이 내게 다시 올 줄 몰랐다. 죽을 것 같은 시간이 이젠 나에게 새로운 삶을 안내한다.

글을 쓰며 잠을 3시간 이상을 자본 적이 없다. 아직 돌이 안 된 아기 때문이다. 내가 글 좀 쓰려면 아기와 전쟁 아닌 전쟁을 치러야 했다. 아기가 자는 시간을 이용해야 했다. 부엉이가 돼서 글을 썼다. 육아는 너무나 힘들다. 그런데도 난 책 쓰는 것이 하나도 힘들지 않았다.

사람들은 나에게 대단하다는 표정을 지었다. 어떻게 육아를 하며 같이 글을 쓰냐고. 나는 꿈이 있기 때문에 하나도 힘들지 않았다. 오로지 작가가 되기 위해 글을 썼다. 난 행복했다. 내가 처음으로 태어나서 가장 잘한 선택 같기 때문이다.

너무 힘들어서 죽을 것같이 힘든 순간이었다. 내 곁에는 아무도 없었다. 책만 붙잡고 살았다. 책이라도 붙잡고 살아야 내가 숨을 쉬는 것 같았다.

내 인생은 늘 실패한 삶이라 생각했다. 늘 꼬리표처럼 따라 다니는 내 삶은 어두운 그늘 같았다. 하지만 이제는 그늘이 아니다. 밝은 햇살이 내 삶에도 찾아왔다.

책이란 멘토를 만나 나는 인생에서 가장 멋진 꿈을 꾸게 되었다.

책이란 존재가 나에게 무대를 만들어주었다. 그것도 인생의 주인공을 말이다. 이젠 나는 독자를 넘어 작가가 되었다. 너무나 감사한 삶이다.

나는 그 고단한 삶을 뒤로하고 마흔에 작가의 날개를 달았다. 나는 마흔 살에 책을 만나 삶에 날개를 달고, 꿈을 향해 저 높은 곳으로 훨훨 날아가고 있는 중이다.

마흔, 나를 잡아준 책 속의 한 문장

"글을 쓰는 것은, 내가 알고 있는 것과 모르고 있는 것을 알아가는 과정이다."

– 허필선, 『독서는 어떻게 삶의 무기가 되는가』, 프로방스, 196쪽.